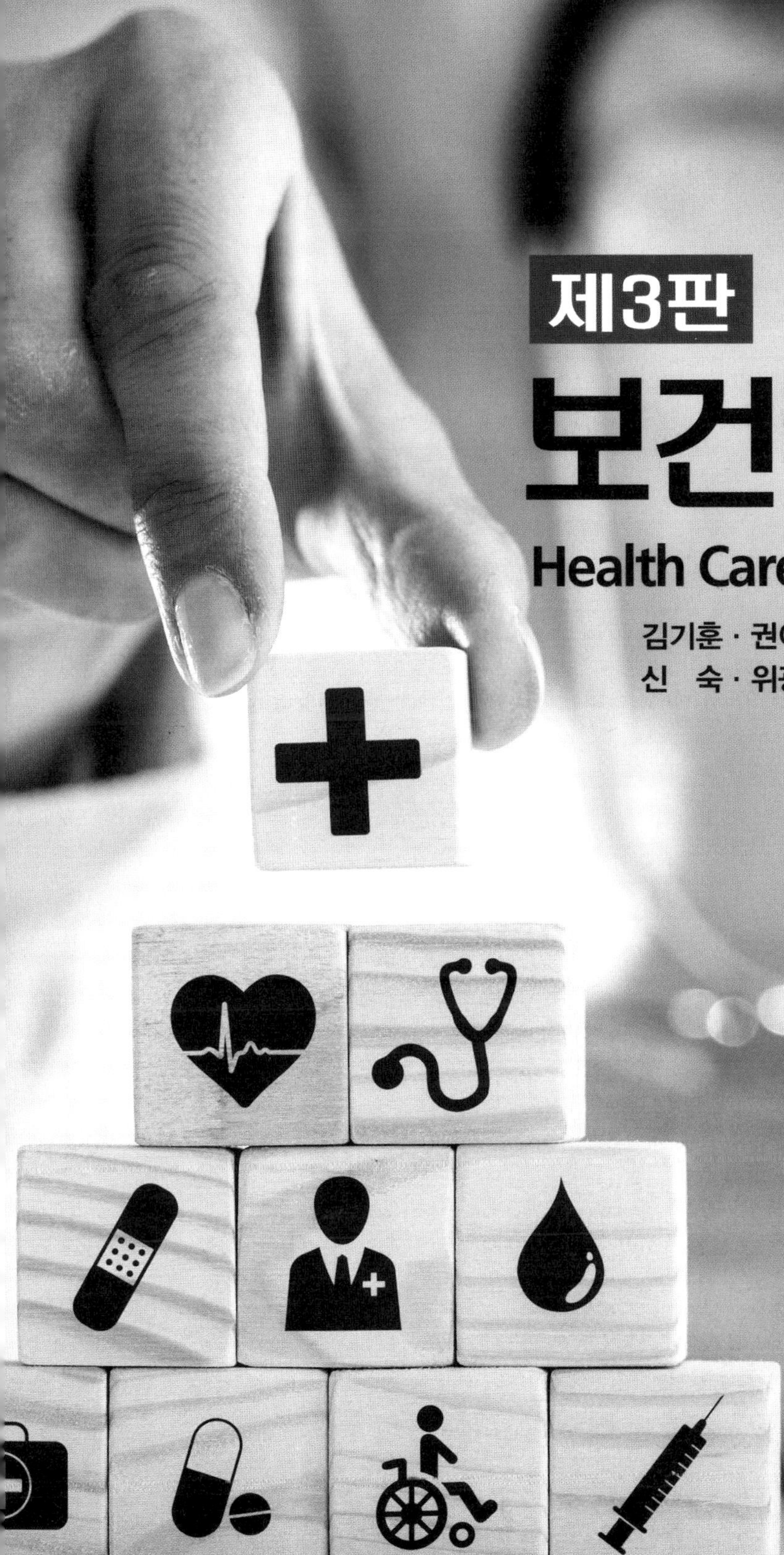

제3판

보건행정학

Health Care Administration

김기훈 · 권이승 · 강신묵 · 김석환 · 백미라
신　숙 · 위광복 · 최보영 · 하호수 · 황성완
공저

계축문화사

CONSTITUTION OF THE WORLD HEALTH ORGANIZATION

The States Parties to Constitution declare, in conformity with Charter of the United Nations, that the following principles are basic to the happiness, harmonious relations and security of all people: Health is the state of complete physical, mental and scowl well-being and not merely the absence of disease or infirmity. The enjoyment of the highest attainable standard of health is one of the fundamental rights of every human being without distinction of race, religion, economic or social condition. The health of all peoples is fundamental to the attainment of peace and security and is dependent upon the fullest co-operation of individuals and states. The achievement of any State in promotion and protection of health is of value to all. Unequal development in different countries in the promotion of health and control of disease, especially communicable disease, is a common danger. Health development of the child is of basic important; the ability to harmoniously in a changing total environment is essential to such development. The extension to all peoples of the benefits of medical, psychological and related knowledge is essential to the fullest attainment of health. Informed opinion and active co-operation on the part of the public are of the utmost importance in the improvement of the health of the people. Governments have a responsibility for the health their peoples which can be fulfilled only by the provision of adequate health and social measures. Accepting these principles, and for the purpose of co-operation among themselves and with others to promote and protect the health of all peoples, the Contracting Parties agree to the present Constitution and hereby establish the World Health Organization as a specialized agency within the terms of Article 57 of the Charter of the United Nation.

세계보건기구 헌장(전문)

이 헌장에 서명한 국가들은 유엔 헌장에 따라 다음의 원칙들이 모든 인류의 행복, 조화된 인간관계, 그리고 안전을 위하여 가장 기본적인 것임을 선언한다. 건강은 단지 질병이 없거나 육체적으로 허약하지 않을 뿐만 아니라 육체적, 정신적, 사회적 안녕이 완전한 상태이다. 얻을 수 있는 최상의 건강을 향유하는 것은 인종, 종교, 정치적 신념, 경제적 혹은 사회적 조건 등에 관계없이 모든 인간의 기본적인 권리 중 하나이다. 모든 인류의 건강은 평화와 안전을 획득하는데 기본적인 것이며, 그것은 개인과 국가가 충분히 협조하는데 달려있다. 어떤 국가에서든지 건강을 증진하고 보호하는 것은 모든 사람에게 가치 있는 일이다. 여러 국가들에서 건강의 증진과 질병관리 특히 전염병관리가 균형 있게 발전되지 못하면 이것은 바로 인류의 공동위험이 된다. 어린이들이 건강하게 자라는 것은 근본적으로 중요한 것이다. 변화하는 모든 환경 속에서 조화를 이루며 살아나가는 능력은 어린이의 성장에 필수적이다. 모든 인류에게 의학적, 심리학적 그리고 이와 관련된 지식을 알려주는 것은 최상의 건강을 유지하는데 필수불가결한 것이다. 충분한 의견제시와 사회 각 부문 간의 적극적인 협력은 국민의 건강을 증진시키는데 대단히 중요하다. 정부는 국민의 건강에 대해 책임을 져야 하며, 이 책임의 완수는 적절한 보건 또는 사회적 방안의 개발을 통해서만 가능하다. 이러한 원칙을 받아들이며 모든 국민들의 건강을 증진시키고 보호하기 위하여 나라사이에 그리고 다른 나라의 국민들과 서로 협력할 것을 목적으로 이 서명에 참여한 국가는 위의 헌장과 국제연합헌장 57조의 특정의무를 갖는 기관으로서 세계보건기구의 설립에 찬성한다.

제3판 전면개정판을 출간하며

2012년 초판을 발간하고 2015년에 일부 수정하여 개정판을 내놓았다. 그동안 부족한 졸서를 일독해 주시고 활용해 주신 독자님께 감사드립니다. 특히 애정을 갖고 조언을 해주신 여러 교수님들의 의견을 담아 이번 제3판(전면 개정판)을 내놓게 되어 기쁩니다.

이번 개정판에서 대폭 수정한 내용은 다음과 같다.

첫째, 초판은 보건행정의 전반적인 내용을 모두 언급하느라 방대한 내용(총 650페이지)을 담았지만 이번엔 그 내용을 보다 체계화시켜 요약(370페이지)함으로써 볼륨을 대폭 줄여 한 학기에 학습하는데 적당하도록 구성하였다.

둘째, 본서는 총 4부 12장으로 재구성하여 정리하였다(기존 총 6부 27장에서 불필요한 부분은 과감히 삭제 통합하였음). 제1부에서는 보건행정의 개념 등 기본적인 내용을 소개하였고, 제2부는 보건의료체계 하부구소인 보건의료자원, 보건행정조직, 보건재정 등을 다루었다. 제3부에서는 보건행정관리 분야인 사회보장, 의료보장, 보건기획, 보건정책을 기술하였으며, 제4부는 보건사업 및 보건사업평가를 소개하며 보건행정의 주요내용을 다루었다.

셋째, 모든 자료는 최근 자료로 수정 보완하였을 뿐만 아니라 최근 보건행정도 IT, BT 등 최첨단 신기술과의 접목으로 새로운 기술발전이 가속화되고 있는 분야로 차세대 성장동력 산업으로도 각광받고 있음으로 본서 12장에서는 보건산업의 주요내용을 소개하고 바이오헬스, 의료시장 확대 및 보건산업 육성에 대한 보건정책의 방향도 검토하였다.

이번 개정판을 내면서 보건행정의 본질과 원리 등 학문적 정체성에 대한 고민과 논의를 많이 했음에도 불구하고 아직도 미진한 점이 많음을 고백하며 이 부분은 독자분들의 사랑으로 계속 수정 보완하도록 하겠습니다.

끝으로 본 개정판이 나오기까지 애써주신 계축문화사 편집부 가족 및 주영일 사장님께 감사드립니다.

2021년 6월
저자 일동

머리말

보건행정은 보건학의 과학적 지식에 행정학의 원리와 기법을 적용하여 질병을 예방하고 건강과 효율을 증진시키기 위해 행하는 관리의 과정이라 할 수 있다. 즉, 보건학의 궁극적인 목적을 달성하기 위하여 행정의 보편성인 조직, 인사 및 예산의 원리를 적용시킨 과학과 기술이다. 이와같은 통합적 성격의 보건행정은 보건학, 행정학, 정책학, 경영학, 경제학, 통계학, 그리고 행동과학까지도 포함하는 종합적인 응용과학이다.

그러나 외국에서도 아직 보건행정이 명백히 학문적인 위치나 체계적인 이론정립이 정립되어 있다고 보기는 어렵다. 보건행정 용어만을 보더라도 Public Health Administration, Health Care Administration, Health Services Administration, Public Health Practice, Health Services Management, 혹은 Health Care Policy & Management, 등 보는 관점에 따라 서로 상이하기 때문이며 보건행정이 소속된 대학도 의과대학, 사회과학대학, 보건대학, 이과대학, 체육대학, 정경대학 혹은 정책대학 등 다양하게 분포되어 있다.

필자가 보건학에 입문할 당시만 해도 보건행정 관련서적 및 자료가 거의 없어 한 권의 책에 대한 소중함은 이루 말할 수 없었다. 그때의 생경한 마음과 설레임이 아직도 생생한데 벌써 30여년이 지난 지금 보건행정학의 많은 발전과 변화가 있어 기쁘며 한편 아쉬움도 갖게 된다. 보건행정이 갖는 독자적인 기술적 측면과 보건관련 분야의 체계적인 학문을 접목하여 보건행정의 나아갈 방향을 새롭게 재정립하는 것이 우리의 과제이며 소명일 것이다.

본서는 이와 같은 다양한 측면의 보건행정을 설명하는데 노력을 하였으나 필자가 천학비재하여 뜻하지 않은 이론의 결함과 미흡한 점이 많으며 이 부분은 독자의 질책과 격려로 계속 수정 보완할 것을 다짐해 본다. 본서가 보건행정학을 정립하는데 조금이나마 도움이 되기를 기대하며 출간에 도움을 주신 계축문화사 사장님과 편집부장님께 감사드린다.

2012년 8월

저자 올림

차 례

제8장 의료보장 175

제9장 보건기획 223

제10장 보건정책 253

제4부 보건사업 및 보건사업평가 4

제11장 보건사업 및 보건사업평가 267

제12장 보건산업 305

제1부

1

보건행정의 기본

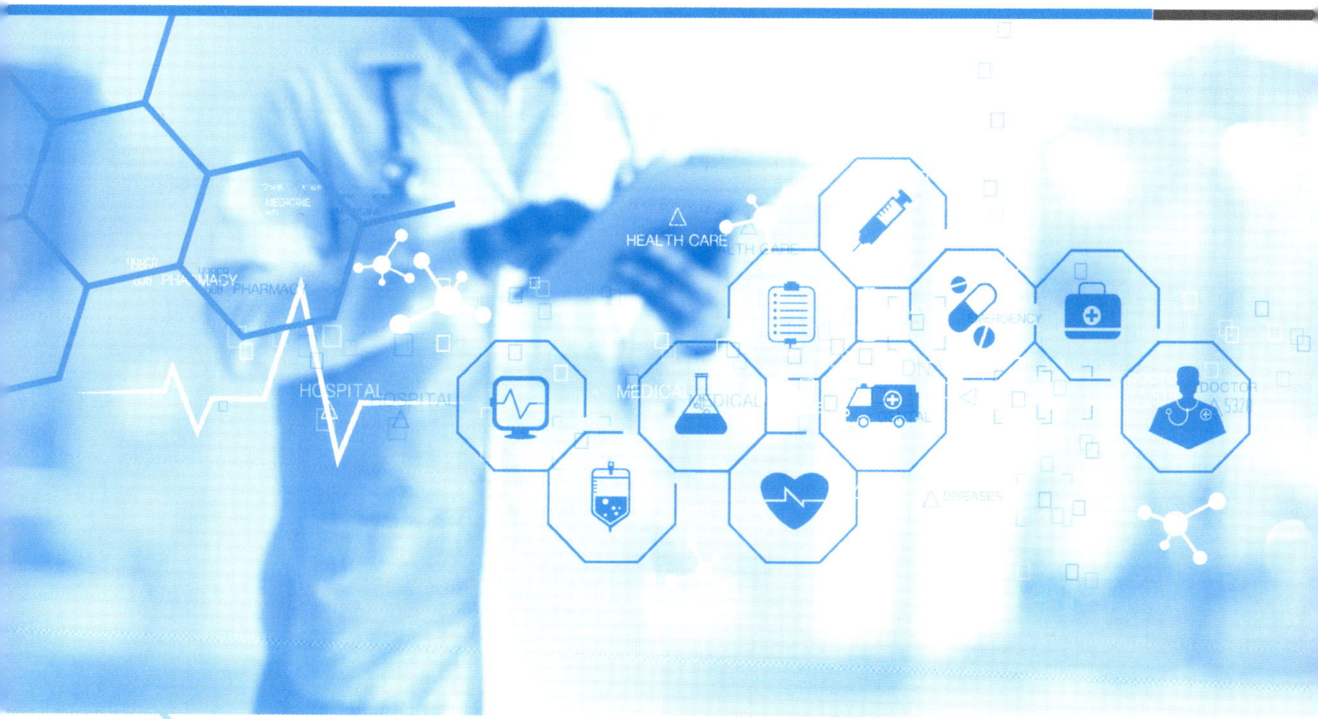

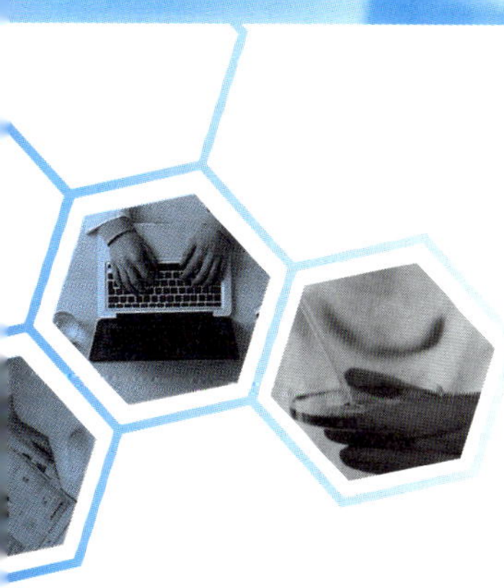

제1장

보건행정

학습목표

보건행정의 개념과 원리를 이해하고 일반행정의 기술을 터득하여 보건조직에 응용하도록 한다.

1. 보건학과 행정학의 개념을 파악하고 보건행정의 개념을 정립한다.
2. 보건행정의 체계와 범위를 파악한다.
3. 보건행정의 특성을 이해한다.
4. 보건행정의 기본원리를 숙지한다.

1 보건행정의 개념

1) 보건(public health)의 개념

보건학의 개념은 윈슬러(Winslow)의 정의가 가장 일반적이다. 그에 의하면 보건학이란 환경위생, 감염병관리, 개인위생에 대한 교육, 질병의 조기진단과 예방치료를 위한 의료 및 간호사업조직, 건강의 유지를 위한 적합한 생활수준을 보장받는 사회제도의 확립을 위한 조직적인 지역사회의 노력을 통해서 질병을 예방하고 수명을 연장시키고 신체적 · 정신적 효율을 증진시키는 과학과 기술이다[1]. 이와 같이 모든 인류가 태어나면서부터 건강과 수

1 C. E. A. Winslow(1920), The Untilled Fields of Public Health, Science 51(1306):23–33. Public health is the science and art of preventing disease, prolonging life, promoting physical and mental efficiency through organized community effort for the sanitation of the environment, the control of community infections, the education of the individual in principles of personal hygiene, the organization of medical and nursing service for the early diagnosis and preventive treatment of disease, and the development of the social machinery ~vhich will ensure to every individual in the community a standard of living adequate for the maintenance of health.

명을 향유할 수 있도록 하기 위한 것을 말한다. 보건사업의 대상은 지역사회 전체 주민이며 보건사업수행의 최소단위는 지역사회이다.

보건학과 유사한 용어로는 위생학, 예방의학, 사회의학, 지역사회의학, 지역사회보건학, 의료사회학, 건설의학 등이 있으며 예방활동 및 인구집단을 대상으로 연구한다는 차원에서 혼용하여 사용하는 경우가 많다. 예방의학과 보건학이 동의어로 이용되기도 하지만 보건학이 질병의 배경이 되는 사회적 요인에 중점을 두고 이것을 제거하는데 초점을 두고 있는데 반해, 예방의학은 질병예방을 목적으로 하며 치료의학에 대응하는 용어로 흔히 이용된다.

보건학의 영역은 의학뿐만 아니라 행정학, 통계학, 교육학, 심리학, 인류학, 사회학, 법학, 경영학, 경제학, 생물학, 화학 등 자연과학과 사회과학의 다양한 학문분야와의 활용과 협동을 필요로 하기 때문에 보건학의 분야가 세분화되어 왔다. 따라서 보건행정학, 보건통계학, 역학 및 감염병관리학, 보건경제학, 보건사회학, 보건생태학, 보건인구학, 보건영양학, 모자보건학, 산업보건학, 노인보건학, 환경위생학, 보건의료정보학, 국제보건학, 건강증진 등 새로운 전문영역으로 확대되고 있다.

2) 행정(public administration)의 개념

(1) 행정의 정의

행정(administration)의 어원은 봉사한다는 의미의 라틴어 ad(to)+ministrate(serve)에서 유래되었다. 일반적으로 administration이 정부의 행정과 민간의 경영을 모두 지칭하기 때문에 공행정(public administration)은 흔히 행정이라고 하며 사행정(private administration)은 흔히 경영이라고 한다.

행정은 일정한 바람직한 목표를 실현하기 위한 고도의 합리성을 지닌 협동적인 인간노력의 유형으로 공공정책의 형성에 있어서 중요한 역할을 담당하며, 정치체제에 있어서 권위 있는 의사결정자에 의해서 만들어진 공공정책 결정을 수행하는 활동이다.

행정의 용어는 정부의 공공조직에 주로 사용하였으나 최근에는 학교, 병원, 군대, 종교단체, 기업체 등에 이르기까지 널리 사용되고 있다. 이와 같이 행정은 관리나 경영의 의미와 별다른 차이가 없으며 모두 인적·물적 자원을 다루고 조직의 효율성을 증진하는데 중점을 두고 있다.

행정은 국가 또는 지방공공단체를 구성하고 있는 시민들이 보편적 권위를 지니고 있는 정부를 통하여 사회전체의 공동목표를 달성하고, 나아가 사회정의를 실현하고자 하는 집단적 행위(collective behavior)이다. 본질적으로 정치적 환경 및 조건 아래서 생성되는 인간의 협동적 집단행위 내지는 협동적인 집단노력이다.

(2) 관리의 정의

관리(management)란 미리 설정된 목표를 달성하기 위해 인적 · 물적 자원을 활용하여 공식 조직체 내에서 행해지는 사회적 · 기술적 과정의 상호작용적 집합으로 정의된다.[2]

즉, 제한된 자원을 활용하여 조직의 목표를 달성하기 위한 상호작용의 과정으로 조직활동을 통하여 목표를 달성할 수 있도록 조직환경을 만들어 줌으로써 사람들을 통하여 일을 수행하는 것이다. 그러므로 관리는 행정이 설정한 목적과 테두리 안에서 직능별 또는 전문별로 나누어진 일들을 체계화하고 모든 업무과정을 의도적으로 수행하는 행위라 볼 수 있다.

관리의 4가지 구성요소는 ① 기능과 행동의 상호 연관된 총체적 과정이다. ② 조직의 목적과 목표를 수반한다. ③ 사람과 자원활용을 통한 목적을 추구한다. ④ 공식조직내에서 수행된다.[3]

이와 같이 행정과 관리는 같은 뜻으로도 사용되고 있으나 관점에 따라 다소 차이점을 보이고 있다. 관리기능을 단순히 행정에 예속된 활동으로 보는 견해와 전체적인 관리과정의 전문적인 한 분야로 보는 견해이다. 행정과 관리는 완전한 동의어도 아니며 상하관계가 있는 것도 아니다. 행정은 제도적인 요인과 결부되어서 행정결정을 하는 권위에 중점을 두는 반면, 관리는 집행 또는 지휘에 중점을 두고 조직 내부에서 행해지는 개인적 지도영역 내지는 기술과정을 말한다.

3) 보건행정(public health administration)의 정의

보건행정은 보건학의 과학적 지식에 행정학의 원리와 기법을 적용하여 질병을 예방하고 건강과 효율을 증진시키기 위해 행하는 관리의 과정이라 할 수 있다. 즉, 보건학의 궁극적인 목적을 달성하기 위하여 행정의 보편성인 조직, 인사 및 예산의 원리를 적용시킨 과학과

---

2 Management is defined as the process, composed of interrelated social and technical functions and activities(including roles) occuring in a formal organi- zational setting for the purpose of accomplishing predetermined objectives through the utilization of human and other resources(Harold K, 1961)

3 Management has four main elements : ① It is process a set of interactive and interrelated ongoing functions and activities. ② It involves accomplishing organizational goals or objectives. ③ It involves achieving these objectives through people and the utilization of other resources. ④ It occurs in a formal organizational setting).

기술이다. 이와 같은 통합적 성격의 보건행정은 보건학, 행정학, 정책학, 경영학, 경제학, 통계학, 그리고 행동과학까지도 포함하는 종합적인 응용과학이다.

보건행정의 가장 오래된 정의로 W. G. Smillie의 정의를 들 수 있는데 그는 "보건행정이란 공공기관 또는 사적기관이 사회복지를 위하여 공중보건의 원리와 기법을 응용하는 것"이라고 하였다. 즉, 보건행정의 주체로 공공기관 뿐만 아니라 사적기관인 민간단체까지도 포함하는 넓은 의미로 사용하고 있으며, 행정적인 측면보다는 공중보건의 기술적인 측면을 강조하고 있는 경향이 있다.

또한 카메야마 고오이치(龜山孝一)는 "보건행정이란 공중보건에 관한 행정, 즉 일반 공중의 건강을 유지 증진시키기 위하여 행하는 행정"이라고 하였으며, 하시모토 미치오(橋本道夫)는 "공중보건의 기술을 행정조직을 통하여 주민의 생활 속에 도입하는 사회적 과정"이라고 정의한 바 있다.

즉, "보건행정이란 공중보건의 목적을 달성하기 위하여 공중보건의 원리를 적용하여 행정조직을 통하여 행하는 일련의 과정"으로 보건의료의 기술적인 측면과 일반 행정적 측면의 조화와 협조를 통해 국민건강증진이라는 목표를 달성해 가는 과정으로 해석할 수 있다. 따라서 보건행정의 사업수행시 고려해야 할 사항은 다음과 같다.

첫째, 보건행정의 목적은 지역사회 주민의 건강증진에 주안점을 두어야 한다.

둘째, 지역사회 주민의 욕구와 수요를 반영하며 시대와 환경의 변화에 부응하여야 한다.

셋째, 국가나 지방자치단체가 주도적으로 업무를 관장한다.

넷째, 보건의료사업은 국민의 건강증진의 목표를 달성하기 위하여 관리적 측면이 기획되고 집행되어야 한다.

다섯째, 공공행정으로서의 역할을 강화하고 공익성을 확대해 나가야 한다.

그러므로 보건행정은 공적인 책임 하에 공중보건을 향상시킬 수 있는 여러 가지 조건을 정비하여 가도록 행정적인 원리와 기법을 적용하는 전략적인 정책결정과 전술적인 집행방향 설정 및 실무기법을 포함시키고 있는 분야라고 할 수 있다. 또한 보건이란 공중의 건강을 유지 증진시키는 철학, 과학 및 기술로 보아야 할 것이며, 보건사업의 수혜자인 공중을 보건사업의 생산물인 건강과 더불어 인식하여야 할 것이다.

4) 보건관리와 의료관리의 개념

보건행정은 보건학, 행정학, 정책학, 경영학, 경제학, 통계학, 그리고 행동과학까지도 포함하는 종합적인 응용과학이다. 그러나 외국에서도 아직 보건행정이 명백히 학문적인 위치나 체계적인 이론정립이 정립되어 있다고 보기는 어렵다. 보건행정 용어만을 보더라도 Public Health Administration, Health Care Administration, Health Services Administration, Public Health Practice, Health Services Management, 혹은 Health Care Policy & Management 등 보는 관점에 따라 서로 상이하기 때문이다.

(1) 보건관리의 정의(Health services administration/management)

보건의료 분야에서 국민들의 건강을 회복 · 유지 · 증진 · 향상시키기 위하여 보건의료 인력과 시설 · 장비 등 보건의료 자원을 총 동원하여 공식적인 조직 내에서 행해진 사회적 · 기술적 과정이다. 미국의 보건관리위원회(1975)에서 보건관리는 이용자, 조직 혹은 지역사회에 의료욕구와 의료환경을 제공하기 위하여 특정 서비스를 제공하는 기획, 명령, 통제, 조정과정이다.

(2) 의료관리의 정의

의료관리(medical care administration)란 대상인구의 건강증진을 최대화하기 위하여 의과학적 접근과 상호 보완적으로 의료와 관련된 사회조직 및 형태를 연구하는 학문이다. 의료관리는 사람들의 욕구, 의료서비스, 기타 연관된 의료제공과 관련된 조직구조, 의료프로그램기능, 의료목표를 제공하는 기본과정이다.

2 보건행정의 범위

보건행정의 개념 정의와 마찬가지로 보건행정의 범위 역시 일치점을 찾지 못하고 있다. 역사적 배경과 정치 · 경제적 특성에 따라 보건행정의 범위는 차이가 날 수밖에 없다.

세계보건기구의 보건행정의 내용은 ① 보건관련 통계의 수집, 분석, 보존, ② 보건교육, ③ 환경위생, ④ 감염병관리, ⑤ 모자보건, ⑥ 의료, ⑦ 보건간호로 정하고 있다. 즉, 보건행정(Public Health Administration)과 보건관리(Health Services Administration, Health Care Management)가 엄격하게 구분되지 않는다. 이는 행정과 경영이 서로 차이점이 있으면서도 엄격히 구분하여 사용하지 않고 혼용하여 사용하는 경향이 있는 것과 맥을 같이 한다. 보건행정의 범위 및 내용은 다음과 같이 분류하고 있다.

1) 세계보건기구

(1) 보건관계 기록의 보존
(2) 대중에 대한 보건교육
(3) 환경위생
(4) 감염병관리
(5) 모자보건
(6) 의료
(7) 보건간호

2) 미국공중보건협회

(1) 보건자료의 기록과 분석
(2) 보건교육과 홍보
(3) 감독과 통제
(4) 직접적 환경서비스
(5) 개인 보건서비스의 실시
(6) 보건시설의 운영
(7) 사업과 자원간의 조정

3) Emerson

(1) 보건통계
(2) 대중에 대한 건강교육
(3) 환경위생

(4) 감염병관리
(5) 모자보건
(6) 만성병관리
(7) 보건검사실 운영

4) Hanlon

(1) 지역사회를 기반으로 실시해야 할 보건사업

① 식품, 상수, 우유공급에 관한 감독
② 구충
③ 대기와 하천오염의 예방

(2) 예방 가능한 질병, 불구 또는 미숙아의 사망에 관한 사항

① 감염병, 영양부족, 습관성의약품과 마약의 피해
② 알레르기성 증상과 그 원인물질, 특정한 정신 및 인격상 행동이상
③ 산업보건, 악성종양(진행억제, 가능한 한도 내의 예방)
④ 혈액순환계 및 신진대사 질환(진행억제, 가능한 한도 내의 예방)
⑤ 모성 및 성장에 관계있는 위해, 충치
⑥ 가정, 지역사회 및 산업장의 재해 및 병후 회복

5) 보건행정의 관리적 측면에 의한 분류

① **환경관리분야** : 환경위생, 식품위생, 환경오염, 산업보건
② **질병관리분야** : 감염병관리, 역학, 비감염성관리, 기생충관리
③ **보건관리분야** : 보건행정, 보건교육, 모자보건, 의료보장제도, 보건영양, 인구보건, 가족계획, 보건통계, 정신보건, 영유아보건, 사고관리, 약물남용, 학교보건, 보건의료정보관리

6) 보건정책과 관리(health policy and management)의 분야

① 보건의료서비스의 필요, 수요와 구성
② 보건의료의 이용자와 제공자의 행태
③ 보건의료 자원(인력, 시설, 장비 등)
④ 보건의료 재정기전
⑤ 보건의료체계

표 1-1 보건행정 범위

WHO	미국 공중보건협회	Emerson	Hanlon
1. 보건기록의 보존	1. 건강자료기록, 보존	1. 보건통계	1. 지역사회활동
2. 보건교육	2. 보건교육과 홍보	2. 보건교육	2. 질병
3. 환경위생	3. 환경위생	3. 환경위생	3. 불구
4. 감염병관리	4. 개인보건서비스사업	4. 감염병관리	4. 미숙아 사망의 방지
5. 모자보건	5. 보건시설의 운영	5. 모자보건	5. 통합적 보건의료 활동
6. 의료서비스 제공	6. 타 사업과의 조정	6. 만성감염병관리	6. 보건기획 및 평가
7. 보건간호	7. 감독과 통제	7. 보건검사제공	7. 연구

3 행정이념과 행정과정

1) 행정의 이념

행정의 이념은 행정이 지향하는 본질적 가치와 이상적 미래상을 뜻하며 행정이 나아가야 할 바람직한 지표나 지침을 가리킨다. 따라서 행정은 합법성, 능률성, 민주성, 효과성 그리고 사회적 형평성이 전제되어야 한다.

(1) 합법성(legality)

법적 적합성으로 19세기 말에 독일에서 강조되기 시작하였다. 행정이 기존법규에 적합한지 여부를 말하며 선례(先例)에 위배됨이 없는지의 여부를 말한다. 법 논리적 방법을 중시하며 기존 법규의 논리적 해석을 말하며 법치주의가 최선임을 강조한다.

(2) 효율성(efficiency)

자본주의 발전으로 기술적 합리화와 과학적 관리화가 촉진하여 테일러시스템(Taylor System)이라 한다. 이는 정치 · 행정의 이원론 시대의 행정학(1930년대까지)으로 현재는 기능적 행정학으로 기술적 합리화뿐 아니라 행정목적 자체를 형성하는 정치의 합리화를 필요로 한다. 따라서 보건행정은 의료효율이 중시되어 기술적 행정학이라 할 수 있다.

(3) 민주성(democracy)

행정이 정치적 성격을 띤 정책기능까지 담당하는 행정일원론 시대에서 능률만 강조하면 민주주의와의 조화를 깨뜨릴 위험이 있으므로 민주성과 사회적 능률성 이념이 대두하였다. 정치행정의 일원론(social efficiency 강조)이 대두되면서 1930년 이후 1950년까지 지배적 이론이 대두하였다.

행정의 민주성 내용은 행정통제의 강화, 행정의 분권화, 행정기구 민주화, 행정구제제도 확립, 행정윤리의 확립, 공개행정의 구현을 들 수 있다.

(4) 효과성(effectiveness)

1960년대 대두되어 발전행정이 행정학분야에 도입되었다. 행정목표가 어느 정도 달성되었는가 하는 목표의 달성도를 중요시한다. 우리나라의 경제발전 5개년 계획은 발전목표를 의도적 · 계획적으로 달성하고자 하는 개발도상국의 중요 행정이념으로 등장하였다.

(5) 사회적 형평성(social equity)

사회적 형평성은 누구나 정부의 혜택을 평등하게 받을 수 있어야 한다는 기회균등 사상에 근간을 둔 이념이다. 사회적 가치배분의 공정성을 추구하여 상대적 불평등을 초래해서는 안 된다는 원칙이다.

1960년대 후반 신행정론으로 사회적 정의(正義)를 언급한 것으로 공공서비스의 평등성, 의사결정과 사업수행에 있어 행정관의 책임성, 시민요구에 대한 대응성 확보를 의미한다. 또한 인간적인 급부 보장을 위해 민주적 의사결정, 관료주의 부정, 행정과정 분권화, 고객위주의 행정을 강조하고 있다.

(6) 공익성

모든 정부 활동은 개인의 사익보다는 국민의 이익인 공익성을 실현해야 한다는 것이다.

2) 공공행정과 사행정

공공행정(公共行政)과 사행정(私行政)을 비교하면 다음과 같다.

(1) 차이점

	공공행정	사행정(경영)
목적	시민의 공공복리의 실현(공익추구)	사적 이윤추구
권력수단	법령에 의해 강제나 제재	공리적(公利的) 권력이 통제수단
법적 제약	법적 제약이 큼	원칙적 자유
평등원칙	대상자에 평등적 대우(법 앞에 평등하게 봉사) 고도의 일관성 및 평등성 유지	차별적 대우 가능 일관성 유지 필요 없음
행동규범	구성원의 언동은 주시대상 언동에 책임	위법이 아닌 한 합리화
정치적 성격	정치적 성격 내포: 국민 · 정당, 이익단체의 통제 · 감독 · 비판	본질적으로 낮음
활동의 범위	업무영역이 광범위, 다원성 사업결과 평가 곤란	업무영역이 경제순환에 치중 사업결과 평가 용이
주체	국가, 지방자치단체 등 공적기관	개인, 기업 등 사적기관

(2) 유사점

① **협동적 요소** : 행정이란 모두 목표달성을 위한 협동적 집단 노력이다.

② **관료제적 요소** : 공사 모두에서 생김 – 조직이 대규모화 될수록 요구된다.

③ **목적달성 수단** : 공사행정간에는 목적의 차이는 있으나 행정이 목적달성을 위한 수단이란 점은 같다.

④ **관리기술적 측면** : 조직, 통제, 기획 등 관리원칙이 비슷하다.

⑤ **의사결정방법** : 모두 능률성과 합리성에 근거한다.

3) 행정과정

행정과정은 조직의 목표를 달성하기 위한 일련의 과정으로 각 단계는 상호 영향을 주고 받게 된다.

(1) 전통적 행정과정

전통적 행정과정은 행정을 결정된 정책의 합리적 집행으로 보았으며, 환경과의 상호작용이 없는 폐쇄체제로 인식하였다. 즉 목표설정이나 정책결정을 정치과정으로 인식하였으며, 기획, 조직화, 실시, 통제를 행정과정으로 보았다.

① P.O.A.C

㉠ 기획(Planning): 정책결정에 따른 하위 행정계획을 수립하는 과정이다.

㉡ 조직화(Organizing): 집행을 위한 행정구조, 인사, 업무의 배정, 권한의 위임, 예산배정 등을 수립하는 과정이다.

㉢ 실시(Actuating): 업무를 수행 또는 집행하는 과정이다.

㉣ 통제(Controlling): 업무의 수행여부를 검토하고, 설정된 목표에서 벗어나지 않도록 하는 과정이다.

② POSDCoRB

Gulick의 POSDCoRB이론은 전통적 행정과정으로서 기획(Planning), 조직화(Organizing), 인사(Staffing), 지시 또는 지휘(Directing), 조정(Coordinating), 보고(Reporting), 예산(Budgeting) 등 7가지 기능의 앞 글자를 합성한 조어로서 흔히 최고관리자의 기능이라고도 한다.

(2) 현대적 행정과정

① 의의

현대적 행정과정은 행정국가하의 행정과정으로서 정치행정일원론의 입장에 있다. 행정은 국가발전을 위한 발전목표의 설정, 정책의 결정, 집행을 위하여 주도적인 역할이 중요시 되고 있다.

② 단계

㉠ 목표설정(Goal setting)

㉡ 정책결정(Policy making)

㉢ 기획(Planning)

㉣ 조직화(Organizing)

㉤ 동기부여 · 동작화(Motivating)

㉥ 평가(Evaluation)

㉦ 환류(Feed back) 등의 순서로 진행된다.

4) 보건행정의 행정과정론적 접근방법

(1) 투입(input)

투입요소로 인력(manpower), 시설(facility), 재정(capital), 기술(technology), 물자(materials) 등을 들 수 있다.

(2) 전환(conversion process)

보건의료조직(health care organization) 내의 각종 활동으로 의료조직의 목적에 맞도록 조정하고 통제, 관리하는 기능이다.

(3) 산출(output)

① 중간 산출물(intermediate output) : 보건의료서비스 전달

② 최종 산출물(ultimata output) : 건강의 증진

(4) 환류(통제 및 조정 : feedback, control mechanism)

① 정부(government)

② 공급자단체(health provider organization)

③ 소비자단체(consumers and related organization)

(5) 환경(environment)

① 정부시책

② 보건의료체계

③ 경제동향

④ 사회의 기대

⑤ 기술 및 생산요소의 발달

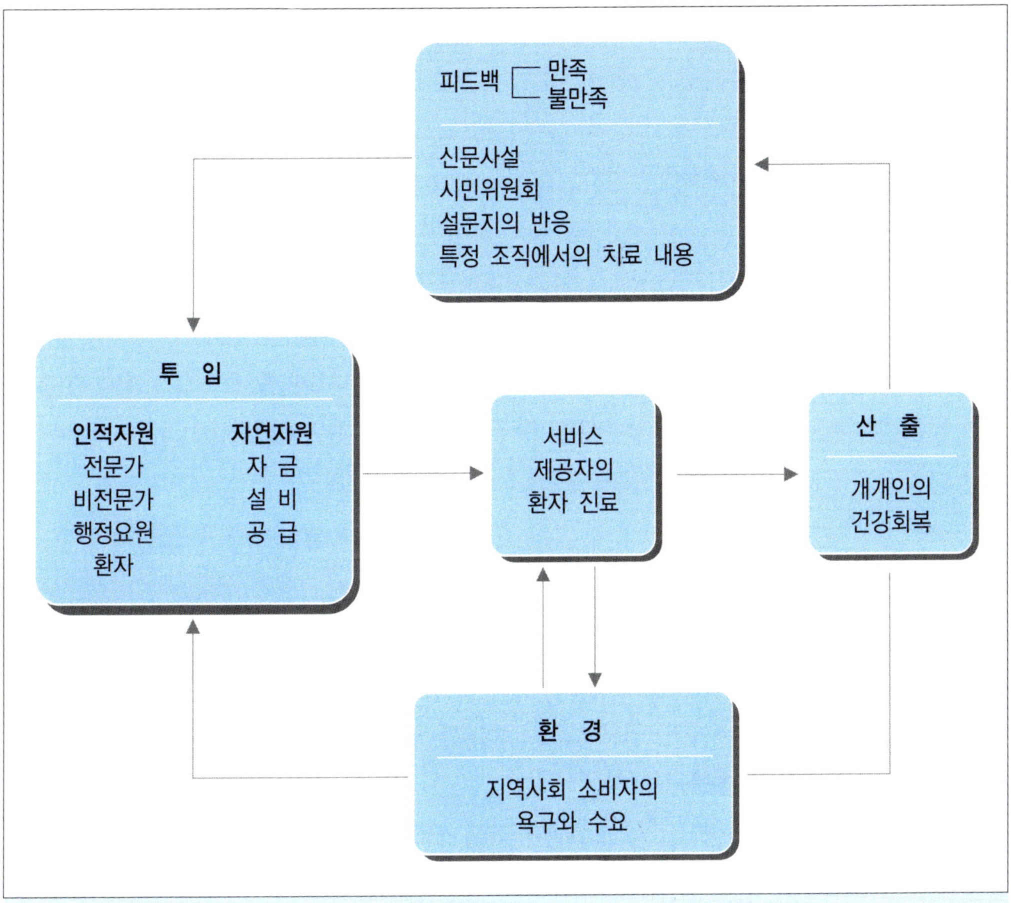

그림 1-1 시스템으로서의 보건의료

4 보건행정의 특성

1) 공공성 및 사회성

보건행정은 국민건강의 유지 · 증진을 위한 조직된 지역사회 노력이다. 그러므로 보건행정은 공공복지와 집단적 건강을 추구함으로써 이윤추구에 몰두하는 사행정과는 다르며 행정행위가 사회전체 구성원을 대상으로 한 사회적 건강향상에 있으므로 사회 · 행정적 성격을 띠고 있다. WHO헌장 전문에 "건강이란 신체적, 정신적으로 질환이 없는 상태뿐만 아니라 사회적, 심리적, 영적으로 안녕해야 한다"함은 건강이 건전한 개인인 동시에 지역사회 또는 국가를 통하여 파악되어야 하는 고도의 공공성과 사회성을 의미하고 있다고 볼 수 있다.

2) 봉사성

행정국가의 개념이 과거 보안국가(police state)로부터 복지국가(welfare state)의 개념으로 변화됨에 따라 공공행정이 소극적인 질서유지로부터 국민의 행복과 복지를 위해 직접 개입하고 간섭하는 봉사행정으로 바뀌게 되었다. 이러한 대표적 예가 사회보장에 관한 것이며 넓은 의미에서 보건행정도 국민에게 적극적으로 봉사하는 봉사행정이다.

3) 조장성 및 교육성

오늘날의 행정을 자치행정, 조장행정, 지방행정 시대로 부르고 있다. 따라서 모든 행정이 마찬가지겠지만 보건행정은 지역사회 주민의 자발적인 참여 없이는 그 성과를 기대하기 어려우므로 지역사회 주민을 위한 교육 또는 조장함으로써 목적을 달성한다. 즉 보건행정은 교육을 주된 수단으로 사용하고 있다.

4) 과학성 및 기술성

보건행정에서 응용되고 있는 과학적인 지식은 지역사회 건강증진을 위하여 이용되고 실천적이며 실제적인 기술을 제공하고 있다. 따라서 보건행정은 과학행정인 동시에 기술행정이라 할 수 있다. 또한 보건행정에 이용되는 과학과 기술은 이용도(availability)와 적용도(applicability)가 높아야 하기 때문에 비교적 가격이 저렴하고 장치가 간단하며 조작이 용이해야 한다. B.C.G 접종은 비교적 값이 저렴하고 시설과 조작이 용이하면서 정확한 면역효과를 얻을 수 있기 때문에 보건사업에 많이 이용하고 있다.

현대 보건행정의 특징은 첫째, 보건행정 기능의 확대, 둘째, 행정기구 확대와 공무원 수 증가, 셋째, 재정 규모의 팽창, 넷째, 보건행정의 전문화 · 기술화 · 통계화, 다섯째, 기획제도의 발전, 여섯째, 행정권의 강화와 집권화 초래를 들고 있다.

양적 측면	질적 측면
• 행정기능의 확대 강화 • 행정기구의 팽창 • 공무원 수의 증가 • 재정규모의 팽창 • 참모조직 및 위원회의 증가	• 행정의 전문화 · 기술화 · 과학화의 시도 • 행정통계의 증가와 행정책임 강조 • 행정의 계획화(정책과 예산 연계) • 행정권의 강화(신 중앙집권화) • 사전정책기능 중시(정책실명제) • 행정조직의 동태화

5 보건행정의 분류

1) 일반보건행정

(1) 예방보건행정

예방의학적 기술을 적용하여 질병예방을 주 업무로 하는 행정을 의미하며, 시대적으로 급성 감염병예방에서 만성 감염병예방을 거쳐 이제는 비감염성인 암, 뇌졸중, 심장병 및 당뇨병 등과 같은 성인병예방을 중심으로 이루어지는 행정이다.

(2) 보건위생행정

보건위생행정은 질병예방이라는 소극적인 면에 그치지 않고 적극적으로 영양개선, 정신보건, 인구문제 등의 내용을 포함한 건강과 체력의 적극적인 증진을 목적으로 한 행정이다.

(3) 환경위생행정

생활환경의 개선을 통하여 근원적으로 질병을 예방하여 적극적으로 건강과 생산능률을 증가시키는 것을 목적으로 생활환경을 대상으로 하는 행정을 말하며, 예방보건행정이 소극적 성격을 지닌 반면 환경위생행정은 근원적으로 질병을 예방하여 적극적으로 건강을 증진하는 행정이다.

2) 의무행정

의료의 보급과 의료의 질 향상을 추구하는 분야로서 의료에 관계하는 사람의 면허 · 자격

시험, 양성 등의 문제와 의료를 담당하는 기관의 정비 등에 관한 행정을 말한다.

3) 약무행정

국민의 건강과 관계된 의약품, 의료용구 등의 생산, 배급, 판매 등에 관한 행정과 약사의 면허, 업무 등의 문제, 독물 · 극물의 단속, 마약 · 대마, 각성제 등의 단속 등에 관한 분야를 다루고 있는 행정을 말한다.

미국공중협회의 위원회(1985)에서 보건행정의 범위는 다음과 같이 분류하고 있다.

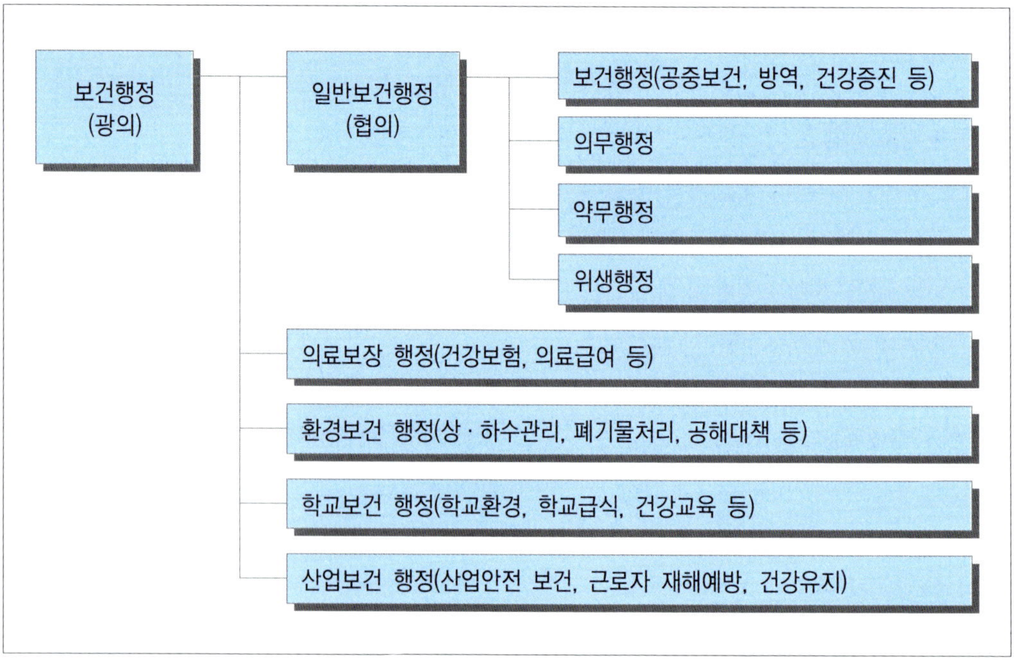

보건행정학의 일반적 내용은 정부와 공중보건(Government and Public Health), 법과 공중보건(Law and Public Health), 보건정책(Health Policy), 조직 및 관리(Organization and Management), 보건기획 및 보건경제(Health Planning and Health Economics), 인사관리(Personnel Management), 재무관리(Financial Management), 보건통계 및 정보체계(Health Statistics and Information System), 보건 마케팅(Marketing Public Health), 보건의료체계 및 보건행정(Health Care System and Health Services), 사회보

장(Social Security) 등이 다루어진다.

6 보건행정의 기본원리

1) 사회국가의 원리

자본주의경제의 발달과정에 있어서 빈곤은 더 이상 개인적인 물질적 결핍의 문제가 아니라 사회의 안정을 위협하는 사회 전체의 문제이고, 경제의 성장에 의하여 자연적으로 해결될 수 있는 것도 아니라는 인식이 자리 잡아 가면서, 빈곤문제는 국가의 과제로 인식되었다. 이러한 인식으로부터 현대의 여러 국가는 모든 국민에게 생활의 기본적 수요를 충족시켜 줌으로써 건강하고 문화적인 생활을 보장하는 것이 국가의 책무라고 하는 사회국가원리를 헌법에 규정하게 되었고, 우리 헌법도 제34조 제1, 2항에서 모든 국민은 인간다운 생활을 할 권리를 가지며 국가는 사회보장 · 사회복지의 증진에 노력할 의무를 진다고 규정하고 여러 가지 "사회적 기본권"을 폭 넓게 규정함으로써 사회국가원리를 헌법적으로 수용하면서 특히 제34조 제5항에서는 "신체장애자 및 질병 · 노령 기타의 사유로 생활능력이 없는 국민은 법률이 정하는 바에 의하여 국가의 보호를 받는다"고 규정함으로써 생활능력이 없는 국민에 대한 국가의 보호 의무를 명시하고 있다. 즉 우리나라가 사회국가를 표방하고 있는 것은 아니나 사회적 기본권 또는 사회국가원리가 헌법에 나타나 있다.

2) 법률적합성의 원칙

보건행정 역시 현대 법치국가의 기본원리에서 벗어날 수는 없다. 이는 보건행정 역시 법률에 의한 행정이 되어야 한다는 것을 의미한다. 그러나 법률적합성의 원칙도 무제한 인정되는 것은 아니고 신뢰보호원칙과의 비교 교량(較量)에 의해 제한을 받게 된다.

3) 평등의 원칙

보건행정서비스는 모든 국민에게 균형 있게 제공되어야 한다. 따라서 합리적인 이유 없이 특정 개인이나 집단에게 유리한 급부활동이 제공되거나 보건의료서비스의 부당한 거부는 금지되어야 한다. 우리나라 헌법 제9조에 모든 국민은 법 앞에 평등하다고 규정하고 있다. 따라서 보건행정은 누구든지 성별, 종교 또는 사회적 신분에 의하여 정치적, 경제적, 사회적, 문화적 생활의 모든 영역에 있어서 차별을 받지 아니한다는 규정에 위반되지 않아야 하며 또 헌법 제8조의 모든 국민은 인간으로서의 존엄과 가치를 가지며 이를 위하여 국가는 국민의 기본적 인권을 최대한으로 보장할 의무를 진다는 규정에도 적합하여야 한다.

4) 과잉급부금지의 원칙

신자유주의의 이론을 추종하여 "최저생계보호 이상의 사회보장은 불필요하다"는 결론을 유도한다면 복지국가를 달성할 수 없다. 사회보장제도가 시민을 사회적 위험으로부터 보호하지 못하고, 그들에게 적정한 생활수준의 안정과 삶의 질의 개선을 위한 환경을 제공하지 못한다면 결국 지속적인 경제성장에 부정적인 영향을 미칠 것이다. 그러나 과도한 보건의료서비스의 제공은 납세자의 부담가중, 정부의 지나친 간섭, 정부재정 적자 등을 초래할 우려가 있다. 따라서 보건행정 역시 공익추구의 적절한 범위 내에서 이루어져야 한다.

5) 신의성실의 원칙

신뢰보호의 원칙으로 급부수단의 적법성, 계속성에 대한 급부 대상자들의 신뢰는 보호되어야 한다. 민법 제2조 제1항에서는 "권리의 행사와 의무의 이행은 신의에 좇아 성실히 하여야 한다."라고 규정하고 있다. 즉, 권리자와 의무자는 사회 성원의 일원으로서 서로 상대방의 신뢰를 헛되이 하지 않도록 성실하게 행동해야 한다는 것이다. 만약, 권리자의 권리행사가 신의 성실의 원칙에 반할 때에는 정당한 권리 행사로 볼 수 없고, 권리 남용이 된다.

제2장

보건행정의 역사

학습목표

보건행정의 역사적 배경과 발전과정을 이해한다.

1. 질병발생설에 대한 변천과정을 학습한다.
2. 시기별 공중보건사상과 국가의 역할을 파악한다.
3. 조선시대의 보건기관의 특징과 역할을 이해한다.
4. 우리나라의 보건행정조직의 발전과정을 기술한다.

1 보건행정의 역사

1) 보건행정의 역사적 배경

(1) 고대의 공중보건

① 그리스의 공중보건

그리스 사람들은 건강과 질병을 사연적 과정의 결과로 인식했나. 불선강이란 사람과 환경 사이의 조화가 깨졌기 때문에 생긴다고 믿었다. 이러한 인식은 히포크라테스의 '공기, 물, 그리고 토지에 대하여'란 저서에 잘 나타나 있다. 19세기 말 이전까지 유럽의 풍토병과 감염병 이론의 지주로 섬겨져 왔던 이 책에서는 어느 시기에 갑자기 많이 발생하는 감염병에 대해서 유행병(epidemic)이라는 말을 썼다. 또한 감염병유행의 원인은 기후, 토지, 눌, 생활양식, 그리고 영양 같은 요인에서 유래한다고 보았다. 상수 및 하수관리 공무원이 있었다.

② 로마의 공중보건

로마의 의학은 그리스의 수준에는 미치지 못했으나, 하수도망이나 목욕탕의 건설, 상수도 및 각종 보건시설, 신선한 음식물 유통체계 확립 등 위생공학 내지 보건행정면에서는 위대한 업적을 남겼다.

로마의 의료에 대해서 살펴보면, 의료사업의 조직화 내지 제공 체계면에서 매우 뛰어났다는 점과 병원의 건설이 이루어졌다는 점이 큰 특징이다.

(2) 중세기의 공중보건(500~1500년)

중세기의 공중위생은 비위생적이었다. 크고 작은 가축들이 거리에서 사육되어 그 분뇨가 쌓여서 냄새가 났고 먼지와 쓰레기가 길거리에 널려 있었다. 공중보건에 대한 관심이 중세기에 발달하게 된 배경은 이렇게 불결하고도 비위생적인 도시환경 때문이었다.

중세기에는 많은 종류의 감염병이 유행하였다. 나병, 선페스트, 천연두, 디프테리아, 홍역, 인플루엔자, 결핵 등이 있다. 나병은 중세기를 통해 모든 사람들이 가장 두려워했던 감염병으로 6~7세기에 유럽 전역으로 확대되어 사회적으로 심각한 문제가 되었다. 또한 14세기에는 흑사병이 세계적으로 대유행을 하여 유럽 전역을 휩쓸었다. 이에 대한 대응으로는 먼저 신에게 기도하는 것을 들 수 있으며 지역사회 내에서의 격리는 물론이고 항구 등 교통 요충지에서의 모든 여행자와 선박에 대해 40일간 격리하는 검역(quarantine)이 실시되었다.

(3) 중상주의시대의 공중보건(1500~1750년)

① 공중보건

오늘날과 같은 공중보건 활동을 가능케 했던 역사적인 사건은 르네상스라 할 수 있다. 과학적 의학발전의 내용을 보면 1543년 베살리우스(Andreas Vesalius)는 '인체구조'라는 해부학 교재를 집필하였으며, 1628년 하비(William Harvey)는 혈액순환을 발견하였고, 페티(William Petty)의 정치 산술이라는 근대적 보건통계의 초석이 되는 업적도 이 시기에 나왔다. 프라카스트로(Fracastro)에 의해 감염병이 최초로 이론화되기도 하였다.

② 감염병과 병인설

17세기 초에는 어린이들에게 새로운 질병인 구루병이 나타났다. 그리고 신세계에 이르는 긴 항해는 새로운 건강문제를 야기시켰다. 비타민 C의 부족 때문에 생겨나는 괴혈병이었다. 라마찌니(Ramazzini ; 1633~1717)는 1700년에 노동자의 건강문제에 관해 최초로 종합적인 논문을 발표해서 근대 산업위생의 기초를 쌓았다. 라마찌니는 이 책에서 광산노동자, 도금공, 빵제조공, 제분공, 페인트공, 인쇄공 등을 포함하는 54종의 근로자가 직면하기 쉬운 산업재해를 다루었다. 이 책은 19세기에 이르기까지 산업보건학의 기본 교과서 역할을 하였다.

③ 보건행정

독일에서 중상주의와 공중보건은 절대군주제의 기본 요소로 받아들여졌다. 경찰이 감염병문제에 개입하게 되어 의사(醫事)경찰 개념이 생겨나게 되었다. 프랭크(Johann Peter Frank)는 국민의 건강을 확보하는 것은 국가의 책임이며 이는 실현 가능한 것이라는 내용의 저서 전의사경찰체계를 발표하였다. 이 책은 신체위생, 정신위생, 개인위생 및 국민보건에 관한 모든 문제를 망라하고 있어 최초의 공중보건학 저서라고 알려져 있다.

(4) 계몽주의시기의 공중보건(1750~1830년)

계몽주의사상은 18세기 중반 프랑스에서 생겨난 사상으로, 이성만이 최고의 사회적 가치를 가진 것이며 이성이야말로 사회진화에 끼친 영향이 가장 크다고 믿는 것이다. 18세기까지 정신병자들은 감옥이나 작업장 아니면 정신병 수용소 같은 곳에서 쇠사슬에 묶여 지내야 했다. 1793년에 프랑스인 피넬의 정신병자의 해방, 그리고 그의 저서 '정신병의 의학 및 철학적 고찰'이란 논문의 발표는 그 중 두드러진 것이다. 정신병 치료법이 개발됨에 따라 많은 요양소가 생겨나기 시작했다. 한편 유럽의 모든 나라에서 영아사망의 가장 큰 원인이 천연두 이었는데 이러한 문제점을 해결한 것이 1798년 제너의 종두법 발견이다.

① 보건문제와 질병문제를 사회현상으로 인식, 국가사회보장제세설립 법안이 통과(프랑스, 1793)하였다.
② 공중위생과 개인위생체계 소개(P. Frank) : 개인의 건강이 국가의 책임이라는 생각이 지배적이었다.
③ 천연두 예방약 개발(E. Jenner)에 기여하였다.

(5) 산업혁명과 위생개혁운동(1830~1875년)

① 산업혁명과 구빈법

17세기 영국의 구빈법은 각 지역에서 가난한 사람을 책임지게 하는 것으로서 가난한 사람의 이동은 엄격히 제한되었던 제도였다. 1834년에 개정 구빈법이 통과되었다. 새로운 구빈법의 골자는 구호의 기준이 매우 엄격해졌고, 노동 가능한 신체를 가진 사람이나 그 가족은 구빈원에 들어올 수는 있으나 그 이상의 구호는 받을 수 없게 만든 것이다. 또한 행정적으로도 두드러진 변화가 있었는데, 운영이 중앙집권화되고 통일되어 능률적으로 바뀌었다는 것이다.

② 각국의 위생개혁운동

도시환경의 악화는 감염병 유행을 촉진시켰고, 노동력의 손실을 가져왔다. 체드위크(Edwin Chadwick)는 1837년 런던에서 유행한 열병의 실상을 조사하여 열병보고서(Fever Report)를 정부에 제출하였고 이것이 계기가 되어 1842년에 발표된 개선대책의 결과 보고서인 '영국 노동자 계층의 위생상태에 관한 조사보고서'는 환경위생에 대한 관심을 촉구하는 것이었다. 이 보고서에 의하면 감염병은 불결한 환경에서 좋지 못한 급수와 배수, 그리고 가옥이나 거리의 쓰레기와 밀접한 관계를 가지고 유행한다고 하였다. 체드위크는 의학보다는 위생공학적 방법에 의해 해결될 수 있다고 파악했고, 전문적인 보건요원의 필요성을 예견하였다. 이러한 영향으로 영국에서는 1848년에 공중보건법이 통과되었다. 미국의 쉐턱(Lamuel Shattuck)은 영국의 체드위크와 비슷하게 미국의 환경위생개혁에 큰 기여를 했다. 독일에서는 페텐코퍼(Pettenkofer, max Von)의 실험위생학이 크게 발전하였다. 즉, 과학적인 위생학이 공중보건분야에 도입됨으로써 보건문제 연구에 새로운 시대가 열리게 되었다. 이 시기의 병인론은 장기설(Miasma Theory)과 접촉감염설(Contagion Theory)이 지배적이었으며 가장 심각했던 감염병은 콜레라와 황열이었다. 이러한 유행의 대부분은 사회경제적 요인에 기인한 것이었으며, 1851년에 최초의 국제위생회의(파리)가 개최되었다. 이 시기의 병인론은 제한접촉설(Limited Contagionism)이 대두되었고, 감염성 질환의 발생, 전파 및 관리에 관한 행정이었다.

(6) 세균학시대와 공중보건(1875~1950년)

① 미생물병인론

1870년대에 이르자 파스퇴르 등의 연구에 의해 미생물과 질병의 인과관계가 점차 밝혀지게 되었다. 파스퇴르는 약화시킨 균주(菌株)로 만든 접종액을 써서 감염병을 예방하고자 하였다. 그 결과 닭콜레라, 돼지단독, 광견병에 대한 예방접종 등이 있다. 점차 면역학(免疫學)이 발달되고, 이러한 지식은 20세기 초에 이르자 공중보건사업의 과학화에 결정적인 영향을 주게 되었다. 그리고 1865년 영국의 리스터는 성공적인 살균법을 제시하여 놀라운 성과를 보여주었다.

② 세균학의 발전

1880년부터 19C 후반 10년간은 수많은 병원체가 계속 밝혀져 감염병 예방을 위한 대책도 점차 과학적으로 되었다. 파스퇴르에 의해서 백신이 개발된 후 많은 사람들이 질병의 면역현상과 면역의 발생기전을 연구하게 되었다. 보건사업에 끼친 미생물학과 면역학의 영향은 거의 혁명적인 것이었다. 예방접종사업은 이와 같은 세균학과 면역학의 지식을 감염병 관리에 응용한 것이다.

(7) 탈미생물학시대의 공중보건(1950~)

1883년 독일의 비스마르크에 의해 시작된 사회보험은 산업재해, 질병, 폐질 · 노령보험 등이다. 프랑스도 1928년에 독일과 비슷한 사회보험제도를 시작했다. 영국의 사회보험제도는 역사적으로 매우 중요하다. 1911년에 질병의 예방과 치료를 위한 의료보험과 실업보험을 근간으로 하는 국민보험법이 통과되었고, 이듬해에 의료보험제도가 구체화되었다. 제2차 세계대전이 끝난 후 국가정책의 전반적인 계획수정과 함께 보건의료분야도 근본적인 개혁이 있었다. 그것이 바로 1946년 국민보건서비스(National Health Service) 제도이다. 미국은 영국과 달리 임의 의료보험제도가 발전하였다. 강제보험을 도입하자는 움직임이 계속 있었지만 실시되지 못하고, 1960년대에 노인 및 장애자 의료보험(Medicare)과 의료부조(Medicaid)가 생기면서 어느 정도 의료에 대한 사회적 책임을 맡게 되었다.

표 2-1 서양 보건행정의 주요역사

시기 구분	주요내용
고대기	• 개인의 위생강조 • 환경위생 강조 • 전문공무원(아스티노미)
중세기	• 종교활동의 일환으로 전개 • 검역법 : 검역의 실시 (최초 : 마르세이유) • 접촉감염설 대두
여명기	• 보건문제의 사회화, 과학화 대두 • 근로자, 도시 빈민의 건강 관심 • 최초의 공중보건법 제정 • 채드윅의 보고서 • 프랭크의 경찰행정
확립기	• 예방의학의 발전 • 사회보험의 도입 • 콜레라 역학조사
발전기	• 보건행정조직의 확립(보건소, WHO) • 사회보장제도의 발전 • 환경보호에 관한 국제적 관심 • 영국의 국민보건서비스(NHS) • 미국의 사회보장제도(1965년)

2) 우리나라 보건의료 역사

(1) 고대시대

고대의 의료는 주술적이며 정령적 · 마술적 의료의 성격을 지닌다. 주요 내용으로 주술사가 인간과 신의 중계자로서의 권능을 지니고, 질병과 재난을 피하게 할 수 있다고 생각하였다. 단군신화에 의하면 환웅천왕(桓雄天王)이 인명과 질병 등 인간의 일 360여 가지를 다스렸다고 전해진다.

(2) 통일신라시대

역신(疫神)에 관한 언급은 통일신라 헌강왕 때 향가인 처용가(處容歌)에서 나타난다. 역신이 미모의 아내를 탐하다가 처용의 가무(歌舞)에 감격하여 물러났다는 내용의 '처용가'에서 감염병 귀신은 의인화되어 나타난다. 질병의 퇴치는 가무로써 이루어졌는데 가무는 샤

머니즘의 전형적인 귀신 축출방법이다.

(3) 고려시대

고려시대에 들어서는 처용과 역신을 주제로 한 축귀(逐鬼)의식이 궁중의 연회형식으로 굳어져 처용무(處容舞)라는 것이 탄생되었다. 이것은 당시의 감염병관을 잘 나타내는 것이다. 제위보(濟危寶)는 광종 14년 서민들의 구료사업을 담당하는 기관이다. 동서대비원의 기능은 빈민의 질역자(疾疫者)를 구료하는 것이었다. 의식(衣食)의 공급, 의약의 제공, 그리고 감염병으로 죽은 사체의 처리 등을 담당했다. 혜민국(惠民局)은 서민들의 구료를 맡은 관서이었다.

(4) 조선초 · 중기 시대

내의원(內醫院)은 국왕과 왕실의 의료를 담당하는 관서이며, 전의감(典醫監)은 의관(醫官)의 양성 등 의학교육 및 의약재 확보 등의 의약행정 업무를 담당하였다. 그리고 혜민국은 고려 때의 명칭을 그대로 사용한 것인데 세조 때 혜민서(惠民署)로 개칭되었다. 혜민서는 일반 백성의 질병 구료 등 대민 의료기관이었다. 동서대비원 역시 고려 때 명칭을 그대로 사용했는데 태종 14년 활인서로 개칭하였다. 특히 빈궁한 병자들의 감염성 질환을 담당하였다.

(5) 조선후기 시대

① 위생개혁운동

지석영은 1876년 일본 수신사 일행이었던 박영선에게 우두법을 배웠고, 1880년에는 김홍집을 사절로 하는 2차 수신사 일행으로 일본에 가서 종묘(種苗) 제조법을 배웠으며, 조선에 돌아와 시술에 힘쓰는 한편, 우두신설(牛痘新說)을 지어 그 필요성을 선선하는 등 우두법 보급에 크게 힘썼다. 김옥균은 치도약론(治道略論)에서 시급히 해야 할 일은 농업을 일으키는 것으로 전답에 거름을 많이 주는 것이었다. 전답에 거름을 많이 주면 더러운 것을 없앨 수 있고, 더러운 것을 없애면 감염병도 없앨 수 있다고 하였다. 이러한 환경청결 방법은 서양의 위생개혁운동과도 같았다.

② 감염병의 유행

조선 후기에 가장 무서운 감염병 중의 하나는 두창이었다. 종두법은 인류 역사상 최초로 인간이 감염병을 효과적으로 통제하기 시작한 방법으로 19세기를 전후하여 조선에 들어오게 되었다. 18세기까지 서양에서는 인두법이 널리 확산되었으며, 1796년 영국의 제너(Jenner)가 우두법을 체계적으로 확립한 이후에는 우두법이 인두법을 빠른 속도로 대체하였다. 인두법은 원래 중국에서 기원한 것으로 18세기에는 중국의서에 한의학 분과의 하나로서 확실하게 자리잡았다.

③ 보건의료사업

조선 후기 가장 획기적인 사건은 갑신정변과 그로 인한 1885년 4월 광혜원(廣惠院)의 설립이다. 부상당한 민영익을 치료한 알렌은 궁중전의로 임명되었으며 그의 노력에 의하여 왕립병원인 광혜원이 설립되었다. 이 광혜원은 그해 제중원(濟衆院)으로 개칭되었다.

한국 최초의 병원이었던 광혜원(제중원)은 1894년 조선정부의 재정곤란으로 미국 선교회로 넘어갔다. 1904년 새롭게 병원이 신축되면서 세브란스병원으로 개칭되었다. 한국정부는 별도의 관립병원을 갖지 못한 채 1899년 내부가 관장하는 내부병원이 설립되었다. 내부병원에서는 병원의 환자와 감옥서의 환자를 진료하였으며 한약과 양약을 병용하였다. 1900년에는 종두활동이 분리되면서 구료를 강조하기 위하여 병원이름을 광제원(廣濟院)으로 바꾸었다. 그 후 1907년에 광제원은 대한의원이 창설되면서 이에 통합되었다.

(6) 일제시대

일제는 식민지 인력구조를 유지하기 위해서 감염병 관리에 많은 신경을 썼다. 검역, 예방접종, 발병자의 색출, 격리, 환경위생사업 등을 시행했다. 검역은 콜레라 예방이 주목적이었는데 큰 효과를 얻었다. 천연두를 거의 퇴치시킬 정도였으나 그 외 다른 질환은 크게 효과를 보지는 못했다. 1910년에 개편된 일제의 보건의료제도에서 의료인력은 법적으로 의사, 치과의사, 의생(한의사), 한지의사, 간호부, 산파, 안마사, 침술, 구술자(灸術者), 약제사, 약종상, 제약업자, 매약업자 등으로 이루어져 있다. 이 개편으로 기존의 한의사들이 소외되고 '의생'으로 격하되어 더 이상 양성될 수 없는 상황이 되었다. 서양식 의사가 절대적으로 부족하고 그들은 수도 대도시에서 진료했기 때문에 지방의 벽촌에는 단기교육을 받은 한지의사(限地醫師)를 개업하도록 했다. 일제하의 병원은 관립병원으로는 구 한말에 설립된 대한의원이 개칭된 조선총독부 의원과 경성의학전문학교 부속병원, 용산철도병원, 그리고 나환자 요양소인 소록도 자혜의원 등 네 곳이 있었다. 한편, 공립병원인 도단위에 설치한 자혜의원(道慈惠醫院)도 1925년 이전까지는 관립병원이었다.

표 2-2 우리나라 주요 보건기관의 역사적 변천

<table>
<tr><th rowspan="2">시 대 / 내 용</th><th rowspan="2">고구려</th><th rowspan="2">백 제</th><th rowspan="2">신 라</th><th rowspan="2">고려시대</th><th colspan="2">조선 시대</th></tr>
<tr><th>전 기</th><th>후 기</th></tr>
<tr><td>왕실의료
(왕실 의약관청)</td><td>시 의</td><td>내궁중 의약부</td><td>내공봉의사</td><td>상약국,
상의국</td><td>내의원</td><td>내의원</td></tr>
<tr><td>의료행정</td><td></td><td rowspan="2">약 부</td><td rowspan="2">약 전</td><td>태의감</td><td>전의감</td><td>위생국</td></tr>
<tr><td>서민의료</td><td></td><td>혜민국</td><td>혜민서</td><td>혜민서</td></tr>
<tr><td>빈민 · 행려자 의료, 구호</td><td></td><td rowspan="2"></td><td rowspan="2"></td><td>제위보</td><td>제생원</td><td>×</td></tr>
<tr><td>감염병관리, 병원 기능</td><td></td><td>대비원</td><td>활인서</td><td>×</td></tr>
</table>

* 내의원, 전의감, 혜민서 등은 조선시대 3대 보건기관이다.

표 2-3 보건복지부의 역사적 변천

시대 내용	조선 후기	일제 강점기	미군정기	정부수립 후
명 칭	위생국	경찰국 위생과	위생국 → 보건후생국 → 보건후생부	사회부 → 보건부 → 보건사회부 → 보건복지부 → 보건복지가족부 → 보건복지부

(7) 해방 이후

1951년 '국민의료법'은 국민의 보건향상과 국민의료의 적정을 목적으로 하고 있는데 이 법은 오늘날 의료법의 모체가 되었다. 1956년에는 '보건소법'이 제정되어 서울시에 보건소를 설치 · 운영하는 체제가 최초로 만들어졌다. 1945년 9월 24일 미군정청은 법령 제1호로 일제의 경무국 위생과를 폐지하고 위생국을 설치하였다. 그해 10월 다시 보건후생국으로 개편되었고, 1946년 3월 보건후생부로 바뀌었다. 이 당시 미군정청 부서 중 조직이나 인력면에서 가장 컸던 부서가 보건후생부로서 15국 47과로 구성되어 있었다. 최초의 대한민국 정부조직에서는 보건후생부가 사회부의 보건국으로 축소되었고, 그 후 1949년 3월 중앙의 보건부가 독립되었다. 1955년 2월 사회부와 통합되어 보건사회부가 되었다. 보건사회부는 1995년 정부조직 개편으로 현재의 보건복지부가 되었다. 1951년에 제정된 '국민의료법'은 1962년 3월 '의료법'으로 전면 개정되었고, 수차례에 걸쳐 개정되었다. 한편, 1956년 제정되어 시 · 도립 보건소 설치의 법적 근거가 되었던 보건소법이 1962년 전면 개정되어 시 · 군 · 구에 보건소를 설치하도록 하였고, 보건소의 업무를 구체적으로 규정하였다. 그리고 1995년에는 보건소법이 전면 개정되어 지역보건법이 만들어졌다.

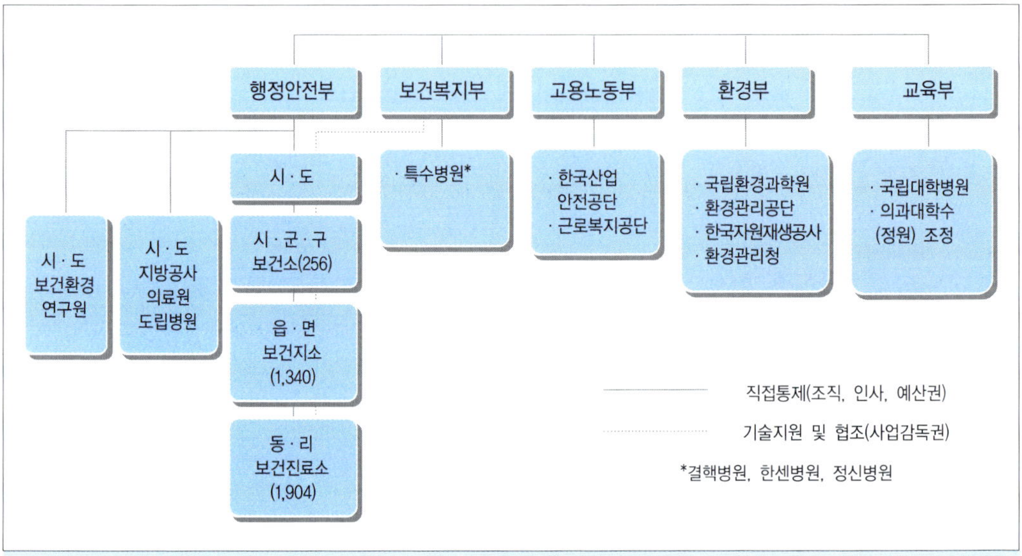

그림 2-1 시스템으로서의 보건의료

2 질병의 역사

1) 질병의 고대사

가장 오래된 질병에 대한 기록은 구약성서나 호메로스의 일리아드 등에서 단편적으로 볼 수 있으나, 역사적인 사건으로서의 질병에 대한 정리된 기록으로는 BC 430년 그리스의 아테네에 유행했던 질병을 기술한 투키디데스의 전쟁사에 질병기가 있다. 이것은 아테네의 질병이라 불리며, 사망률이 1/4로 발진티푸스 · 두창 · 홍역 · 장티푸스의 융합형 또는 합병증으로 추정된다. 한국에서 가장 오래된 질병은 삼국사기에 의하면 백제 온조왕(BC 18~AD 28) 때 기역(饑疫)이 있었으며, 신라 남해왕 9년에 대역(大疫)으로 많은 사람이 죽었다는 기록이 있다.

2) 최초의 질병

인간이 최초로 인식한 질병은 아마도 나병이었을 것이다. 나병은 고대 이집트의 파피루스에도 기록되어 있는데, 원래는 열대지방의 풍토병이었으며, 그것이 중세의 십자군 이동에 의해 서유럽에 유입되어 특히 빈민층에 유행했고, 13세기에는 그 정점에 이르렀다. 중세 서유럽에 나병이 만연했을 당시에는 의학이 무력했기 때문에, 이 나병을 막는 유일한 수단은 사회적 규제에 의한 것뿐이었으며, 그리스도교회는 나환자를 사회적 이단자로 보고 나환자 추방에 앞장섰다. 나환자는 도시 바깥의 수용소 레프로사륨(또는 라자레토)에 강제로 격리되었다. 이 레프로사륨은 유럽에서 병원운동의 기원이 되며 또한 일부 수도회는 구라사업(救癩事業) 활동에 힘썼다. 한국의 기록에는 나병이 가라(痂癩) · 대풍라(大風癩)로 기재되어 있다. 고려 문종 때인 1058~1059년의 기록에 의하면 한방의사들은 이 가라에 대해 인식을 가지고 있었던 것으로 추정된다. 세종실록에 의하면 세종 때인 1450년 무렵 제주도에 나환자 수용소를 만들어 시약을 하고 치료했다는 기록이 있다.

3) 문화교류와 질병

말라리아도 열대지방의 풍토병으로, 병원체를 매개하는 모기는 소택지에 발생하기 쉽고, 토지보존을 소홀히 하면 말라리아가 급속도로 퍼진다. 말라리아는 오리엔트와의 교류에 의해 먼저 고대 그리스에 전해졌고 이어서 이탈리아로 전파되었다. 말라리아는 그리스 · 로마 문명의 쇠퇴의 한 원인이라고 하며 로마의 길은 말라리아의 길이기도 했다. 또 일설에 의하면 마야문명은 말라리아로 인해 소멸되었다고도 한다. 한국에서는 고려사에 예종 17년(1122)에 학질이 발생하여 많은 사람들이 죽었다는 기록이 있는데, 이 학질이 말라리아이다. 두창의 발생지는 보통 인도라고 보고 있다. 그것이 고대민족의 이동과 교류에 따라 인도로부터 불교가 각지로 전파된 경로와 거의 같은 길, 즉 실크로드를 따라서 세계 각지로 전파된 것으로 생각된다. 중국에는 5세기 말에 서역의 톈산(天山:천산) 남북로를 경유하여 먼저 서북지방으로 침입했으며, 또 스키타이 교역로를 따라 서방에도 유입되었다. 북중국에 유입된 두창은 불교 전래와 전후하여 한국 및 일본으로 전파되었다.

4) 중세의 질병

두창이 지상의 각 지방에 전파된 뒤, 세계 질병사에 기록된 것은 바로 페스트이다. 본래 쥐의 질병이었던 페스트의 역사는 쥐의 생태 역사와 밀접한 관계가 있다. 페스트가 유럽으로 침입한 경로는 곰쥐가 유럽에 침입한 경로 및 연대와 일치한다. 인도에서 아시아 남부에 걸쳐 서식하던 곰쥐는 기후변화로 인한 기근과 먹이사슬의 변동으로 북상하기 시작했으며, 이어서 몽골의 서쪽 진출을 따라 13세기 말에 유럽으로 침입했다. 페스트는 당시의 동서 교역로와 지중해 무역로를 그대로 따라 갔으므로 실크로드는 페스트로드이기도 했다. 결국 1348년에는 흑사병의 참극이 벌어져 유럽 전역에서 대략 3명에 1명꼴의 사망자가 발생했다. 이 사건은 중세적 권위를 실추시켜 중세사회 붕괴의 시초가 되었고, 근대사회 탄생을 촉진하는 역할을 했다.

5) 대항해시대의 질병

유럽에서 매독이 유행한 것은 15세기 말의 일이며, 콜럼버스가 신대륙항해에서 돌아온 1493년에 바르셀로나에서 먼저 발생했다는 기록이 있는 것으로 보아 매독은 콜럼버스의 신대륙 항해에 의해 전파되었다. 1494년 프랑스의 샤를 8세에 의한 이탈리아 원정 때 나폴리에서 매독이 급격히 번져 프랑스인은 나폴리병, 이탈리아인은 프랑스병이라고 언쟁을 벌였다. 르네상스 시대의 매춘이 성행됨에 따라 매독은 유럽 전역으로 순식간에 번졌다. 더욱이 대항해시대였으므로 매독은 바다를 건너 동방에도 급격한 속도로 파급되었다. 먼저 바스코 다가마의 대원에 의해 1498년 무렵 인도로 전해졌고, 이어서 말레이반도를 거쳐 16세기 초에는 중국의 광둥(廣東:광동)에 전해졌으며, 1510년 무렵 내륙부까지 파급되었다. 한국에는 그 후 중국으로부터 전해진 것으로 추정된다.

6) 전쟁과 질병

전쟁에는 질병이 언제나 따라다닌다. 유명한 전쟁사에는 거의 대부분 감염병이 주역으로 등장한다. 특히 근세 유럽의 전쟁터에서는 발진티푸스가 성행했다. 나폴레옹의 러시아 원정에서 이질 등과 함께 발진티푸스는 프랑스군 장병의 2/3에 가까운 생명을 빼앗았으며, 나폴레옹이 패퇴한 원인이 되기도 하였다. 또한 나이팅게일이 활약했던 크림전쟁과 제1차 세계대전에서도 맹위를 떨쳤고, 러시아 혁명중에도 한동안 발진티푸스가 성행했다. 그리고 제2차 세계대전에서도 말라리아와 함께 발진티푸스가 참전국 병사자의 큰 사인이 되었다.

7) 산업혁명과 질병

결핵은 오랜 옛날부터 세계적으로 퍼져 있었음이 고대의 의서에도 기록되어 있다. 근세 유럽에서는 상류사회에 먼저 만연되었다. 그러나 결핵이 큰 사회문제로 된 것은 19세기 유럽사회이며 산업혁명의 진행과 시기를 같이하고 있다. 산업혁명과 함께 많은 인구가 농촌에서 도시로 집중하여 가혹한 노동조건과 열악한 생활조건 아래 놓이게 된 공장노동자와 그 가족들은 다른 질병과 특히, 결핵균의 맹위에 시달렸다. 따라서 산업혁명이 일어난 영국에서 최초로 결핵이 만연되었고 노동계급에 급속도로 퍼지고 그 뒤 모든 계층으로 퍼져나갔다. 한편 결핵의 비극에서 최초로 회복된 것도 영국이다. 어떤 나라이거나 결핵이 급증하는 시기는 사회경제가 농업형에서 공업형으로 이행되는 전환기이며 그 절정기를 지나 번영을 이룩하면 그 사망률은 저하된다. 오늘날 겨우 산업혁명의 단계에 들어선 개발도상국들은 모두 결핵의 피해를 받고 있다. 그런 의미에서 결핵은 질병의 역사적 법칙성을 입증하는 것이라 할 수 있다. 콜레라는 중요한 국제감염병이지만 오래된 것은 아니다. 본래 인도의 갠지스강 하류의 풍토병이었는데, 19세기 초에 근대문명의 진보 특히 교통이 활발해짐에 따라 국제교류를 통해 여러 문명국으로 퍼졌다. 즉, 콜레라의 세계적 유행은 이른바 세계 근대화 현상 중의 하나이며 특히 영국의 인도 식민지 경영이 그 시초가 되었다. 1817년 영국이 인도 지배의 성과를 올린 제3차 마라타전쟁 때 콜레라는 갠지스강 하류에서 넓은 지역으로 퍼지기 시작했다. 이어서 1826년의 제2차 세계적 유행 때는 지구상의 모든 지역으로 퍼졌다.

8) 현대의 질병

세균학의 발달로 어느 정도 콜레라가 퇴치되자 제1차 세계대전 말기에 인플루엔자가 세계적으로 유행하였다. 인플루엔자는 고대 그리스시대부터 알려졌다. 에스파냐감기로 알려진 1918~1919년의 대유행은 과거의 흑사병을 연상케 하는 큰 재해를 초래하여 전세계에서 2500만 명의 사망자를 냈다. 그 후 1957~1958년에는 아시아감기가 순식간에 지구상의 전 지역으로 퍼져나갔다. 현대사회의 밀집된 집단생활, 신속한 수송수단은 인플루엔자가 세계적으로 동시 발생되게 만들었으며, 인플루엔자바이러스의 복잡성과 함께 인플루엔자는 인류 최후의 질병으로서 아직도 퇴치되지 않고 있다. 이와 같이 질병의 역사를 돌이켜 볼 때, 유럽의 예를 들면 13세기의 나병, 14세기의 페스트, 16세기의 매독, 17~18세기의 두창 · 발진티푸스, 19세기의 결핵 · 콜레라, 20세기의 인플루엔자 · 에이즈와 같이 각 시대의 사회 및 문명은 그 특유의 질병을 가지고 있으며, 그 질병은 문명의 변혁과 사회개혁에 따라 소멸되었는데, 다음 시대에는 다른 질병이 나타난다. 또한 질병은 전쟁 · 천재 · 빈곤과 깊은 상관관계가 있어 중세 말기와 페스트, 르네상스와 매독, 산업혁명과 결핵, 근대화와 콜레라처럼 시대의 격동기, 사회의 변혁기에 새로운 질병이 나타나 유행하는 역사적인 인과관계도 있다.

3 질병발생설의 변천

1) 종교설(천벌설, 신벌설)

고통의 원인은 귀신이나 악령에 있다. 귀신이나 악령이 어떤 경로를 통해 우리의 몸에 들어와 고통을 일으킨다고 생각하였다. 귀신이나 악령을 몸 밖으로 내보내기 위해 이를 전문적으로 담당하는 무당 또는 마술사가 등장하였다.

무당에 의한 치료도 별 효과를 거두지 못하자 인간의 속병은 인간으로 어쩔 수 없다는 생각에 전지전능한 신의 힘을 빌어 속병을 치료해야 한다고 생각했으며 질병에 대한 신의 응징설이 등장했다.

또한 승려들이 병을 고치는 행위에 참여함으로 승려의사들이 등장하여 종교와 의술이 함께하는 시대에 이르렀다.

2) 점성설(우주설)

인간과 자연, 천체에 대해 깊이 생각하고 인간을 자연계의 일부로서 파악하고 자연계 일체의 변화가 인체에 커다란 영향을 미치는 것으로 인식하였다. 성좌의 운행과 인체의 각 부분의 기능은 밀접한 관련이 있다고 생각하고 별자리 이동을 보고 질병의 진단과 예후를 판정하였다.

질병의 발생은 계절 · 기후와 매우 밀접한 관계가 있고 지역 환경의 특성과도 일정한 관계가 있다고 판단하였다.

또한 전쟁과 천재지변도 별자리의 이상 때문에 발생한다고 보는 점성설은 상당기간 동안 인정, 유럽에서는 르네상스 이후까지도 점성설이 지배적이었다.

삼국지에 제갈공명이 별자리의 이동을 보고 군사전략을 세우고 자기의 죽음을 예측한 것이 하나의 예라 하겠다.

3) 장기설(Miasma Theory, Atmospheric Theory)

장기설은 Hippocrates가 주장한 이후 상당기간 동안 보편성을 인정받은 질병발생설이다.

원시인들도 계절, 기후, 온도, 습도, 밀집거주 상대, 오물 등과 같은 자연환경이 질병발생과 어떤 연관이 있을 것이라고 막연히 생각했으나 Hippocrates는 건강과 질병을 자연현상으로 파악하고 오염된 공기 즉, 장기가 우리 몸에 침입하면 질병이 발생한다고 주장하기에 이르렀다.

장기설은 Galen에 의해서 발전되고 19세기 말에 이르기까지 지배적인 질병발생설로 질병의 원인을 과학적으로 규명하는 데에는 올바르지 못하지만, 보건학상의 의미를 부여하자면 지역사회의 환경과 위생을 향상시키는 데에 지대한 공헌을 하였으며, 감염병관리 방법에도 영향을 끼쳤다.

4) 전염설(감염설, 접촉설, Contagion Theory)

16세기경에는 사람간의 접촉에 의해 질병이 전파된다는 접촉감염설이 상당한 호응을 얻었다. Aristoteles는 흑사병이 환자로부터 부근에 있는 건강한 사람에게 잘 감염된다는 사실을 지적했다.

감염설이 인정을 받은 결정적인 사건은 16세기 초에 유럽 전 지역에 성병 즉, 매독의 유행을 들 수 있다.

또한 2세기경에 한센병(나병)이 이탈리아에서 발생되어 6세기경에 전 유럽으로 전파되었을 때 교회에서는 한센병 환자의 교회 출입을 금지, 또한 한센병 환자에게 특수한 의복을 착용하게 하였으며, 그 존재를 쉽게 알 수 있도록 방울을 달아 다른 사람과의 접촉을 철저히 금지시켰다.

5) 세균설

G. Fracastro는 1546년에 "접촉감염병 및 그 요법"이라는 저서에서 병원미생물의 존재를 예상했고, Anton van Leeuwenhoek는 자신이 고안한 현미경으로 작은 생물(미생물, animalcula)의 존재를 확인하였다.

19세기 후반에 들어와 특정 미생물이 특정 질병을 발생시킨다는 세균설이 지지를 받게 되는데 이에 지대한 영향을 미친 사람이 R. Koch와 L. Pasteur이다.

Koch는 콜레라균과 결핵균을 발견하였으며, Pasteur는 탄저균을 발견하였고, 1860년에 이르러 질병의 자연발생설(abiogenesis)의 허구성을 실험적으로 증명하였다.

세균설이 확립됨으로써 19세기 후반부터는 공중보건이 새로운 국면, 즉 19세기말 이후 세균학자들에 의해 특정 병원미생물이 발견되고, 그 작동기전이 규명됨으로써 감염병 예방과 치료가 합리화되고 과학화의 길로 접어들게 되었으며, 세균설의 확립은 예방의학과 보건위생의 급속한 발달을 가져오게 되었다.

6) 다인설

20세기 초반까지 대부분의 감염병은 발생 원인균이 규명되어 감염병의 공포로부터 인류는 어느 정도 벗어나게 되었다.

난치병이라고 하는 질병들이 감염병의 빈자리를 하나 둘씩 차지하고 현대는 세균의 시대에서 문명 질환의 시대로 변해가고 있다.

현재는 만성질환과 비감염성 질환이 만연되고 있으며, 세균에 의한 질병보다는 여러 가지 복합적인 요인에 의해 질병이 발생한다는 생각이 지배적이다.

또한 사회적 병인이 커다란 보건문제로 등장하고 있다. 즉 자살이나 마약중독, 알코올중독 등은 이제 사회문제로 대두되었고 인간 주변의 모든 물리적, 사회적 환경이 질병발생의 원인이 되고 있다는 복수병인론이 지배적이다.

복수병인론은 인간과 과학의 한계를 나타내고 있지만 한편으로는 질병문제를 개인, 사회, 국가, 인류 전체의 문제로 확대시키는 계기가 되었다.

제2부

2

보건의료자원

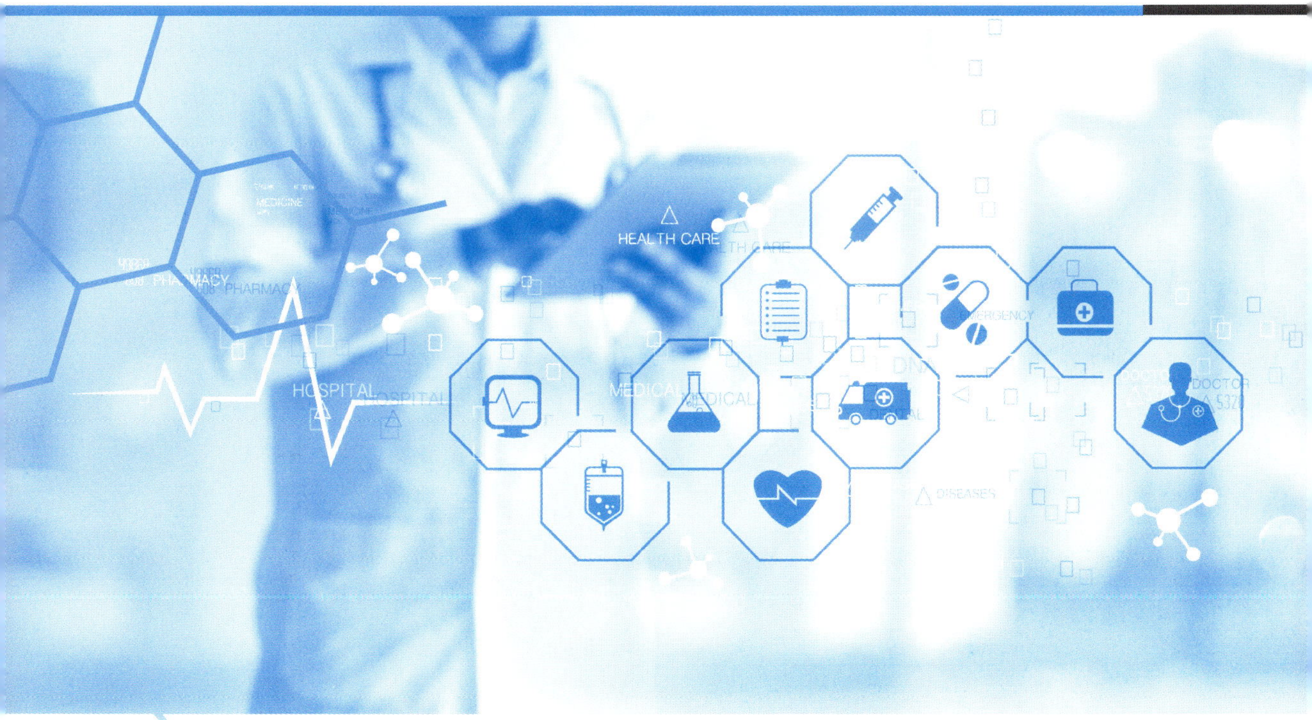

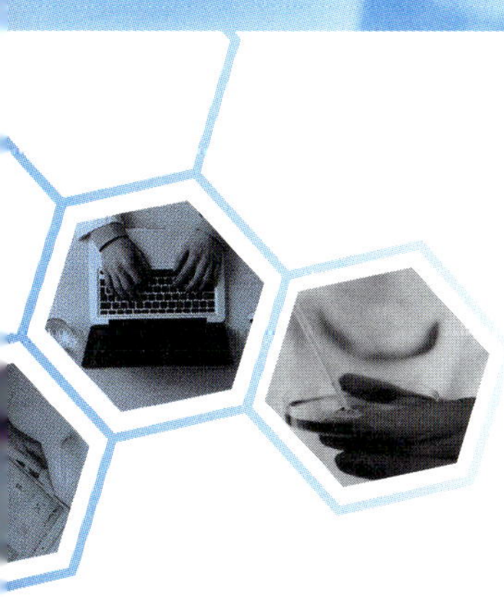

보건의료체계의 구조 및 기능을 분석하는 데 세계보건기구에서 제시한 모델이 가장 널리 사용되고 있다. 국가의 보건의료체계의 주요 하부구조 구성요소는 5가지가 있으며, 이들 요소들은 직 · 간접적으로 상호 관련되어 있다. 5가지의 주요 구성요소는 다음과 같다.

(1) 보건의료자원의 개발(development of health resources)
(2) 자원의 조직화(organized arrangement of resources)
(3) 보건의료서비스의 제공(delivery of health care)
(4) 경제적 지원(economic support)
(5) 관리(management)

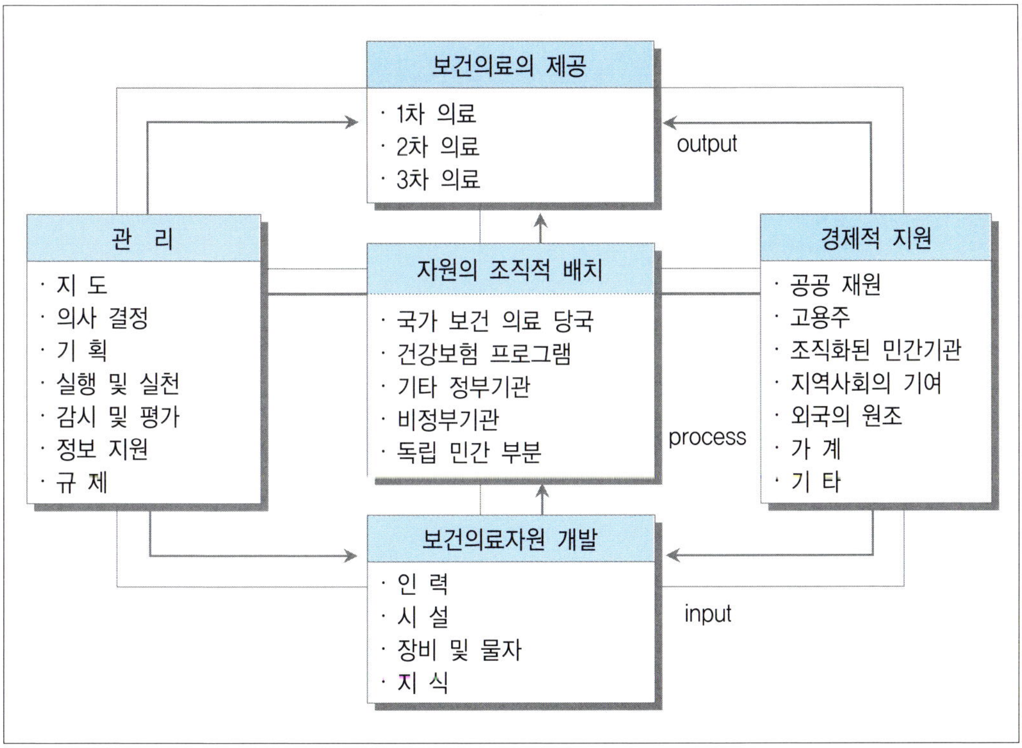

국가 보건의료체계 하부구조(WHO)

보건의료체계의 하부구조를 보면 보건의료자원을 개발하고 자원의 조직화를 통하여 보건의료서비스를 필요로 하는 인구 대상 집단에게 보건의료서비스를 제공하게 된다. 그런데 이는 경제적 지원에 의하여 영향을 받게 된다. 즉 총자원은 새로운 투자와 현재의 경비 지출에 대한 예산의 한계가 있기 때문에 보건의료체계가 성취하고자 하는 목표를 달성하기 위한 우선순위가 결정되어야 한다. 그리고 보건활동의 결과인 보건의료서비스 생산의 양, 분배, 질 및 주민들에 대한 효과는 평가되어져서 그 정보가 관리에 환류되어야 한다. 이러한 환류기전을 통하여 관리는 조절기능을 수행하게 된다.

제3장

보건의료자원

학습목표

보건의료인력, 보건의료기관 및 장비, 의료재원의 현황을 파악하여 발전방향을 모색한다.

1. 보건의료자원의 개념과 중요성을 이해한다.
2. 보건의료자원의 의의와 종류를 파악한다.
3. 의료인력, 의료시설 및 장비, 의료재원의 현황을 파악한다.
4. 우리나라의 의료자원의 문제점과 발전방향을 토의한다.

1 보건의료자원 개발

보건의료자원은 보건의료인력, 보건의료시설, 보건의료장비 및 물사, 보건의료지식 등 4가지의 주요 범주로 분류한다.

1) 보건의료자원의 종류

(1) 보건의료인력

보건의료인력은 국민의 필요와 요구에 대한 보건의료서비스를 공급하기 위하여 보건의료 분야에 종사하는 모든 사람을 말한다. 우리나라의 경우 의료법에 규정된 의료인(의사, 치과의사, 한의사, 간호사, 조산사) 이외에도 의료기사(임상병리사, 방사선사, 물리치료사, 작업치료사, 치과기공사, 치과위생사, 보건의료정보관리사, 안경사), 약사, 간호조무사, 의료유사업자, 영양사, 위생사, 보건의료 행정요원 등이 있다.

(2) 보건의료시설

보건의료시설에는 병 · 의원, 보건소, 보건지소, 보건진료소, 모자보건센터, 조산원, 약국 등이 포함된다.

(3) 보건의료장비 및 물자

보건의료서비스 제공에 사용되는 모든 기계나 장비, 의약품, 기타 소모품이 포함된다. 보건의료기술이 발달함에 따라 질병의 진단 및 치료에 이용되는 의료장비는 매우 다양하다.

(4) 보건의료지식 및 기술

보건의료지식 및 기술은 질병의 예방, 치료, 재활 및 건강증진에 관한 과학적인 지식과 기술을 말한다.

2) 보건의료자원 개발의 과제

보건의료자원을 개발하고 생산할 때 다음과 같은 사항들이 고려되어야 한다.

(1) 양적 적절성

필요한 보건의료서비스를 제공하기 위해서는 보건의료자원이 양적으로 적절히 개발되고 생산되어져야 한다.

(2) 질적 우수성

보건의료서비스는 대인적 서비스이므로 보건의료인력의 기술수준이나 시설, 장비 등 보건의료자원의 질이 우수해야 한다.

(3) 분포의 균형성

보건의료자원의 지리적 분포, 보건의료인력 직종간의 분포 등에 있어서 형평성이 고려되어져야 한다.

(4) 효율성

보건의료자원을 개발하고 생산할 때 최소의 비용으로 최대의 효과를 가져오게 하는 노력이 필요하다.

(5) 기획성

보건의료자원의 개발 및 생산에는 대부분 많은 비용과 시간이 요구되므로 장기적인 안목에서 보건의료자원에 대한 기획이 필요하다.

3) 자원의 조직화

보건의료체계의 다양한 자원이 보건의료 활동으로 전환되고 그들의 기능이 적절히 발휘되기 위해서는 사회적인 조직이 필요하다. 조직화란 목적 달성을 위하여 권한과 책임을 부여하고 의사소통의 경로를 만드는 것 등을 포함하는 다양한 자원을 체계적으로 배열하는 것이다. 조직화의 공식성과 상호 관계는 국가의 보건의료체계에 따라 상이하다.

자원의 조직화는 5가지 범주로 즉, 국가보건당국, 건강보험기구, 기타 보건관련 정부기관, 민간기관, 독립된 민간부문으로 구분할 수 있다.

4) 보건의료서비스의 제공

보건의료서비스 제공의 분류는 여러 측면에서 할 수 있다. 우선 보건의료서비스의 목적에 따른 분류로서 건강증진, 질병예방, 치료, 재활서비스, 심한 불구나 치료가 불가능한 환자에 대한 사회의학적 서비스 등으로 나누어진다. 보건의료체계에서 제공되는 보건의료서비스는 건강증진, 질병예방, 질병치료 및 재활서비스 등의 포괄적인 보건의료서비스(comprehensive health care service)가 이루어져야 할 것이다.

5) 경제적 지원

보건의료 이용을 개인의 능력에만 맡겨 두면, 소득에 따라 보건의료 이용의 불평등이 생기게 된다. 국가가 부담하는 경제적 지원의 비중이 점차 커지고 있는 것이 전 세계적인 경향이다. 세계보건기구는 경제적 지원의 원천을 다음과 같이 제시하였다.

(1) **공공 재원조달** : 정부(중앙 및 지방)재정, 건강보험재정

(2) **고용주** : 산업체

(3) **조직화된 민간기구** : 자선단체, 임의 보험

(4) **지역사회의 기여** : 지역사회 내의 자발적인 공동조달

(5) **외국의 원조** : 외국의 지원, 국제연합과 같은 국제기관의 지원

(6) **가계** : 이용자 본인의 개별부담

(7) **기타 가용자원** : 복권, 기부금 등

6) 관리

국가 보건의료체계의 관리는 그 나라의 정치, 경제체제에 따라 다르기 마련이다. 즉 자본주의 시장경제체제냐, 사회주의체제냐 또는 중앙집권적이냐 아니면 지방분권적이냐에 따라 크게 다를 것이다. 세계보건기구에서 제시한, 보건의료체계의 관리에서 중점을 두어야 할 세 가지 주요 범주는 지도력(leadership), 의사결정(decision-making), 규제(regulation)이다.

2 보건행정의 개념

보건의료인력지원법에 따르면 "보건의료인력"은 의료인(의사, 치과의사, 한의사, 간호사, 조산사) 및 간호조무사, 약사 및 한약사, 의료기사, 보건의료정보관리사, 안경사, 응급구조사, 영양사의 면허 · 자격 등을 취득한 사람을 말한다.

가. 「의료법」에 따른 의료인 및 간호조무사

나. 「약사법」에 따른 약사 및 한약사

다. 「의료기사 등에 관한 법률」에 따른 의료기사, 보건의료정보관리사 및 안경사

라. 「응급의료에 관한 법률」에 따른 응급구조사

마. 「국민영양관리법」에 따른 영양사 등 보건의료 관계 법령에서 정하는 바에 따라 면허 · 자격 등을 취득한 사람으로서 대통령령으로 정하는 사람

1) 의사인력

의사는 일반의사, 치과의사, 한의사로 구분된다. 의사는 의료와 보건지도를 임무로 하며, 치과의사는 치과 의료와 구강 보건지도를 임무로 한다. 한의사는 한방의료와 한방 보건지도를 임무로 한다. 2018년 면허 의사는 123,173명이고, 치과의사는 30,907명, 한의사는 24,818명이다.

표 3-1 면허 의사수(2007~2018) (단위 : 명)

연 도	의사	치과의사	한의사
2007	91,400	23,114	16,663
2008	95,014	23,912	17,473
2009	98,360	24,627	18,333
2010	101,371	25,379	19,065
2011	104,332	26,087	19,846
2012	107,221	26,791	20,600
2013	109,500	27,398	21,287
2014	112,407	28,123	22,007
2015	115,976	28,942	23,178
2016	118,696	29,632	23,393
2017	121,571	30,333	24,187
2018	123,106	30,907	24,818

출처 : 보건복지부 의료자원정책과, 「면허관리정보시스템」, 2019 보건복지통계연보 재구성

(1) 질적 수준

① 의학적으로 환사가 필요로 하는 의료서비스에 비해 의료인력의 질적 수준이 높거나 낮아도 모두 바람직하지 못하다.

② 전문의가 1차 진료를 한다거나, 외과의사가 내과환자를 담당하면 잘못된 의료자원의 배분(misqualification)이 되고, 의료의 질도 저하시킨다.

③ **의과대학 교육과정** : 일차의료 수행에 미흡하다.

④ 일반적으로 의료인력 양성 학부교육은 질저하(under−qualification) 문제가 발생한다.

⑤ 졸업 후 교육은 질과잉(over−qualification) 혹은 질이상(mis−qualification) 문제

가 발생한다.

(2) 양적 공급

① 전 세계적으로 비슷한 경향이지만 우리나라에서도 보건의료인력의 변화추세로 가장 주목할 만한 것은 급속한 양적 증가이다.

② 1980년에 비해 1993년에 의사수 약 2.3배, 치과의사 3.2배, 한의사 2.5배, 간호사 2.9배, 약사는 1.8배 증가하였고 의료기사의 증가속도는 다른 의료인력에 비하여 더욱 빠르다.

(3) 분포성

① 지리적 분포

㉠ 재정적 유인동기 부여(임금이나 보험급여상의 차등, 융자혜택 등)를 한다.

㉡ 의사 과잉 지역에서 개업을 제한한다.

㉢ **의과대학 교육을 통한 조정** : 의과대학의 지역별 배치, 수련병원 지정

㉣ **공공정책** : 공중보건의 배치, 취약지 의료기관 개설한다.

㉤ **공중보건의 및 보건진료원제도** : 농어촌등보건의료를위한특별조치법(1980)

㉥ 지역적 불균형은 의료인력의 종류에 상관없이 비슷하다.

㉦ 1985년과 비교할 때 2013년의 경우 간호사를 제외하면 전반적으로 지역적 불균형이 개선되지 않았고, 특히 한의사는 분포상태가 오히려 크게 악화되었다.

② 직종간 분포

㉠ 과목간 전공의 지원 편중이 심화되었다.

㉡ 안과, 이비인후과 등의 확보율은 100%이다.

㉢ 흉부외과, 임상병리과, 마취과, 응급의학과 등은 확보율 50% 수준이다.

㉣ 기대수입이 높고 위험부담이 적은 과목으로 전공의 지원 편중 현상이 심하다.

㉤ 전문의 비율이 증가(면허의사 중 전문의 자격의사 비율)하는 추세이다.

㉥ **전문의 비중이 과중할 때 생기는 문제점** : 일차의료의 질 저하, 국민의료비 증가, 의료기관이나 의사인력 간의 기능이 중복된다.

2) 간호인력

간호인력은 간호사, 조산사, 전문간호사, 간호조무사로 구분이 가능하다.

(1) 간호사

① 환자의 간호요구에 대한 관찰, 자료수집, 간호판단 및 요양을 위한 간호
② 의사, 치과의사, 한의사의 지도하에 시행하는 진료의 보조
③ 간호 요구자에 대한 교육 · 상담 및 건강증진을 위한 활동의 기획과 수행, 그 밖의 대통령령으로 정하는 보건활동
④ 제80조에 따른 간호조무사가 수행하는 가목부터 다목까지의 업무보조에 대한 지도

(2) 조산사

① 간호사로서 보건복지부장관이 인정하는 의료기관에서 1년간 조산 수습과정을 수료한 사람이다.
② 국가시험에 합격시 보건복지부장관이 면허증을 부여한다.
③ 조산원 개설이 가능하나 반드시 지도의사를 지정해야 한다.
④ 조산사는 조산과 임산부 및 신생아에 대한 보건과 양호지도를 임무로 한다.

표 3-2 간호사와 조산사의 수(2007~2018) (단위 : 명)

연도(Year)	간호사(Nurses)	조산사(Midwives)
2007	235,687	8,587
2008	246,840	8,565
2009	258,568	8,603
2010	270,274	8,578
2011	282,656	8,562
2012	295,254	8,528
2013	307,797	8,422
2014	323,041	8,382
2015	338,629	8,387
2016	355,772	8,328
2017	374,990	8,297

2018	394,627	8,266

출처 : 보건복지부 의료자원정책과, 「면허관리정보시스템」
주 : 사망자 제외

(3) 전문간호사

① 보건 · 마취 · 정신 · 가정 · 감염관리 · 산업 · 응급 · 노인 · 중환자 및 호스피스 종양, 임상, 아동분야 전문간호사 등이다.

② 간호사로서 지정병원이나 기관에서 1년 이상 소정 과정 이수 후, 전문간호사 시험에 합격하면 보건복지부장관이 자격증 부여한다.

표 3-3 전문간호사 수(2007~2018) (단위 : 명)

연도 Year	계 Total	마취 Anesthetic	보건 Public health	가정 Home health care	정신 Mental health & psychiatry	감염관리 Infection Control	노인 Gerontological Nursing	산업 Occupational Health	응급 Emergency care	중환자 Critical care	호스피스 Hospice	종양 Oncological Nursing	아동 Child Health	임상 Clinic
2007	10,205	574	2,033	6,115	260	89	515	88	87	191	93	160	-	-
2008	11,137	578	2,032	6,155	324	138	970	103	129	287	176	245	-	-
2009	11,582	588	2,033	6,206	346	162	1,132	106	157	345	210	285	12	-
2010	11,883	587	2,027	6,258	346	162	1,291	106	157	386	195	316	22	30
2011	12,449	598	2,026	6,302	395	195	1,416	113	187	432	286	398	34	67
2012	12,854	596	2,024	6,338	395	195	1,576	113	187	477	332	476	34	111
2013	13,397	601	2,017	6,358	445	240	1,742	121	229	519	377	548	53	147
2014	13,794	606	2,014	6,379	463	262	1,877	125	248	559	416	611	61	173
2015	14,176	613	2,015	6,390	492	283	1,994	128	265	589	448	687	72	200
2016	14,549	617	2,011	6,408	528	309	2,100	135	277	625	475	752	83	229
2017	14,854	623	2,006	6,422	550	333	2,174	143	287	658	513	806	89	250
2018	15,239	621	2,002	6,435	583	366	2,285	153	302	692	553	868	99	280

(4) 간호조무사

① 간호조무사는 보건복지부령으로 정하는 교육과정을 이수하고 간호조무사 국가시험에 합격한 후 보건복지부장관의 자격인정을 받아야 한다.

② 간호조무사의 업무는 간호사를 보조하여 업무를 수행할 수 있으며, 의원급 의료기관에 한하여 의사, 치과의사, 한의사의 지도하에 환자의 요양을 위한 간호 및 진료의 보

조를 수행할 수 있다.

3) 의료기사 및 의료보조 인력

(1) 의료기사

① 임상병리사, 방사선사, 물리치료사, 작업치료사, 치과기공사, 치과위생사

② 의사 또는 치과의사의 지도하에 진료 또는 의화학적 검사에 종사하는 자이다.

③ 의료기사 · 보건의료정보관리사 및 안경사의 업무의 범위와 한계는 대통령령으로 정한다.

④ 의료기사는 보건복지부장관의 면허를 받아야 한다.

(2) 보건의료인력

① 보건의료정보관리사, 안경사는 의료기사 등에 관한 법률에 기술되어 있지만, 의료기사는 아니다.

② 응급구조사(응급의료에관한법률, 1994년 1월)

③ **의료유사업자** : 접골사, 침사, 구사

④ 간호조무사, 안마사는 시 · 도지사의 자격인정을 받아야 한다.

표 3-4 보건의료인력 현황(2007~2018) (단위 : 명)

구분 Classification	총계 Total	의사 Medical Doctors	치과의사 Dentists	한의사 Oriental Medical Doctors	조산사 Midwives	간호사 Nurses	간호조무사 Nursing Aides	의료기사 Medical Technicians	보건의료정보관리사 Medical Records Officers	약사 Pharmacists
2007	192,694	31,578	15,608	11,936	274	15,398	75,677	41,551	623	49
2008	197,913	32,218	16,164	12,419	254	15,602	77,482	43,120	606	48
2009	202,536	33,010	16,764	12,923	241	15,717	78,887	44,367	581	46
2010	206,244	33,652	17,289	13,199	240	15,616	79,948	45,673	578	49
2011	210,952	34,413	17,796	13,576	238	15,522	81,628	47,138	587	54
2012	217,259	34,955	18,094	13,925	229	15,297	85,578	48,549	583	49
2013	221,443	35,556	18,596	14,393	236	15,358	85,557	51,114	587	46
2014	229,488	36,475	19,162	14,798	230	15,638	88,519	54,009	609	48
2015	236,956	37,438	19,726	15,063	215	15,684	91,236	56,944	607	43

2016	256,413	38,770	20,237	15,392	48	15,849	105,207	60,256	603	51
2017	262,132	40,521	21,262	15,760	46	16,065	104,888	62,909	619	62
2018	270,762	41,987	21,707	16,027	46	16,585	108,005	65,743	586	76

4) 약사인력

(1) 약사(약사법)

① 국민보건향상을 기하기 위하여 약사(藥事) 및 의약품에 관한 업무를 담당하며 보건의료에 대한 역할이 크다.

② 보건복지부장관의 면허를 받아야 한다.

(2) 한약사(약사법개정, 1994년)

① 1993년 한의사와 약사의 한약조제권 분쟁이 사회 문제화되었다.

② 보건복지부장관의 면허를 받아야 한다.

표 3-5 약사와 한약사 수(2007~2018) (단위 : 명)

연도(Year)	약사	한약사
2007	57,176	1,079
2008	58,363	1,220
2009	59,717	1,357
2010	60,956	1,513
2011	62,245	1,641
2012	63,647	1,775
2013	63,292	1,920
2014	63,150	2,073
2015	65,510	2,193
2016	66,992	2,307
2017	68,616	2,404
2018	60,347	2,549

출처 : 보건복지부 의료자원정책과, 「면허관리정보시스템」
주 : 사망자 제외

표 3-6 보건의료인 국가시험 시행근거법령 및 시험 종목

근거법령	시험 종목
의료법(시행령 및 시행규칙) (간호조무사자격시험 및 자격관리규정)	의사, 치과의사, 한의사, 간호사, 조산사 간호조무사
의료기사 등에 관한 법률 (시행령 및 시행규칙)	임상병리사, 방사선사, 물리치료사, 작업치료사, 치과기공사, 치과위생사, 보건의료정보관리사, 안경사
약사법(시행령 및 시행규칙)	약사, 한약사, 한약조제자격
식품위생법(영양사에 관한 규칙)	영양사
위생사에 관한 법률(시행령 및 시행규칙)	위생사
응급의료에 관한 법률(시행령 및 시행규칙)	응급구조사 1급 및 2급
장애인복지법(시행령 및 시행규칙)	의지 · 보조기기사

5) 의료인력의 문제점

(1) 의사인력 중 전문의 비중이 높고 개원전문의가 과다하다.

(2) 전문과목별 전문의 구성비율의 불균형이 심하다.

(3) 의료인력의 지역별 분포가 불균형적이다.

(4) 의료인력에 대한 장기적인 인력수급계획이 미비하다.

6) 보건인력기획의 의의

보건인력기획은 보건의료기관에서 요구하는 인력을 적시에 확보하기 위하여 적정한 요건을 갖춘 인적자원을 양성하고 확보하는 기능으로 정확한 예측이 요구된다.

따라서 인력기획은 미래에 요구되는 인력을 양성하고 확보하는 과정이므로 의료인력의 수요예측은 효율적인 의료자원의 활용측면에서 중요하나.

그러나 수요예측에는 많은 변수가 있고 환경의 변화에 유동적이기 때문에 매우 복잡한 과정이며 일반적인 수요예측방법에는 상향식 방법과 하향식 방법이 있다.

7) 의료인력 현황 및 전망

보건의료인력 현황(2016년)을 살펴보면, 의사[1]는 1000명당 2.29명, 간호사는 3.49명으로 모두 OECD 평균보다 낮은 편이다. 반면에 간호조무사는 OECD 평균보다 높은 편으로 나타났다.

표 3-7 의료자원별 인구비율 (단위 : 인구 천 명당)

구분			2010년 한국	2010년 OECD	2016년 한국	2016년 OECD[1]	OECD 평균이상 ● / OECD 평균미만 ○
전체 보건의료 및 사회복지 종사자			23.45	45.48	36.31	46.46	○
의사	임상 의사 수		1.98	3.13	2.29	3.32	○
의사	면허 의사 수		2.43	4.35	2.76	4.81	○
의사	성별[2]	여성	20.077 (20.4%)	35.463 (44.7%)	26.662 (22.7%)	46.462 (46.8%)	○
의사	성별[2]	남성	78.216 (79.6%)	58.924 (55.3%)	90.788 (77.3%)	67.415 (53.1%)	●
의사	연령별[2]	35세 이하	27.982 (28.5%)	19.289 (18.9%)	25.582 (21.8%)	23.916 (20.8%)	●
의사	연령별[2]	35–44	34.355 (35.0%)	22.124 (23.2%)	37.051 (31.6%)	26.594 (22.4%)	●
의사	연령별[2]	45–54	23.160 (23.6%)	27.242 (27.3%)	33.735 (28.7%)	27.045 (22.6%)	●
의사	연령별[2]	55–64	8.495 (8.6%)	23.104 (22.5%)	14.926 (12.7%)	28.813 (79.6%)	○
의사	연령별[2]	65–74	4.301 (4.4%)	78.216 (79.6%)	78.216 (79.6%)	28.813 (23.1%)	○
의사	연령별[2]	75세 이상	–		–	–	
의사	구분별	일반의(GP)	0.55	0.90	0.62	1.02	○
의사	구분별	전문의(SP)	1.43	1.97	1.67	2.22	○
치과 의사	임상 치과의사 수		0.42	0.67	0.47	0.68	○
치과 의사	면허 치과의사 수		0.51	0.96	0.58	1.03	○
약사	임상 약사 수		0.65	0.71	0.66	0.84	○
약사	면허 약사 수		1.23	1.02	1.31	1.18	●
조산사	임상 조산사 수[3]		0.02	0.35	0.02	0.38	○
조산사	면허 조산사 수		0.17	0.59	0.16	0.77	○
간호사[4]	임상 간호사 수		2.34	6.99	3.49	7.17	○
간호사[4]	면허 간호사 수		5.45	11.26	6.94	11.61	○

1 한의사 포함된 수치

간호 조무사[5]	임상 간호조무사 수	2.27	1.95	3.31	1.76	●
	면허(자격) 간호조무사 수	9.45	1.86	12.74	2.36	●
물리 치료사	임상 물리치료사 수	0.46	0.87	0.65	0.95	○

주 : 1) 2016년도에 해당 데이터가 있는 OECD 국가를 대상으로 평균을 구함
2) 한국 의사 수 및 OECD 평균 의사 수(head counts)
3) 한국의 임상 조산사 수는 2015년도 기준으로 산출함
4) 간호사–practising professional nurses
5) 간호조무사–practising associate professional nurses
출처 : OECD statistics(stats.oecd.org)

8) 보건인력의 추이

(1) 전체 의료인력 중에서 의사의 비중이 점차 줄어들고 있다.
(2) 의학의 발달은 의학의 전문화 · 세분화 경향이다.
(3) 의료의 전문화 · 고급화는 의료비의 상승을 초래한다.
(4) 의료의 질을 유지하면서 중급이나 하급 의료인력을 이용함으로써 의료비의 절감이 가능하다.
(5) 새로운 보건의료 인력개발 필요성이 증가하는데, 예를 들어 "응급구조사, 지역사회 중심 정신보건사업, 관리영양사" 등이다.
(6) 의료기관 관리의 과학화에 따른 전문관리자 등장이 시대적 추세이다.
(7) 간호인력의 세분화가 가속화된다.
(8) 의료보조업무가 세분화되고 보다 전문화될 전망으로 재활분야 인력 증가가 예상된다.

9) 보건인력기획 방법

(1) 수요 측면

① 수요분석

여러 가지 질병과 관련한 유병률, 사망률 등으로 보건의료 수요추정, 서비스당 소요시간이나 서비스 건수를 감안한 총 소요인력을 산출(의사수 : 환자수, 의사수 : 간호사수 등을 국가간에 비교하여 인력 추정)

㉠ 의료필요량 계측에 의한 방법

한 인구집단에서 요구되는 의료서비스의 양과 종류를 판단하여 의사인력의 요구량을 추정하는 방법, 추계과정이 복잡하고 비용이 많이 소요되며, 광범하고 세밀한 통계자료를 필요로 한다. 이 방법은 먼저 국민의 사망률과 이환율의 수준을 파악하여, 각 질병을 진료하는데 필요한 소요시간을 추정하고, 추정된 연간 총 환자수에 환자당 진료 소요시간을 곱하여 의료인력의 총 소요되는 업무시간을 얻어, 이를 의료 공급자의 연간 근무가능 시간수로 나누어 필요한 인력을 추계한다.

㉡ 의료인력 대 인구비에 의한 방법

인구의 추계자료만 있으면 수요추정 가능, 가장 용이한 방법, 그러나 어느 수준이 적정비인지 설정하기가 어렵다.

㉢ 목표량 설정에 의한 방법

인구집단의 의료필요량에 의하지 않고 특정 의료서비스를 하기 위한 목표를 설정한 후, 이에 적합한 의사인력을 추계하는 방법, 이는 비교적 공공부문이 강해서 의료자원의 공급을 통제할 수 있으며 치료보다는 예방서비스에 중점을 두는 국가에서 이용된다.

㉣ 경제적 유효수요접근법

의료서비스의 유효수요가 소득, 의료수가, 접근성, 교육, 성, 연령 등의 변수들에 영향을 받는다는 수요함수에 기초를 두고 추계하는 방법이다. 민간부문이 주도하는 의료체계에서 이용할 수 있는 방법으로 시계열, 단면분석으로 추정되어 과거의 자료나 기준 연도의 측정치가 시간의 흐름에 따라 일정하다는 가정 하에서 추계되고 있어 의료자원을 개선하기 위한 정치 및 사회적 이유와 의사인력의 개선을 위한 방안이 감안되지 못하는 단점이 있다.

② 수요추계

인구증가, 경제성장, 교육수준의 향상, 의학기술 발달, 교통 발달 감안 소성

(2) 공급 측면

① **공급분석** : 교육기관, 면허발급상황, 협회가입, 회원 등의 자료 등을 통해 조절

② **공급추계** : 사망, 이직, 새로운 졸업생수, 신설된 의과대학 등으로 조정

3 보건의료기관

"보건의료기관"이란 보건의료인이 공중 또는 특정 다수인을 위하여 보건의료서비스를 행하는 보건기관, 의료기관, 약국 그 밖에 대통령으로 정하는 기관을 말한다.

①「의료법」에 따른 의료기관

②「약사법」에 따른 약국

③「지역보건법」에 따른 보건소 · 보건의료원 및 보건지소

④「농어촌 등 보건의료를 위한 특별조치법」에 따른 보건진료소

⑤ 그 밖에 보건의료인이 공중 또는 특정 다수인을 위하여 보건의료서비스를 행하는 시설이나 기관으로서 대통령령으로 정하는 시설이나 기관

1) 보건의료기관의 특징

(1) 의료시설은 건립에 막대한 자금이 소요된다.

① 건립 후에는 수십 년간 고정적으로 위치하여 기능한다.

② 건립된 후에는 확장 · 변경 · 수정이 어렵고, 비용이 많이 든다. 설계시공시 장기적 계획과 최대한의 융통성이 부여되어야 한다.

(2) 의료인력 및 다른 관련 자원을 유치하는 전제 자원이다.

① 인력분포와 의료제공체계의 운영효과에 영향을 미친다.

② 시설의 위치 · 규모 · 설비투자 등이 지역 전체 의료체계의 운영과 균형되게 계획되어야 한다.

(3) 의료시설은 주민의 의료이용과 의료이용행태를 결정하는 주요 요인이다.

(4) 지역사회의 사회경제적 환경, 사회간접자본의 수준, 질병의 종류와 양, 관련 의료기관의 서비스의 종류와 양 등에 관한 현재와 미래가 고려되어 설계되어야 한다.

(5) 의료시설은 다양한 서비스를 제공하며, 이들 간의 독자성을 보장하고, 연계 및 조정이 용이해야 한다.

(6) 의사를 비롯한 다양한 의료인의 작업장이다.

① 진료의 효율성을 제고하기 위한 각종 표준기준과 인간공학적 설계에 근거해서 건립해야 한다.

② 발전하는 신기술의 수용이 용이해야 한다.

(7) 의료시설의 내부, 환경적 수준이 의료서비스의 한 구성요소로 간주되어야 한다.

① 진료실, 대기실, 식당, 전화기 등이 환자의 만족에 영향을 미친다.

② 환자만족도는 의사와 환자관계를 개선하고 간접적으로 의료의 질향상에 도움이 된다.

(8) 의료시설은 그 지역사회의 자부심의 표현이고 지역의 대표적 시설로 인식된다.

그 지역의 전반적 기술수준, 인력수준, 사회문화적 특성과 관습을 반영해야 한다.

2) 보건의료기관의 현황

(1) 의료기관의 정의(의료법)

의료인이 공중 또는 특정 다수인을 위하여 의료, 조산업을 행하는 곳이다.

(2) 병원의 정의(WHO)

사회 및 의료조직의 불가결한 역할을 수행하는 기관으로서 그 기능은 지역사회 주민들에게 치료와 예방을 통합하는 포괄적인 의료를 서비스하고 외래진료 활동에 있어서는 가족의 건강증진은 물론, 환경개선의 노력까지 포함하여야 하며 병원은 의료종사자들의 훈련과 생물 및 사회학적 연구의 중심기관이다.

(3) 병원 기능

① 진료 · 예방 · 재활

② 의료종사자 교육 · 훈련

③ 생물 및 사회학적 연구

④ 지역사회 공중보건사업 지원

(4) 병원조직 특성

① 다양한 사업목적과 직종이 존재한다.

② 노동/자본 집약적 산업이다.

③ 복잡한 변환과정을 거친다.

④ 이중적 지휘체계이다.

⑤ 이타적 조직이다.

⑥ 폐쇄적, 자율적, 분권적 조직이다.

(5) 병원유형

① 진료내용 분류

㉠ 일반병원 : 일반병원, 종합병원, 대학병원 등

㉡ 특수병원 : 정신병원, 결핵병원, 나병원, 소아병원, 노인병원, 보훈병원

② 재원일수 분류

㉠ 단기요양병원은 일반적인 병원을 말한다.

㉡ 장기요양병원은 노인병원, 정신병원, 요양소 등을 말한다.

③ 병원설립 분류

㉠ 국립(공립) : 공공병원, 국립의료원

㉡ 사립 : 학교법인, 재단법인, 사단법인

④ 영리추구 분류

㉠ 영리병원

㉡ 비영리병원

⑤ 의학교육기능 분류

㉠ 대학병원(University Hospital)

㉡ 수련병원(Training Hospital)

㉢ 비교육병원(Non-Teaching Hospital)

④ 의료법 분류

㉠ 종합병원 · 병원 · 치과병원 · 한방병원 · 요양병원 : 시 · 도지사가 허가한다.

㉡ 의원 · 치과의원 · 한의원 · 조산원 : 시장 · 군수 · 구청장에게 신고한다.

표 3-8 병원의 분류기준

구분기준	대분류	소분류 또는 해당 병원
설립운영 주체	국 · 공립병원 사립병원	국립, 도립, 시립, 공립, 지방공사, 특수법인, 의료법인, 재단법인, 학교법인, 사회복지법인, 사단법인, 회사법인, 개인
제공서비스의 종류와 범위 1. 의료법 2. 세계보건기구	종합병원 병원 일반병원 전문병원	의과, 치과, 한방, 요양 종합병원 진료과별 단과병원
대학생 교육 및 전공의 수련	대학병원 수련병원 비수련병원	인턴, 레지던트
이익의 재투자 여부	영리병원 비영리병원	개인병원 국 · 공립 및 대부분의 법인병원
평균 재원일수의 장 · 단기	단기병원 장기병원	주로 평균 재원일수≤30일 주로 평균 재원일수>30일
의사집단의 병원재 고용 여부	개방형 병원 폐쇄형 병원	-
의료전달체계	1차 의뢰수준병원 2차 의뢰수준병원 3차 의뢰수준병원	-
권한배분체계	일원화병원 이원화병원 다원화병원	-

병상규모 1. 전국보건의료망 편성연구	Ⅱ-4형 병원	기준병상 40
	Ⅱ-3형 병원	기준병상 120
	Ⅱ-2형 병원	기준병상 250
	Ⅱ-1형 병원	기준병상 400
	Ⅲ-4형 병원	기준병상 700
2. 대·중·소 기준	대규모병원	주로 병상수>300
	중규모병원	주로 병상수 299~100
	소규모병원	주로 병상수<99

3) 보건의료기관의 문제점

(1) 양적 팽창이 민간 자본에 의해 주도되었다.

① 민간에 대한 의존도가 지나쳐 국가 정책수립과 집행에 있어 제한이 있다.

② OECD Health Data 2010에 의하면 공공부문 병상의 비중은 9.7%이다.

③ 국민의료비 증가의 우려, 정책적 수단이 미비하다.

④ 정부의 공공의료 분야에 대한 투자가 소홀(특히, 자본투자를 통한 공공보건의료시설의 증설은 적극적으로 기피)하다.

(2) 시설과 인력의 지역간 불균형적이다.

(3) 보건의료시설간 명확한 역할설정 및 기능이 미분화되었다.

(4) 의원과 병원간의 기능이 중복되어 있다.

(5) 300병상 미만의 병원이 전체의 80%이다.

① 중소병원의 병상가동률은 70% 내외로 저조하다.

② 300병상 미만의 소규모 병원의 도산율이 증가 추세이다.

③ 중소병원의 진료 공동화 현상이 심화된다.

표 3-9 부문별 의료기관 현황 (단위 : 개소, %)

구 분	공 공	민 간	계
의료기관수	133(9.4)	1,275(90.6)	1,408(100)
병상수	47,152(19.5)	194,620(80.5)	241,772(100)

주 : 병원급 이상 의료기관 대상(특수병원 포함)

(6) 급성기 병상 초과 공급(543병상/10만명, 300병상/10만명 WHO), 장기요양 병상 부족하다.

(7) 병상공급의 시 · 군간 편재 현상이 심하다.

표 3-10 병 · 의원 수 및 입원진료 병상 수

구 분	병 · 의원 수(개소)	입원진료 병상 수(개)
2016	64,999	692,345
2017	66,631	703,408
2018	67,847	708,372
2019	69,118	705,079

출처 : 보건복지부, 「2020 보건복지통계연보」

표 3-11 시, 군부별 병상공급 현황(2016~2019년)

구 분	총계			종합병원			요양병원			병원		
	계	시부	군부	계	시부	군부	계	시부	군부	계	시부	군부
2016	3,788	3,111	677	341	313	28	1,386	1,040	346	1,510	1,239	271
2017	3,887	3,197	690	344	316	28	1,422	1,057	365	1,464	1,232	232
2018	3,924	3,218	706	353	323	30	1,448	1,071	377	1,461	1,228	233
2019	4,020	3,316	704	356	327	29	1,468	1,093	375	1,486	1,259	227

출처 : 보건복지부, 「2020 보건복지통계연보」

표 3-12 의료시설 현황

구분	계	병 · 의원				특수병원			치과병의원		한방병의원	
		종합병원	요양병원	일반병원	의원	결핵	한센	정신	치과병원	치과의원	한방병원	한의원
2016	64,999	341	1,386	1,510	30,157	3	1	42	223	223	282	13,860
2017	66,631	344	1,422	1,464	30,958	3	1	110	231	231	312	14,155
2018	67,847	353	1,448	1,461	31,672	3	1	114	237	237	307	14,329
2019	69,118	356	1,468	1,486	32,441	3	1	114	239	239	353	14,442

출처 : 보건복지부, 「2020 보건복지통계연보」

(8) 질적 수준

① 우리나라에서는 대한병원협회의 주관 아래 수련병원의 질적 수준을 평가하기 위한 병

원 표준화사업 등이 진행되고 있으나, 전체 병원에 통용될 수 있는 시설의 적정 수준에 대한 평가 프로그램은 아직 개발되어 있지 못하다.

② 병원 이외의 의료기관에 대한 질적 수준 평가는 현실적으로 대단히 어렵다.

(9) 생산성

① 2013년 전국 병원의 평균 병상가동률은 81.73%로 비교적 높은 수준이며, 특히 공공병원(주로 대학병원)의 경우 84.80%로 평균보다 높은 생산성을 보이고 있다. 이에 비하여 민간병원은 64.35%의 병상가동률로 낮은 생산성을 보이고 있다.

② 외래는 개원의의 경우 1일 평균 73.7명의 환자를 진료하고 있는 것으로 조사되어(2008), 외국보다 높은 진료 생산성을 보이고 있다.

(10) 문제점

① 건강보험을 토대로 양적 팽창이 민간자본에 의해 주도됨으로써 민간에 대한 의존도가 지나치게 높음으로 국가 정책수립과 집행에 있어 제한점으로 작용하고 있다. 최근에 기업형 병원의 증가와 의료기관 규모의 대형화가 가속됨에 따라 의료기관 간의 경쟁이 심화되고 경쟁적 우위를 점하기 위한 각종 시설의 고급화와 고가장비에 대한 투자가 증가함에 따라 국민의료비 증가가 우려되나 이에 대한 적절한 정책적 수단이 미비한 실정이다.

② 의료기관수의 절대적인 증가와 취약지에 대한 공공 보건조직의 확충으로 접근도가 많이 향상되었다고는 하나 아직도 시설과 인력에 대한 지역 간 불균형이 존재한다.

③ 보건의료시설간 정확한 역할 설정과 기능이 분담되어 있지 못하다. 현행 의료법에는 역할에 대한 일부 규정을 하고는 있으나 미비한 실정이며, 무엇보다는 의료기관 종별로 투입자원에 대한 규정이 없기 때문에 의원급에서도 고가장비를 소유하여 전문적인 진료를 수행하는가 하면, 병원급 이상의 의료기관에서도 1차적인 진료를 수행함으로써 투자의 중복과 자원의 낭비를 초래하고 있는 실정이다.

④ 과거와는 달라진 의료수요의 변화에 부응하기 위하여 의료공급체계의 기반을 재구축할 시점에 서있다. 경제와 생활수준의 향상으로 평균수명이 증가하고 질병 구조의 변화와 만성화, 노인의료수요가 급격하게 증가하고 있다. 그러나 현재 이러한 노인의료수요를 만족시켜줄 수 있는 의료시설이 전무한 형편이며, 일반 의료기관을 이용함으로써 병상이용의 비효율을 초래하고 있다. 따라서 노인의료수요에 효과적으로 대처할

수 있는 요양시설 등 노인 전문의료기관 설립과 만성질환의 치료를 위한 전문화된 병원들이 설립되어야 한다.

⑤ 보건의료시설의 질과 효율성 측면에서 많은 문제점이 있다.

⑥ 현재 실시되고 있는 의료전달체계는 환자의뢰체계의 구실을 하고 있을 뿐 실제적으로 진료권별 의료공급체계 구축의 장기적 구상하에서 보건의료시설이 확충되지 못하고 있다.

4 의료장비

1) 의료장비의 관리체계

(1) 외부의 위탁

① 콜 시스템(Call System) : 고장시마다 연락하여 관리한다.

② 계약유지체계(Contract Maintenance System) : 일정기간 계약하여 관리한다.

③ 임상공학센터(Clinial Engineering Center) : 한 업체가 병원장비 관리한다.

④ 킹핀병원(Kingpin Hospital) : 모병원이 자병원 장비를 관리한다.

(2) 자체관리

① 대형병원선호, 훈련된 관리가 필요하다.

② 장비의 체계적 관리가능하다.

③ 고가장비의 활용의 철저한 사전분석이 필요하다.

④ 과잉진료의 원인이 된다.

2) 의료장비 및 물자의 개요

(1) 의료장비

① 질병의 진단, 치료, 경감, 처치 또는 예방의 목적으로 사용되는 기계나 기구를 의미한다.

② 의료장비는 크게 5가지 종류이다.

㉠ 생체계측 및 감시장치

㉡ 진단 및 치료장치
㉢ 인공장치 및 보조장치
㉣ 의료정보시스템
㉤ 재료 및 분석기 등

(2) 의료물자

① 질병을 예방하거나 치료하는 데 필요한 물리적 또는 화학적 물품
② 수많은 의약품, 질병 치료와 진단에 사용되는 붕대, 시약, 방사선 필름 등

(3) 의료고가장비의 범람 이유

① 건강보험 실시 이후 의료수요가 증폭됨으로써 의료기관 간에 고가장비 구입경쟁이 격화된다.
② 고가장비가 범람하게 된 결정적인 이유는 비급여항목이다.
③ 우리나라의 의료체계는 민간위주의 자유방임적 의료체계이다.
④ 세계무역기구(WTO) 체제 이후 수입규제가 곤란하기 때문이다.

5 보건의료지식 및 기술

1) 보건의료지식

(1) 보건의료지식 및 기술도 보건의료자원 중의 하나이다.
(2) 보건의료, 질병예방, 질병치료, 재활 건강증진 등 다양한 방법에 대한 지식이다.
(3) 새로운 연구를 통해 신중하게 얻어야 할 자원이다.

2) 보건의료기술

(1) 보건의료지식을 보건의료장비나 물품 등을 이용하여 보건의료분야에 적용하는 개념이다.
(2) 보건의료인들은 항상 새로운 지식과 기술을 습득하도록 노력을 요구한다.

3) 의료기술 유형

(1) 진단기술의 발전이 치료기술보다 빠르다.

의료의 궁극적 목표는 환자의 질병을 치료하여 건강을 회복시키는 것이므로 치료를 전제로 하지 않는 진단은 크게 의미를 부여하기 어렵다. 그러나 진단기술의 발전과정이 치료기술의 발전과정보다 훨씬 빠르므로 첨단기술로 환자를 진단하고 난 뒤, 치료는 고식적 방법에 그치는 경우가 많다.

(2) 확정적 기술(definite technology)이라기보다는 중간 단계 기술(half-way technology)이 개발된다.

① 확정적 기술은 질병의 원인과 경과에 대한 기초적 연구를 바탕으로 질병의 완치 및 예방을 가능하게 하는 기술이며 의료비의 감소를 초래한다(전염병 질환의 관리에 사용되는 예방접종 등).

② 중간 단계 기술은 질병의 고식적 치료나 증상의 완화에 사용되는 기술로서 현재 뇌혈관 질환, 심장 질환, 악성종양, 간경변증, 만성 신질환 등에 사용되는 대부분의 기술이 이에 해당된다. 현대의료의 복잡다기한 측면을 반영하는 기술이나 의료비의 급속한 증가를 야기한다.

(3) 대체적 기술(substitutive technology)이라기보다는 추가적 기술(add-on technology)이 개발된다.

① 대체적 기술이란, 현존의 기술보다 효율적이고 생산성을 증가시키는 기술로서, 소비자의 비용을 감소시키고, 생산자의 이익을 증가시킨다.

② 추가적 기술(add-on technology)이란 과거에 가능하지 않았던 것을 가능하게 하나, 생산성을 증가시키지 않으며, 추가적 비용을 소비자와 사회에 전가시키는 기술이다. 과거부터 사용되어 왔던 X-ray 촬영과 전산화 단층촬영, MRI가 한 환자의 진단을 위해 순차적으로 사용되는 예는 얼마든지 볼 수 있다. 이러한 경우는 바로 의료기술이 대체적 기술이 아니라 추가적 기술이기 때문에 발생한다.

(4) 보건의료기술 관리의 필요성

① 질적 · 양적 향상을 위한 관리의 필요성이 필수적이다.

② 보건의료이용자는 보건의료기술에 대한 효과나 효율에 대한 판단능력을 갖추고 있지 못하는 경우가 대부분이고 이러한 판단에 필요한 정보를 얻기조차 어렵다. 그러므로 진료기술의 형태나 양에 대한 결정은 공급자의 재량권이 매우 크다.

③ 의사를 비롯한 보건의료인들은 전문성과 최신지식을 요하는 관심과 노력을 경주하도록 많은 요인이 작용하고 있다.

④ 보건의료의 특성상 공급자와 이용자 모두 비용에 대한 관심이 낮은 경우가 흔하다.

⑤ 대부분 아무런 연계가 없는 다수의 소규모 기관에 의하여 보건의료기술의 보급과 활용이 이루어지게 되며, 따라서 이들은 협동체계를 구축하기보다는 상호경쟁적이다. 민간의료부문에 많이 의존하는 경우 더욱 그러하다.

⑥ 진료기술의 적응에 따른 환자의 건강상태를 계속 파악하고 분석하는 체계적 기능이 없다.

(5) 보건의료기술의 관리기전

① 의료기술에 대한 평가제도로 많은 의료기술이 제대로 평가되지 아니한 채 실용화되기 시작한다. 의료기술의 평가는 안정성, 비용, 효능, 효과, 비용-효과 및 윤리적 · 법적 제 측면에 대하여 의료기술과의 상대적 비교를 통하여 평가하는 방법이다.

② 의료기술은 궁극적으로 의료기관을 통하여 나타난다.

③ 진료비 지불방식을 변화시키게 되면 의료기술의 이용에 큰 변화가 초래된다. 원가가 보전되는 행위별 수가제보다는 총괄계약제나 DRG, 건강유지기구의 경우 원가와의 차액을 의료기관이 가시노록 한다.

④ 효과적인 의료기술을 의료인에게 교육하고 의료인들이 적정진료를 행하고 있는가를 모니터링하는 과정이 중요하다.

6 보건자원개발 과제

1) 양적 공급(quantity)

필요한 의료서비스 제공에 요구되는 양적 수급에 관한 과제로서 흔히 인구당 자원의 양으로 표시된다.

2) 질적 수준(quality)

의료인력의 주요 기능 수행 능력과 기술 수준 및 시설규모와 적정 시설 구비에 관한 과제이다.

3) 분포의 형평성(distribution)

지리적 · 직종간 · 전문 과목별 · 자원의 분포가 주민의 의료 필요에 상응하게 분포되어 있는가에 대한 과제이다.

4) 효율성(efficiency)

개발된 의료자원으로 얼마만큼의 의료서비스를 산출할 수 있느냐의 과제이다.

5) 적합성(relevance)

제반 의료자원의 복합적 집합체로서 공급된 의료서비스의 역량이 대상 주민의 의료 요구에 얼마나 적합한가에 관한 과제이다.

제4장

보건의료전달체계

학습목표

보건의료의 특성을 이해하고 의료전달체계의 문제점을 파악하여 의료이용의 효율적 방안을 모색한다.

1. 의료전달체계의 개념과 필요성을 이해한다.
2. 의료전달체계의 유형을 파악한다.
3. 보건의료체계를 분류하고 이해한다.
4. 효율적인 의료전달체계의 방향에 대해 논의한다.

1 의료전달체계의 의의

1) 의료전달체계의 개념

소비자와 공급자간에는 서비스의 수수(授受)가 행하여지는 장소와 그러한 수요와 공급이 대응하는 일정한 지리적 범위에 대해서 물리적 시장이 존재한다.

이러한 시장에서 소비자가 보건의료서비스를 이용하는 데는 물론 경제적인 장벽이 가장 큰 요인으로 작용하고 있시난 이에 못지않게 중요한 것은 시간적 · 거리적 · 조직적 장벽을 효율적으로 제거하는 것이다. 후자의 장벽을 제거하기 위해서는 합리적인 의료전달체계가 전제가 되어야 한다.

의료전달체계란 가용자원을 최대한 활용하여 양질의 의료서비스를 대상자들에게 민주적이면서도 효율적으로 전달해주는 통로를 의미한다. 즉 보건의료서비스 제공자 간 또는 제공자와 소비자 간의 조직적이고 공간적인 배열을 의미한다.

이러한 의료전달체계에는 두 가지의 의미가 함축되어 있다고 볼 수 있다.

첫째는 의료를 필요로 하는 모든 사람에게 의료가 제공되어야 한다는 필연성과 당위성이고, 둘째는 한 국가나 사회의 의료자원은 한정되어 있으므로 의료를 필요로 하는 모든 사람에게 이를 제공하기 위해서는 조직적이고 체계적인 접근을 통하여 최소한의 투자로 최대한의 효과를 기대하는 효율성의 경제원칙이다.

따라서 의료전달체계의 합의된 목적은 모든 국민에게 동등한 수준의 의료를 동등한 접근도를 유지하면서 제공하는 것이며, 이를 달성하기 위한 목표로는 ① 의료이용의 편의제공과 한정된 의료자원의 효율적 이용, ② 지역 간 의료기관간의 균형적인 발전, ③ 국민의료비억제 및 의료보장의 재정안정 도모에 있다.

이는 건강보험정책이 추구하는 가치나 목표의 성취가 전달체계에 따라 달라질 수 있다. 정책의 내용이 바람직하다 하더라도 의료전달체계가 적절하지 못한다면 그 정책이 추구하는 목표는 달성되기 어렵다.

2) 의료전달체계의 목적

의료전달체계란 국민 모두에게 동등한 수준의 의료를 동등한 접근도를 유지하면서 의료를 체계적으로 의료 수요자에게 제공하기 위하여 병원과 의원의 배치, 기능과 상호관계 등의 의료제공체계를 말한다.

따라서 의료전달체계는 병원과 의원의 배치, 기능과 그들 간의 상호관계를 중심으로 한 의료의 공급체계로서 제한된 의료자원을 가장 효율적으로 모든 국민에게 활용하여 국민의 건강증진을 도모하는 데 의의가 있다. 즉 의료전달체계는 의료자원의 효율적인 이용과 지역 및 의료기관의 균형적 발전을 도모하고 종합병원에 대한 환자 집중현상을 방지함으로써 국민의료비 증가 억제와 보험재정 안정화를 목적으로 한다.

의료기관이 기능과 역할을 효과적, 효율적으로 수행하기 위해서는 의료기관의 수준에 알맞은 인력, 시설, 장비 등에 대한 적정한 투자가 선행되어야 한다. 필요 이상으로 투자되면 국가적으로 낭비이며 의료비 상승을 부채질하는 중요한 요인으로 작용한다.

의료기관별로 투자규모도 다르고 진료능력도 다르다. 또 진료되는 환자의 구성(Case Mix)도 다르며, 관리능력이나 자본구성에도 차이가 있을 수밖에 없다.

따라서 결국 의료기관은 나름대로 진료수준과 기능 · 역할을 설정하고 이에 적절한 인적 · 물적 투자를 해야 하며 국가의 보건의료정책도 이러한 방향으로 나아가야 한다.

의료전달체계는 ① 지역주민의 보건의료문제 해결수준, ② 배분자원의 주민충족수준, ③

의료서비스의 효율성 등에 의해 평가된다.

의료전달체계의 목적은 가용자원을 최대한 활용하여 양질의 의료서비스를 제공하는데 있다. 따라서 지역주민의 보건의료문제 해결수준, 배분자원의 주민충족수준, 서비스의 효율성 등이 의료전달체계의 평가기준이라 할 수 있다.

2 의료전달체계의 유형

모든 국가나 사회가 받아들일 수 있는 바람직한 유일한 의료전달체계란 존재하지 않는다. 의료전달체계는 나라마다 그들의 역사와 문화, 정치이념, 경제와 부, 교육, 지리, 자원 등 다양한 여건에 따라 제각기 특유한 형태로 발전되어 오고 있다.

일반적으로 의료전달체계의 유형은 자유방임형, 사회보장형, 사회주의형으로 구분하는 Fry 의 분류방법이 가장 널리 인용되고 있다.

1) 자유방임형(Laissez-Faire or Free Enterprise System)

자신의 지불능력이나, 관습, 지리적 조건 등을 소비자 자신이 스스로 판단하여 거의 무제한적으로 의료기관을 이용할 수 있는 체계이므로 무제도의 제도(system of non-system)라고 할 수 있다. 개인의 능력과 창의력을 존중하고 개인의 자유를 최고의 가치개념으로 추구하고 있는 사회 국가적 전통을 가지고 있는 미국을 중심으로 독일, 프랑스, 일본 등이 이 유형에 속한다고 보겠다. 미국과 일본의 영향을 많이 받아온 우리나라의 경우도 이 유형에 속한다.

정부의 간섭과 통제가 최소화하는 것을 원칙으로 하고 있는 자유기업형의 이러한 체계는 ① 의사와 의료기관에 대한 국민의 자유선택권 보장, ② 공급자 측의 경쟁에 따른 보건의료서비스 수준의 향상, ③ 의학의 발달, ④ 자유경쟁에 따른 의료기관의 효율적 운영 등의 장점을 가지고 있다.

반면에 단점 또는 문제점으로는 ① 의료수준과 자원의 불균형분포에 따른 의료이용의 차별, ② 의료자원의 비효율적인 활용과 중복에 따른 자원의 낭비, ③ 개인과 국가의 의료비 부담가중, ④ 정부간섭과 통제의 한계 등을 지적할 수 있다.

세계 모든 국가가 의료혜택의 불균형과 치솟는 국민의료비 등의 문제로 골머리를 앓고 있는 상황에서 자유방임형을 채택하고 있는 국가라 할지라도 의료전달체계에 대해 정부가 개입을 하지 않을 수 없게 되어가고 있다. 그러나 의료전달체계를 비롯한 제반 사회체계가 자유방임주의에 물들어 있기 때문에 근본적인 문제해결에는 한계가 있다고 생각된다. 기존 의료자원의 효율적인 활용을 유도하며 기존 이익집단의 이익을 결코 무시할 수 없다.

2) 사회보장형(Social Security System)

건강에 대한 직접적인 관리주체로서 국가가 등장하는 점에 있어서는 사회주의형에 가깝다고 보겠지만 자유방임형과 사회주의형의 중간상태의 체계라고 보는 것이 타당하다. 즉 개인의 자유를 존중하지만 생활필수품인 보건의료를 국민전체에게 제공하여 국가가 국민의 건강을 책임지기 위해 의료전달체계를 정부가 주관하는 체계이다. 영국과 그 연방, 스칸디나비아제국 등이 여기에 속한다.

이 유형의 장점으로는 ① 보건의료서비스의 균등한 이용(혜택)보장, ② 자유경쟁에 기인한 자원낭비의 방지, ③ 예방중시경향, ④ 의료이용과 의료비의 통제가능, ⑤ 공공재로서의 보건의료개념의 구현 등이 있다. 반면에 단점으로는 ① 의료이용에 대한 자유선택권의 제한에 따른 불만야기, ② 관료주의적 병폐발생(행정의 경직성과 복잡성), ③ 의료인의 인센티브부족에 따른 의료수준의 저하 및 효율성 저하, ④ 국가재정부담의 가중과 정부예산의 팽창에 따른 문제, ⑤ 정부재정상태변동에 따른 불안정 등이 지적된다.

자유민주주의체제를 유지하면서 의료의 균점을 보장하고 있는 사회보장형은 사실 많은 나라의 관심의 대상이 되고 있고 하나의 모델로 제시되고 있다. 그러나 이 제도를 사전의 충분한 정지작업 없이 도입하는 것은 매우 위험하다고 생각된다. 왜냐하면 앞에서도 언급했듯이 의료체계는 사회체계의 한 하위체계이기 때문이다.

우리나라의 예를 들더라도 의료전달체계를 도입하는 데에는 많은 저항과 어려움이 뒤따랐다. 결국 기존의 기반 위에 세울 수밖에 없었다. 우리나라의 전달체계는 자유방임형에 가까운 사회보장형과의 절충형이라고 볼 수 있겠다.

3) 사회주의형(Socialistic System)

시장경제원리에 의한 접근방법을 부정함으로써 의료의 상품화를 배격하고 있는 이 유형은 사회주의국가가 채택하고 있는 형태로 의료를 매우 중요시하여 국가의 전체 프로그램의 하나로 보건의료를 다루고 있다. 사회주의형의 기본목표는 의료자원의 균등한 배분을 통한 보건의료서비스 이용의 균점을 보장하는데 있다.

이 유형의 장점으로는 ① 의료자원의 효율적인 할당, ② 보건의료서비스 이용의 차별배제, ③ 보건의료서비스 이용에 대한 경제적 장벽의 제거, ④ 질병예방중시정책, ⑤ 의료산업의 독점 자본주의화 방지, ⑥ 의료체제에 대한 관리와 통제의 용이 등이 있으며, 단점으로는 ① 의료조직이 정부조직의 일부분이므로 이에 따른 경직성(관료체제의 병폐심각), ② 국민의 보건의료서비스 이용의 자유선택권 박탈, ③ 의료수준의 침체 및 저하 등을 지적할 수 있겠다.

위의 세 가지 유형 중에서 어느 체계가 적합 하느냐는 한 나라의 역사와 사회 · 문화 · 경제 · 정치적 체제의 고려를 전제로 한다. 완벽한 제도는 존재하지 않는다. 앞으로 우리나라가 추구해 나가야 할 방향은 사회보장형이라고 생각된다. 국민의 자유선택권과 국민의료비의 문제를 동시에 해결할 수는 없다. 국민의 의료이용에 대한 선택권을 어느 정도 제한함으로써 앙등하고 있는 의료비문제를 해결하는 길은 현재와 같은 자유방임형의 체계에서는 불가능한 일이 아닐까 한다.

표 4-1 각국의 서비스전달체계 유형별 장단점 비교

기 준	자유방임형(미국)	사회보장형(영국)	사회주의형(구소련)
의료전달의 체계화	–	**	**
의료의 질적 수준	**	*	*
의료조직의 관리통제	–	**	**
의료균점	–	**	**
선택의 자유	**	*	–
질병의 예방	–	**	**
의료자원의 효율성	–	**	*
의료비	–	**	**

※ –바람직하지 못함, *바람직함, **매우 바람직함

※ 출처 : 김화중, 김영임. 지역사회간호학. 한국방송대학교출판부

3 의료전달체계의 유형

국민건강보험의 경우는 국민건강보험 요양급여의 기준에 관한 규칙에 의거 2단계로 구분하여 단계별로 의료서비스를 받도록 규정하고 있으며, 의료급여는 3단계를 걸쳐 의료를 제공 받도록 하고 있다.

1) 국민건강보험

「국민건강보험법」 제41조 제2항의 규정에 의하여 1단계 요양급여와 2단계 요양급여로 나누어 실시하고 있고, 1단계 요양급여는 상급종합병원을 제외한 모든 요양기관에서 요양급여를 받은 것을 말하며, 2단계 요양급여는 가입자 등이 상급종합병원에서 2단계 요양급여를 받고자 할 때는 상급종합병원에서의 요양급여가 필요하다는 의사소견이 기재된 건강진단 · 건강검진결과서 또는 요양급여의뢰서를 제출해야 한다.

다음의 경우는 2단계 진료를 바로 받을 수 있는 경우로

① 「응급의료에 관한 법률」에 해당하는 응급환자
② 분만의 경우
③ 상급종합병원에 설치되어 있는 치과에서 요양급여를 받는 경우
④ 등록 장애인 또는 재활치료가 필요한 자가 재활의학과에서 요양급여를 받는 경우
⑤ 상급종합병원에서 설치되어 있는 가정의학과에서 요양급여를 받은 경우
⑥ 상급종합병원에 근무하는 가입자가 요양급여를 받는 경우
⑦ 혈우병환자가 요양급여를 받는 경우

2) 의료급여

수급권자가 의료급여를 받고자 하는 경우 먼저 제1차 의료급여기관에 의료급여를 신청해야 하며, 진찰결과 또는 진료 중에 다른 의료급여기관의 진료가 필요하는 경우에는 진료담당의사의 진료소견이 기재된 의료급여의뢰서를 수급권자 또는 그 보호자에게 발급해야 한다. 의료급여 환자의 진료절차는 3단계로 나누어 실시하고 있고, 1차 의료급여기관에서 진료 후 2차 의료급여기관에서 진료를 받을 수 있으며, 2차 의료급여기관에서 진료 후 3차

의료급여기관에서 의료급여를 받도록 하고 있고, 단계별로 진료를 받고자 하는 경우는 의료급여의뢰서를 제출해야 한다. 의료급여의 절차에 의하지 않고 의료급여기관을 이용한 경우에는 소요된 비용의 총액을 본인이 부담한다.

다음의 경우는 진료절차의 예외 사항으로

① 응급환자

② 분만환자

③ 희귀난치성질환자

④ 당해 요양기관의 근무자

⑤ 장애인 및 보장구를 지급받고자 하는 장애인 작업치료 · 운동치료 등의 재활치료가 필요하다고 인정되는 자의 재활의학과 재활치료

⑥ 전염병의 확산 등 긴급한 사유가 있어 보건복지부장관이 정하여 고시하는 기준에 따라 의료급여를 받고자 하는 경우

⑦ 한센병 환자

⑧ 도서 · 벽지 지역에 거주하는 자

⑨ 상이등급을 받은 자

3) 요양기관 및 의료급여기관의 종류

국민건강보험 1단계 요양기관은 상급종합병원을 제외한 모든 요양기관를 말하며, 2단계 요양기관은 상급종합병원을 말한다.

의료급여기관은 제1차, 제2차, 제3차 의료급여기관으로 구분된다.

(1) 제1차 의료급여기관(의료급여법 제9조)

① 「의료법」 제33조제3항의 규정에 따라 시장 · 군수 · 구청장에게 개설신고를 한 의료기관(의원, 치과의원, 한의원 또는 조산원)

② 「지역보건법」에 따라 설치된 보건소 · 보건의료원 및 보건지소

③ 「농어촌 등 보건의료를 위한 특별조치법」에 따라 설치된 보건진료소

④ 「약사법」에 따라 등록된 약국 및 한국희귀 · 필수의약품센터 등을 말한다.

(2) 제2차 의료급여기관

「의료법」 제33조제4항의 규정에 따라 시 · 도지사가 개설허가를 한 의료기관으로 종합병원, 병원, 치과병원, 한방병원 또는 요양병원을 말한다.

(3) 제3차 의료급여기관

제2차 의료급여기관으로서「국민건강보험법」 제41조 제2항의 규정에 의하여 인정된 상급종합병원 또는「의료법」 제3조 제3항의 규정에 의한 종합병원 중에서 지역적 특성을 고려하여 보건복지부장관이 지정하는 의료기관을 말한다.

4 보건의료체계의 분류

보건의료체계의 분류는 학자에 따라 다양하게 구분하고 있지만 가장 보편적으로 받아들이고 있는 분류방식에 대하여 설명하기로 한다.

1) 로머(Roemer)의 분류

로머는 1976년 경제개발의 정도와 보건의료행정체계와의 관계를 기준으로 자유기업형, 복지국가형, 저개발국형, 개발도상국형, 사회주의국형으로 분류하였다.

(1) 자유기업형

보건의료와 관련하여 자원개발이나 보건의료의 수요, 공급, 가격결정을 자유시장에 의존하는 형태로 정부의 개입이 최소화 된다. 보건의료서비스 배분은 다른 상품과 마찬가지로 개인의 구매력에 의하여 좌우되며 보건의료비가 개인적으로 조달되는 것이 특징이다. 따라서 민간의료보험이 활발한 것도 두드러진 현상이다. 이 유형의 대표적인 나라는 미국이라 할 수 있다.

(2) 복지국가형

보건의료서비스는 요구도(needs) 즉 필요에 일치시켜야 한다는 이념으로 보건의료서비스의 보편적 수혜가 기본요건이 된다. 보건의료서비스의 배분은 사회보험이나 조세를 통하여 이루어진다. 보건의료서비스 제공의 많은 부분이 민간에 의하지만, 질과 비용의 통제에 관해서는 정부가 개입한다.

복지국가형은 보건의료서비스의 형평적인 배분을 유지할 수 있다는 장점이 있는 반면, 서비스 남용에 따라 보건의료비가 상승하는 문제가 있다. 이 유형은 프랑스, 독일, 스칸디나비아 3국, 영국 등의 유럽국가 이외에도 일본, 이스라엘이 이 유형에 포함된다.

(3) 저개발국형

경제적으로 낙후된 저개발국가들은 인구의 대부분이 보건의료비 지불능력이 부족하기 때문에 보건의료의 혜택은 소수의 계층에 국한된다. 또한 전문 보건의료인력이 부족하여 보조인력에 의해 서비스가 제공되며, 보건의료시설의 부족 및 지역편중이 심하다. 전통의료나 민속요법에 의존하는 비율이 높다. 아시아 및 아프리카의 저개발국가들이 이 유형에 해당된다.

(4) 개발도상국형

개발도상국가에서 볼 수 있는 유형이다. 이 유형은 자본주의국가 형태의 변이형 즉 자유기업형, 복지국가형의 혼합형을 갖든지, 아니면 사회주의국가 형태의 보건의료제도를 가지게 된다. 상대적으로 보건의료에 대한 사회적 투자 우선순위와 국민들의 보건의식 수준도 낮은 편이다. 이런 나라들에서는 대부분 근로자 중심의 사회보험제도를 도입하며, 보험조직이 보건의료자원의 개발을 담당하고 소유하고 있다. 아시아 및 남미의 개발도상국가들이 이 유형에 해당된다.

(5) 사회주의국가형

보건의료서비스를 다른 사회복지서비스나 교육, 주택, 고용 등과 마찬가지로 국가가 모든 책임을 지고 제공하는 유형이다. 모든 보건의료인은 국가에 고용되어 있으며, 보건의료시설은 국유화되어 있다. 그러므로 자유기업형이나 공적부조에 의존하는 나라에서 보다 보건의료인력이나 시설, 자원이 풍부하다. 사회주의국가형은 보건의료의 형평적인 배분을 이룬다는 장점이 있으나, 보건의료서비스의 수준이 낮고 국유화로 인하여 보건의료 생산의 효율성이 낮은 문제점 등이 있다. 러시아, 중국, 쿠바 등 사회주의 국가들이 이 유형에 해당된다.

2) 테리스(Terris)의 분류

테리스는 재원의 종류를 중심으로 공적부조형, 건강보험형, 국민보건서비스형으로 구분하였다.

(1) 공적부조형

국민들이 보건의료비를 조달할 능력이 없기 때문에, 보건의료서비스를 위한 재원은 정부의 조세에 의존한다. 그렇지만 재원이 넉넉하지 못하기 때문에 정부가 제공하는 서비스는 1차보건의료 중심의 서비스이다. 공적부조형은 아시아, 아프리카, 남아메리카의 저개발국가에서 볼 수 있는 유형이다.

(2) 건강보험형

국민들의 소득수준이 어느 정도 높기 때문에 보험방식에 의하여 자신들이 스스로 보건의료비를 조달할 수 있는 유형이다. 건강보험제도를 통해 재원을 조달하고 있는 제도적 형태는 나라마다 다르다. 이 유형의 대표적인 나라는 독일, 프랑스이다.

(3) 국민보건서비스형

건강권의 개념이 보편화되어 있는 국가에서 채택하고 있는 유형이다. 영국의 국민보건서비스(National Health Service)를 들 수 있다. 이 제도하에서의 보건의료서비스 수혜자는 전체 국민이며, 원칙적으로 모든 보건의료서비스는 무료이며, 재원은 조세에서 조달된다. 그리고 보건의료자원을 국유화하고 있는 것이 일반적인 현상이다. 이 유형에 속하는 나라는 영국, 뉴질랜드, 이탈리아 등이다.

3) OECD 국가 보건의료체계

(1) 사회보험형(비스마르크형)

① 모든 국민 혹은 거의 대부분의 국민을 대상으로 하여 조합이나, 공단, 정부기관 등과 같은 하나의 독점적 기관에 의해 관리 운영된다.

② 소득일정 비율을 가입자가 단독 혹은 고용주와 공동으로 보험료를 납부한다.

(2) 국민보건서비스형(베버리지형)

① 영국, 스웨덴, 덴마크, 스페인 등에서 실시하는 제도로서 의료재정이 조세에 의해 충당되는 제도로 조세의 형태는 일반조세 혹은 목적세의 형태이다.

② 조세로 국민들의 모든 기본적 의료비를 충당하여 소비자들이 무료로 의료서비스를 이용한다.

(3) 소비자주권형(민간건강보험)

① 의료부문에 존재하는 불확실성 때문에 의료시장에 보험이 등장할 가능성이 높으며 정부 개입이 없으면 민간보험시장이 형성된다.

② 민간보험시장에서는 정보의 비대칭성으로 인해 역선택이 발생하여 많은 사람들이 보험에 가입하지 않거나 못하는 경우가 발생한다.

4) 브리드만(Bridgman)의 보건의료체계

(1) 남미국가형 및 서구대륙 : 지방분권적 의료체계

(2) 북미국가형 : 행위별수가제

(3) 영국형 및 스칸디나비아형 : 의료의 지역화

(4) 사회주의형

(5) 개발도상국

① 전통문화 작용형 : 인도, 중국 등 전통의료와 현대의료의 혼용

② 전통문화 미작용형 : 원시부족 형태

(6) 각국에서 적용되는 보건의료배분의 원칙

① 수요(구매력)에 따른 배분 : 미국, 독일

② 개인의 필요에 따른 배분 : 영국, 스웨덴

③ 사회 전체의 필요에 따른 배분 : 사회주의 국가

④ 공평성에 의한 배분 : 기본적 보건의료서비스와 광범위한 예방프로그램에 대한 국민의 건강권을 보호하는 차원에서 국가의 개입을 정당화하는 방식이다.

표 4-2 우리나라 보건의료제도의 성격

분류기준	한국의 유형	다른 유형
의료공급체계 (Roemer MI, 1960)	자유기업형 (Free Enterprise pattern)	사회보험형, 공적부조형, 의료사회화형
의료보장 재원 (Terris M, 1980)	사회보험형 (Social Insurance System)	공공부조형, 국가보건서비스형
시장개입정책 (Roemer MI, 1991)	복지지향형 (Welfare-Oriented Health System)	자유기업형, 포괄적 보건체계형, 사회주의체계형
진료비지불방식	행위별 수가제형 (Fee-For-Service System) 포괄수가제형	인두제형, 봉급제형, 포괄수가제형

5 우리나라 의료전달체계

1989. 7. 1 전국민의료보험 실시와 동시에 의료전달체계가 확립되었다.

1) 목적

(1) 의료기관의 지역간 균형발전 유도

(2) 의료자원의 효율적 활용 도모

(3) 국민의료비 지출 경감

(4) 보험재정 안정 도모

2) 실시방법

(1) 요양급여의 절차

① **1단계 요양급여 이용** : 중진료권 내의 모든 의료기관 및 보건기관

② **2단계 요양급여 이용** : 의사발행의 진료의뢰서 지참해야 보험진료가 가능하며 없으면 전액 본인이 부담한다.

③ **진료기관에서 1단계 진료를 받을 수 있는 경우** : 재활의학과, 가정의학과, 안과, 이비

인후과, 피부과, 응급환자와 분만 및 혈우병환자의 경우 전국 모든 의료기관에서 이용이 가능하다.

④ 한방진료와 치과진료는 별도체계를 마련하였다.

⑤ 타진료권의 의료기관 이용시는 의료기관 발행의 진료의뢰서를 지참해야 한다.

3) 1998.10부터 2000.6월까지의 실시방법 : 진료권이 폐지되었다.

4) 2000년 7월부터 3차진료기관 명칭을 없애고 상급종합병원으로 지정하였다.

(1) 의약분업 실시와 응급의료에 관한 법률 개정 등으로 의료전달체계 확립이 요구됨에 따라 진료의뢰서의 제출 없이도 보험급여가 가능한 범위를 재조정(응급환자, 분만, 치과 및 가정의학과 진료, 재활의학과 진료, 상급종합병원에서 근무하는 자가 당해 요양기관에서 진료를 받는 경우, 혈우병 환자가 진료를 받는 경우)하였다.

(2) 2000.7.1부터는 상급종합병원에서 안과, 이비인후과, 피부과 등의 진료를 받을 때에는 동네 병의원에서 상급종합병원의 전문적인 진료가 필요하다고 판단하여 의뢰하는 경우에만 보험급여가 가능하다.

5) 우리나라 의료전달체계의 현황 및 문제점

(1) 한정된 의료자원을 이용하여 높은 질적 수준의 의료서비스를 효과적, 효율적으로 사회의 모든 구성원들에게 공평하게 배분하는 것이 국가의 의료제도 목적이다.

(2) 의료전달체계의 효과적 운영은 의료자원의 효율적 이용뿐만 아니라 최근 급등하고 있는 의료비의 증가 억제, 의료이용의 편의성, 의료의 균형적 발전 등 여러 가지 효과를 봐옴에 따라서 의료전달체계의 붕괴는 곧 국가 의료제도의 붕괴를 의미한다.

(3) 우리나라는 이를 위해 1989년 이후 의료전달체계를 도입하였으나 현재 우리나라 의료기관은 종별에 따른 기능 분담이나 보완적 역할 수행이 아닌 무질서한 상호경쟁 상태임. 따라서 의료자원의 효율적 사용이 이루어지지 않고 있다.

(4) 종합병원에서 수입보전을 위해 외래 환자나 저난이도의 진료에 집중한다.

(5) 많은 1차 의료기관이 생존을 위해 일차의료가 아닌 전문적인 의료와 입원서비스를 제

공하고 있으며, 일부 전문의원의 경우 과다한 비급여 의료서비스 개발 및 제공을 하고 있으며, 이는 국민 의료비의 과다지출의 원인이 되기도 한다.

(6) 우수한 의사 인력들의 비효율적인 방향 설정으로 국가적으로 손실을 가져온다.

(7) 1단계 요양급여 단계를 거쳐 2단계 요양급여 단계를 가도록 유도하기 위한 진료의뢰서가 형식적으로 운영되고 있다.

제5장

보건행정조직

학습목표

조직의 일반원리를 이해하여 보건행정조직에 적용한다.

1. 조직의 일반적 특성을 이해한다.
2. 조직의 원리를 보건조직에 적용한다.
3. 보건의료조직의 특성을 파악한다.
4. 계선조직과 참모조직을 비교한다.
5. 공식조직과 비공식조직을 비교설명한다.
6. 우리나라 보건행정조직의 특성을 이해한다.

1 보건조직의 개념

1) 조직의 정의

조직이란 인간의 집합체로서 일정한 목표의 추구를 위하여 의식적으로 구성한 사회적 체제이다. 조직은 인간의 모든 사회목적을 달성하기 위한 수단적 성격을 지니고 있다. 또한 조직의 개념에 내포되어 있는 고도의 추상성으로 말미암아 정확한 개념을 정의하기란 쉽지 않다. 조직의 개념은 학자들의 관점과 접근방법에 따라 실제로 다양하게 정의되고 있다.

2) 조직의 일반적 특성

(1) 사회적 실체(social entity)

조직의 가장 기초단위는 개인이며, 이보다 큰 단위가 집단이다. 조직은 개인과 집단을 포괄하는 조직체계로서 이보다 큰 사회체계의 일원으로 활약하고 있다. 조직은 사람이 모여 상호 교호작용을 함으로써 이루어지는 사회적 단위이다. 서로 의사소통을 할 수 있고 공동의 목표를 위하여 노력을 바칠 용의가 있는 사람들이 모여 조직을 구성한다. 따라서 조직은 사람으로 구성되며 동시에 개별적인 구성원의 존재와는 별도의 실체를 형성한다.

(2) 목적지향성

조직은 달성하고자 하는 특정한 목표 내지 목적을 지닌다. 조직의 형태에 따라서 또는 조직이 처한 상황에 따라서 목적은 달라질 수도 있으나 어느 조직이든 조직은 목적을 지향한다. 조직의 목표는 환경의 영향을 받아 변화되기도 하기 때문에 언제나 불변적이고 반복적인 것으로만 인식해서는 안 된다. 조직은 사회적 환경에서 성장하며, 이러한 사회적 환경과 상호 의존된 사회체계이다.

(3) 규모성과 복잡성

조직은 집단에 비해 규모가 크고 구성이 복잡하여 어느 정도 합리성의 지배를 받는다. 조직의 활동에는 많은 우연적 요소와 인간이 통제할 수 없는 요소들이 개입되는 것이다. 그러나 의식적인 계획과 합리성이 거의 없는 인간의 모임은 조직이라 할 수 없다. 조직이 복잡하다는 것은 기능분화의 복잡성뿐 아니라 조직의 구성요소와 그 배합이 전반적으로 복잡한 것을 말한다.

(4) 구조적 활동체계

조직은 구조와 특정임무를 수행하기 위한 활동체계를 가지고 있다. 구조란 조직의 목표를 달성하기 위해 전문화된 활동을 논리적인 유형에 따라 공식화시키고 지위와 책임을 부여하여 조직을 비교적 안정적이고 지속적인 형태로 유지하도록 만드는 것을 의미한다. 조직은 특정 목적을 수행하기 위해 지식 · 테크놀로지 · 사람 · 기계 등을 투입하여 산출물을 만들어 활동체계를 유지하고 있다.

(5) 계획된 조정체계(planned coordination)

조직의 규모가 커지고 환경이 복잡해짐에 따라 조직을 보다 효율적으로 관리하기 위한 조정의 중요성이 날로 커지고 있다. 따라서 MBO, MIS, OR 등과 같은 관리기법들이 조직활동을 보다 체계적이고 효율적으로 수행하기 위해 도입되고 있다. 조직은 여러 사람들로 구성되어 있기 때문에 과업 및 역할의 중복을 피하고 각 성원의 활동이 균형과 조화를 이루도록 조정할 필요가 있다.

(6) 계속성(continuity)

조직은 계속성을 가지고 있기 때문에 구성원이 비록 바뀐다 할지라도 조직은 적정 성원을 계속 유지하면서 조직의 목표를 수행해 나간다. 조직의 계속성으로 인해 사람이 바뀌어도 조직은 살아 있다.

(7) 경계(boundary) 구분 및 외부환경과의 상호작용

조직의 동일성으로 인해 조직은 내부에 조직성원, 구조, 관리 등 여러 자체 요인들을 가짐으로써 조직 외부, 즉 환경과의 경계가 구분되어 있다. 그러나 조직의 경계가 모든 분야에서 언제나 뚜렷하다거나 고정적인 것은 아니다. 매우 뚜렷하고 폐쇄성이 높은 경계도 있고 유동적이며 사람과 물자가 조직 내외를 상당히 자유롭게 이동할 수 있도록 허용하는 흐린 경계도 있다. 조직이 환경과 구별되는 경계가 있다고 해서 조직이 외부환경과 단절되어 있는 것은 결코 아니다. 현대조직은 닫힌 체계가 아니라 열린 체계로 전환을 요구하고 있다.

(8) 조직내의 비공식적 관계

조직은 공식 또는 비공식조직으로서의 개념을 동시에 가지고 있다. 조직 내에는 비공식적 집단이 생겨나고 공식적 계획에서 예정하지 않았던 갈등이 벌어지기도 한다. 비공식적 관계는 공식적 배열을 제약하거나 보완하는 구실을 한다. 비공식 조직은 공식조직 보다 공식성 · 의도성 · 구조성 면에서 그 정도가 매우 낮지만 동태적인 인간관계를 통해 조직에 기여할 수 있는 장점도 있으므로 이러한 장점들을 살려 조직을 유기적으로 발전시켜 나아가야 할 것이다.

3) 조직의 원리

(1) 전문화의 원리

전문화란 업무를 성질별로 구분해 가급적 한 사람에게 동일한 업무를 분담시키는 것으로 개인의 작업 능률 향상, 도구 및 기계의 발전, 업무의 신속한 수행 등과 밀접한 관련이 있다. 일의 전문화란 업무를 세분화하여 반복적 기계적으로 단순화함을 의미하는 것으로 직위분류제가 대표적이다. 사람의 전문화란 교육훈련에 의해 이뤄진 것으로 주로 계급제가 대표적이다. 지나친 전문화는 업무의 동질화로 성원의 능력발전을 저해하고 사기를 저하시킬 뿐만 아니라 조정의 비용이 증대되고, 전문화에 의한 무능(Merton의 훈련된 무능)이 발생하기 쉽다.

(2) 조정의 원리

조정의 원리란 공동된 목적을 달성하기 위한 여러 기능 및 업무의 수행을 조화 있게 배열하는 집단적 노력이다. 조정이란 공공목표를 달성하기 위해 행동을 통일하도록 하는 것을 의미하며 무니(Mooney)는 조정의 원리를 여러 조직의 원리 중 "제1의 원리"라고 하여 중시하였다. 어떤 복잡한 유기적 조직체에 있어서도 만족스러운 성과를 나타내기 위해서 여러 부문이 상호 조정하여 업무를 수행하지 않으면 안 된다. 그러나 현실적으로 책임소재의 불명확성, 조직의 경직성, 행정기능의 전문화와 복잡화, 합리적 의사결정체계의 미비, 일체감의 부족 등이 조정의 저해요인으로 작용하고 있다.

(3) 계층제의 원리

계층제는 관료제 조직의 기본적인 조직구조라 할 수 있다. Mooney에 의하면 계층제의 원리는 총괄적인 리더십이 존재하고, 권한이 하위 층에 위임되고, 각 계층에 따라 기능이 배정된다. 수단의 성격을 가진 계층제는 종종 그 자체가 지위로서의 가치를 지닌다.

일반적으로 조직의 규모와 전문화가 확대되고 업무의 다양성과 구성원이 증가하면 조직의 계층도 증가하게 된다. 계층제는 단독제형으로 단일의 의사결정 주체를 중심으로 운영되기 때문에 통솔범위의 원리와는 상반관계에 있다. 계선조직의 일반 형태를 띠고 있는 계층제 하위는 정형적 업무를 상위는 비정형적 업무를 담당한다.

표 5-1 계층제의 순기능과 역기능

순 기 능	역 기 능
① 공식적 의사전달의 경로 ② 권한위임 및 상하간 권한배분의 기준 및 경로 ③ 수직적 상하명령복종관계 → 질서유지 및 조직의 통일감 · 일체화의 수단 ④ 갈등 및 대립의 조정수단 ⑤ 공식적 권위 행사수단, 내부통제 수단	① 계층제의 심화시 경직성 초래 : 의사소통의 왜곡, 환경변동에의 부적응, 구성원의 귀속감 박탈 등 ② 구성원의 인격 상실 등 비민주적 관리 ③ 비민주적 · 독단적 결정 ④ 하위 층의 창의력과 사기저해 ⑤ 종적서열주의만을 강조 → 자기조정력이 없어 부문간의 할거주의 초래

(4) 통솔범위의 원리

통솔범위란 한 사람의 상관이 자기에게 직접 보고하는 부하의 수로 규정되며, 감독자의 능력과 시간 등에 좌우된다. 일반적으로 통솔범위는 계층제의 수가 증대할수록 좁아진다. 통솔범위를 좁히면 부하에 대한 통제가 가능하나 부하의 재량과 창의력이 저해된다.

통솔범위에 관한 실증적 연구를 한 그레이쿠나스(Graicunas)는 통솔자와 부하와의 관계에 집단관계가 있음을 지적하였다. 통솔자와 부하의 관계는 직접적인 관계와 부하와 부하 사이에 일어나는 교차관계보다 직접관계는 부하의 증가에 비례하여 증가하며, 교차관계는 직접관계보다 더 증가하게 된다고 주장하였다. 홀단(Holdane)위원회는 상위자는 4인, 하위 층은 8~12명이 적절하다고 하였고, 데이비스(Davis)에 의하면 육체활동의 통솔범위는 10~30명, 정신활동은 3~6(9)명이 적합하다. 그러나 사이먼(Simon)은 이러한 연구는 기계적이며, 현실과 유리되고, 인간의 적응적 창조력을 무시한 이론이라 비판하고 이들 수를 마술적인 수라고 비판하였다.

(5) 명령통일의 원리

어떤 구성원이라도 조직체에 있어서는 오직 한사람의 상관으로부터만 명령을 받고 그에게만 보고하여야 한다는 원리를 말한다. 바꾸어 말하면 어떤 단위의 조직체를 막론하고 거기에는 오직 한사람의 장이 있어야 하고, 그 장에게 그 조직을 운영할 수 있는 최종 권위가 부여되어야 한다는 것이다. 그런데, 이러한 명령통일의 원리가 적용되기 위해서는 그 전체로서 계층제의 원리가 확립되어야 한다.

명령통일의 원리는 합법적 권위, 즉 공식적인 계층적 권위만을 극단적으로 강조한다. 명령통일의 원리는 누구에게 보고를 하고 보고를 받는가를 알 수 있게 하여 지위의 안정감을 부여하여 조직책임자의 전체적 조정 및 통합이 가능하도록 한다. 또한 책임의 명확화에도 기여한다.

(6) 부처편성의 원리

부처편성은 조직을 편성하는 원리로 조직의 경우 사회의 변화에 따라 부처의 수는 일반적으로 확대 · 분화되는 경향이 있다.

부처편성의 원리를 실제 적용할 경우 기준이 중복되고 애매하며, 기준 가운데 유일최선의 기준은 없고 혼합되어 사용되고 있는 것이 현실이다. 현실적으로 부처편성은 그 사회의 문화와 결정자의 주관이 개입된다.

표 5-2 편성의 기준(Gulick)

	장 점	단 점	비 고
목적 · 기능별	사업목적 및 기능파악이 용이 권한 및 책임한계 분명	전문화 곤란, 기능의 중복방지 곤란, 국민의 대정부 접촉 곤란	가장 일반적인 기준, 거의 대부분의 중앙기관
과정 · 절차별	행정의 전문화 가능, 최신기술의 활용	전문가적 무능현상	통계청, 감사원, 조달청, 예산실 등
대상 · 고객별	해당부처와 정부와의 접촉, 교섭이 용이, 서비스의 증진	부처권한의 대립, 압력단체에 의한 부당 영향	국가보훈처, 보건복지부, 노동부 등
지역 · 장소별	지역실정 반영 가능, 지역주민들의 의사반영	전국적인 통일행정 저해	지방자치단체, 외무부 하부기구

4) 보건의료조직의 특성

의료조직은 일반기업조직과는 달리 다음과 같은 특성을 지니고 있다.

(1) 다양한 사업목적

일반조직은 이윤추구와 같은 뚜렷한 사업목적을 가지고 있다. 그러나 의료조직은 인간의 생명과 건강을 일차적 목적으로 두고 있지만 명확한 조직목표의 설정이 어렵다. 특히 규모가 큰 의료조직일수록 교육 · 훈련 · 진료 등 다양한 사업목적을 가지고 있다. 또한 의료조직이 추구하는 목표 간에는 상충되는 경우도 많고 계량적인 목표 설정은 더욱 어렵다.

(2) 복잡한 전환과정

투입 요소를 이용하여 산출(output)을 얻기 위해서는 반드시 전환과정을 거쳐야 한다. 복잡하고 다양한 투입을 단순화 하려는 과정에서 조직 관련자들이 직면하는 충돌과 마찰, 쇄신적 요구에 대한 저항 등의 현상이 나타나며, 이러한 현상을 조정하고 해결하는 과정에서 진료행위와 치료라는 산출이 나온다. 의료조직은 많은 내 · 외적 관련자를 가지고 있기 때문에 전환과정이 복잡할 수밖에 없다.

(3) 다양한 전문직종의 집합

의료조직은 의사, 간호사, 약사, 의료기사, 행정직원, 단순노동직 등 다양한 직종이 모여 있다. 특히 구성원의 전문성도 매우 다양하고 교육 배경과 정도, 사회적 위치도 많은 특성을 각기 가지고 있다. 구성 인력의 전문성은 협동적인 경향보다는 자기지향적인 성격이 강하다. 따라서 전문직종 간에 의사소통이 단절되기 쉽고 서로 융합되기 어려운 이질적인 측면이 있다. 의료조직에 있어 관리직과 의료전문직 간에는 [표 5-3]과 같은 차이로 인해 갈등이 내재되어 있다.

의료전문직의 특성은 다음과 같다.

① **지배적 태도** : 환자나 의료보조 인력에 대해 지배적인 태도를 보임. 모든 것은 의사에 의존한다.

② **고도의 개인주의** : 의료가 사회적 선이며 의료는 전적으로 의사의 책임과 결정에 의해 이루어진다.

③ **신경과민적 성격** : 의료는 환자의 생명과 직결되고 환자마다 개별적인 치료 방식을 필요로 한다.

표 5-3 관리직과 의료전문직의 차이

	관리직	의료전문직
기본태도	지시된 내용을 어떻게 수행할 것인가	왜 그러한 지시가 내렸나
자율성	통제지향	독립성 지향
관리에 대한 견해	의료전문직의 무관심, 비협조가 조직의 효율성을 저해하거나 시간과 비용의 낭비를 초래	관리자의 간섭이 진료 업무를 방해
지배권위	직책의 고위성	전문가로서의 우수성

개인 행동동기	안정, 성장	자기실현, 창의성, 자기개발 욕구
직무 환경	반복적인 단순작업, 획일적	다변성

(4) 업무의 연속성과 응급성

의료조직 특히 병원은 24시간, 1년 365일 계속해서 운영되어야 하는 항상성을 가지고 있다. 의료조직의 산출물은 한 개인이나 한 부서에 의해 이루어지지 못한다. 이러한 업무의 연속성은 의료조직의 업무 흐름이 단절되어서는 안 된다는 것을 의미한다.

의료조직을 찾아온 대부분의 환자는 각기 절박한 상황을 지니고 있다. 따라서 모두 응급성을 요한다고 할 수 있다. 신속한 판단(진료)과 즉각적인 처리(치료)를 해야 하는 경우가 많은 시간적 제약을 가지고 있다.

(5) 이중화된 지휘체계(Dual Lines of Authority)

의료직 특히 의사에 의한 지휘권한체계와 일반행정 관리자에 의한 권한체계로 이원화되어 있다. 이러한 이원적 조직체계는 조직구성원의 행동 기준에 혼란을 초래하게 되고 작업계층간, 구성원간의 갈등이 야기되어 조정력과 응집력이 약화되기 쉽다. 결국에는 하부조직이 붕괴되어 조직목표를 상실하는 최악의 상태에 직면하게 된다.

표 5-4 D. Waldo의 조직이론의 변천 구분

	고전적 조직이론	신고전적 조직이론	현대적 조직이론
가치기준	기계적 능률성	사회적 능률성	체제수준기준
對 환경관계	폐쇄모형, 체제모형	준개방체제, 인간관계론(폐쇄), 생태론(준개방)	개방체제모형, 발전론적 입장
인간관	경제적 · 합리적 인간관	사회적 인간관	복잡한 인간관 (자아실현적 인간관)
연구의 초점	공식구조, 합리적 계획	비공식 구조	어느 한 부문을 강조 Simon : 의사결정 강조 Parsons : AGIL강조
연구방법	미숙한 과학주의(Simon의 비판)	경험주의	경험주의를 바탕으로 한 수정과학
학설	과학적 관리론, 행정관리론, Weber의 관료제도론	인간관계론, 생태론, 초기 비교행정론, Simon의 경험주의이론, Selznick의 환경유관론	의사결정이론, 체제이론, 사회체제이론, 상황적응이론, 혁신이론, 비교조직론, 신행정론
주요변수	구조	인간(행태)	환경

(6) 높은 자본비중

자본적 투자비중이 높으므로 투자 결정에 고도의 전문성이 요구된다. 막대한 시설 투자를 하여야 하나 투자 회수율은 대체로 낮은 편이다. 높은 자본비중으로 인해 과잉투자가 된 조직의 운영이 힘들게 되고 결국 소비자 측에서도 부정적인 영향을 받게 된다.

5) 현대적 조직이론

(1) 체제이론(system theory)

현대조직의 개방성에 걸맞게 개방적 체제를 중심으로 조직이 환경과 끊임없는 교호작용을 한다는 논리에 근거한다. 따라서 조직은 외부환경으로부터 자원이나 에너지를 투입물(input)로 받아들인다. 제품생산이든 정책결정이든 투입물은 체제 내에서 전환과정(conversion)을 거쳐서 신제품으로 혹은 새로운 정책으로 산출물(output)이 되어 나오게 된다. 산출물이 환경에 적용된 후에는 다시 새로운 투입물이 되는 환류과정(feedback)을 겪게 된다.

(2) 상황이론(contingency theory)

상황이론은 모든 상황에 적합한 보편적 원리가 존재하지 않는다고 전제한다. 즉, 상황이론은 모든 상황에 적합한 유일한 최선의 방법은 존재하지 않으며 조직이 처해있는 상황이 다르면 조직설계 및 관리방법도 달라진다는 이론이다.

2 조직의 유형

1) 조직의 분류

(1) 수혜자에 따른 분류

블라우(Blau)와 스코트(Scott)는 주요 수혜자를 기준으로 조직을 분류하였다.

① **호혜적(互惠的) 조직(mutual-benefit associations)** : 조직의 일반적 구성원이 주된 수혜자가 되는 조직으로 정당 · 노동조합 · 클럽 · 이익단체 등이 이에 속한다.
② **사업조직(business organization)** : 조직의 소유자 · 관리자가 주된 수혜자가 되는 조직

으로 사기업체, 즉 은행 · 보험회사 등이 이에 속한다.

③ **봉사조직(service organization)** : 조직과 직접 접촉하고 이용하는 고객이 주된 수혜자인 조직으로 사회사업기관, 병원, 학교, 법률상담소 등이 이에 속한다.

④ **공익조직(commonwealth organization)** : 일반 대중이 주된 수혜자가 되는 조직으로 군대 · 소방서 · 경찰서 · 일반행정기관 등이 이에 속한다.

(2) 복종관계에 따른 분류

에치오니(Etzioni)는 구성원이 얼마나 엄격한 상하관계의 틀 속에서 지시-복종관계를 유지하느냐에 따라 조직을 분류하였다.

① **강제적 조직(coercive organization)** : 강제가 주요한 통제수단이며, 구성원은 조직에 대해 소외감을 느낀다. 이에는 형무소, 강제수용소, 감금적 정신병원 등이 있다.

② **공리적 조직(utilitarian organization)** : 보상이 주요한 통제수단이며, 대부분의 구성원이 이해 타산적으로 행동한다. 이에는 사기업체, 경제단체, 미국의 평시의 군대조직 등이 해당된다.

③ **규범적 조직(normative organization)** : 규범이나 도덕이 주요한 통제수단이며, 구성원은 조직에 대하여 헌신적이고 사명감을 가진다. 이에는 종교단체, 이데올로기적 정치조직, 병원, 학교 등이 있다.

2) 공식조직과 비공식조직

(1) 개념

공식조직(formal organization)은 분업과 권한 · 책임의 계층제를 통하여 일정한 목표를 달성하려는 조직으로서 법률 · 규칙이나 직제에 의하여 형성된 인위적 조직을 말한다. 이러한 공식조직은 상하 지휘체계가 명확해 의견수렴보다는 일방적 지시가 이루어지기 때문에 조직자체의 경직성을 야기할 수 있을 뿐만 아니라 집단부서간의 배타성, 비인간화 등이 나타날 수 있다.

비공식조직(informal organization)이란 구성원 상호간의 접촉이나 친근성에 의해 자연발생적으로 형성되는 조직으로서 사실상 존재하는 현실적 인간관계와 인간의 욕구를 기반으로 하며 구조가 명확하지 않으나 공식조직에 비하여 신축성을 가진 조직이다. 공식조직

내지 비공식집단은 과학적 관리론의 한계와 더불어 제기되기 시작하였던 인간관계론에 의하여 그 중요성이 대두되었다. 과학적 관리론이나 행정관리론이 인간을 기계시한데 반해, 인간관계론에서는 인간을 사회적 존재로서 인식하고 민주적 리더십이나 의사소통과 비공식적 인간관계의 중요성이 강조되었다.

(2) 특성

① 공식조직의 특성

㉠ 합리적 성격이다.
㉡ 인위적으로 생긴 조직이다.
㉢ 법령이나 직제상 도표화된 제도적 조직이다.
㉣ 능률의 논리에 입각한 조직이다.
㉤ 외면적, 가시적, 외재적 조직이다.
㉥ 전체적인 질서가 유지된다.
㉦ 목표를 향하여 전체가 통합한다.
㉧ 활동 · 가입 · 탈퇴가 자유롭지 않고 인간적 가치의 추구가 곤란하다.
㉨ 수직적인 계층제가 전제된다.

② 비공식조직의 특성

㉠ 자연발생적 성격이다.
㉡ 동태적인 인간관계에 의하여 형성된 비제도화된 조직이다.
㉢ 감정의 논리에 입각한 조직이다.
㉣ 내면적 · 비가시적 성격이다.
㉤ 부분적 질서를 형성한다.
㉥ 조직의 목표는 구성원의 욕구 또는 소망에 따라 다양하다.
㉦ 인간화, 민주화이다.
㉧ 영향력이나 대인관계 등 사회적 통제성격을 갖는다.
㉨ 수평적 · 비계층적 성격이다.
㉩ 공식조직의 존폐에 따라 영향을 받는 타율적 조직이다.

(3) 기능

① 공식조직의 기능

㉠ 순기능

ⓐ 조직의 목표가 하나로 통일되어 일반적으로 조직의 통합이 잘 된다.

ⓑ 상하의 지휘체계가 명확해 업무처리가 신속하다.

ⓒ 소속 부서내의 단합과 결속이 잘된다.

ⓓ 감정이 배제된 합리적 일처리를 할 수 있다.

ⓔ 능력에 따라 자기개발과 역량을 발휘할 수 있다.

㉡ 역기능

ⓐ 집단 · 부서 간 배타적일 수 있다.

ⓑ 조직자체의 경직성을 야기할 수 있다.

ⓒ 단일 지휘체계로 의견수렴보단 일방적 지시가 이루어 질 수 있다.

ⓓ 비인간화 등이 나타날 수 있다.

② 비공식조직의 기능

㉠ 순기능

ⓐ 욕구불만의 발산체 : 비공식 집단은 구성원의 욕구불만이나 불평을 발산하고 해소시켜 주는 기능

ⓑ 심리적 안정감의 형성 : 비공식조직은 동질감의 확보를 구성원의 안정감, 귀속감을 갖도록 해 준다.

ⓒ 공식조직의 경직성 완화 : 공식조직의 비정의성, 경직성을 완화시켜 조직의 환경에 대한 적응성 신축성을 확보할 수 있다.

ⓓ 공식지도자의 지도력 보완 : 비공식조직은 인간관계를 통하여 공식지도자의 능력과 명령 · 지시 · 벌함을 보완할 수 있다.

ⓔ 업무의 능률적 수행 : 구성원 상호간의 협조와 지식 경험의 공유를 통하여 업무의 능률적 수행을 돕는다.

㉡ 역기능

ⓐ 적대감정 심리적 불안감의 조성 : 파벌조성 등으로 비공식조직 상호간의 적대감정이나 심리적 불안감을 유발할 수 있다.

ⓑ 공식적 의사전달의 왜곡 : 비공식적 의사전달은 때로는 왜곡되거나 근거 없는 정보를 퍼뜨려 공식적 의사소통을 마비시킬 수 있다.

ⓒ 정실행위의 만연 : 비공식적 인간관계의 오용으로는 지연 · 혈연 중심의 정실행위의 우려가 많다.

ⓓ 개인불만의 확산 : 구성원의 개인적 불만이 비공식적 접촉을 통해 집단전체의 불만으로 확대되는 경우가 있고 압력단체로서의 역할을 수행하는 경우도 있다.

표 5-5 공식 · 비공식 · 소집단의 비교

	공식조직	비공식조직	소집단
성격	합리적 조직	비합리적 조직	대면적인 관계
성립과정	인위적으로 형성된 조직	자연발생적	구성원간의 상호작용
명문성	명문화된 조직	동태적인 인간관계에 의한 조직	구성원 상호간에 개인적인 인상이나 지각을 지님
강조점	능률과 과학적 합리성에 따라 구성	인간의 감정의 논리에 따라 구성	소집단은 공식적일 경우도 있고 비공식적일 경우도 있다.
형태	외면적 · 외재적 조직	내면적 · 내재적 조직	
질서	전체 질서	부분적 질서	
분업성	강함	약함	약함

3) 계선과 막료(참모)조직

(1) 의의

계선(line)은 행정체계에 있어서 중추적인 위치에 있으며 법령을 집행하고 정책을 결정하며, 국민에게 직접적으로 봉사하는 역할을 수행하는 기능이다. 반면 막료(참모, staff)는 계선이 원활하게 기능을 수행하여 조직의 존립목적을 달성할 수 있도록 지원하고 조정하거나 촉진할 목적으로 자문, 권고, 협의, 정보의 수집과 판단, 기획, 통제, 인사, 회계, 법무, 공보, 조달, 조사, 연구 등의 기능을 수행한다.

계선조직은 지휘, 명령 체계가 갖추어진 조직으로 조직의 목표달성을 위해 직접 활동하는 조직이며, 막료조직은 아이디어를 제공한 반면 지휘 · 명령의 권한은 없다. 현대행정에서 행정의 전문성 증대, 계선기관의 업무부담 완화, 행정의 동태성과 창의성 요청, 정책결정 기능의 증대, 보다 합리적인 의사결정의 필요성, 계선의 통솔범위 확대 등으로 인해 막료기관의 중요성이 강조되고 있다. 계선조직과 막료조직의 차이점은 [표 5-6]와 같다.

표 5-6 계선조직과 막료조직의 비교

구분	계선조직	막료(참모)조직
형태	계층적 구조를 갖는 수직적 조직	횡적 지원을 하는 수평적 조직
기능	명령, 지휘, 집행	권고, 조언, 보조, 지원
능력	일에 대한 권한과 책임	지식 · 기술 · 경험의 전문성
태도	현실적 · 실제적 · 보수적	이상적 · 이론적 · 비판 · 개혁적
장점	① 권한과 책임의 한계가 명확 ② 강력한 통솔력 ③ 조직의 안정 ④ 업무수행의 능률성 ⑤ 정책결정의 신속성	① 기관장의 통솔범위를 확대 ② 합리적인 지시와 명령 ③ 업무의 조정과 협조가 가능 ④ 조직의 신축성
단점	① 대규모 조직에서는 부적절 ② 주관적 · 독단적 조치의 가능성 ③ 전문가의 지식과 경험 활용불가 ④ 조직의 지나친 경직성 우려	① 조직 내의 알력과 불화 가능성 ② 경비의 증대 ③ 계선과 막료간 책임전가의 우려 ④ 의사전달의 경로가 혼란 가능성

(2) 계선과 막료간의 갈등과 해결방안

① 갈등의 원인

계선과 막료의 갈등 요인으로 지식 · 능력 · 수입의 차이, 행태상의 차이, 막료의 계선에 대한 권한 침해 · 간섭, 직무성질에 대한 인식부족, 기관장의 관심부족 등이 지적된다.

㉠ 사회적, 문화적 양식의 차이

일반적으로 막료는 계선에 비해 교육수준이나 사회적 지위가 높고, 개인주의적 경향이 강하다. 반면에 계선은 전문적 지식은 부족하지만 실무적 측면에서는 우월하며 보통 연장자이고 보수적 성향을 지니고 있다.

㉡ 개혁과 현상유지 추구

계선은 현실적이고 상식적인 문제를 해결하려고 하는데 반해 막료는 이상적이고 이론적이며, 또한 계선은 보수적이고 현실 긍정적인데 반해 막료는 개혁적이고 현실 부정적인 경향이 많다.

㉢ 상호간 인식부족

시야에 있어서도 계선은 종합적이고 전체적인 것을 보려고 하는데 반해 막료는 부분적인 입장에서 보려고 함에 따라 갈등이 발생하여 조직발전을 저해하는 경우가 많다.

㉣ 계선의 방어적 태도

막료는 최고 관리자의 측근에서 전문적인 지식과 조언을 제공하기 때문에 계선은 막료를 매우 위협적인 존재로 보게 되어 방어적 자세를 견지하게 된다. 막료의 영향력이 클수록 계선은 질투하기 쉽다.

② 갈등의 해결방안

㉠ 권한과 책임한계의 명확화

권한과 책임의 한계를 명확히 함으로써 상호 업무를 이해하고 협조할 수 있는 제도적 장치를 마련한다.

㉡ 인사교류

역지사지(易地思之)할 수 있도록 계선과 막료간의 인사교류를 활성화한다. 상호인사교류를 통해 이해를 증진시키고 능력발전을 도모한다.

㉢ 최고관리자의 인식

최고관리자는 한쪽으로 치우침이 없도록 편견을 버려야 한다. 충분한 조직 장악력과 리더십을 발휘하여 계선과 막료가 서로 협력하여 조직목적을 달성하는데 합심할 수 있도록 양자 간의 관계를 원활히 해야 한다.

㉣ 교육훈련

계선과 막료는 수레바퀴와 같다. 한쪽으로 기울면 조직은 붕괴되기 쉽다. 따라서 양쪽의 능력을 최대한 발휘할 수 있도록 교육훈련을 통한 능력개발을 하여야 한다.

4) 동태적 조직구조

(1) 특별조직의 개념

특별조직은 조직의 신축성 · 자율성 · 적응성을 확보하기 위하여 규칙 · 규정이 거의 없고 표준화된 정형적 절차가 없는 평면적 조직형태로서 주로 특정분야의 전문적 지식 · 기술을 가진 전문가로 구성되어 상호의존적 관계를 가지는 동태적 조직이다.

(2) 특별조직의 유형

① 매트릭스조직(Matrix organization)

매트릭스조직은 특정한 프로젝트, 프로그램 및 어떠한 기능을 수행하기 위하여 조직의 구조가 행렬처럼 되어 있는 조직이다. 따라서 이를 행렬조직이라고도 한다.

② 프로젝트팀(Project Team)

프로젝트팀은 특정사업을 추진하거나 과제를 해결하기 위해 전문가나 관계요원으로 구성되는 임시적 · 동태적 조직이다. 이는 단시일 내에 과업을 강력히 추진할 수 있고 문제해결에 적합한 조직이다.

③ 태스크포스팀(Task Force Team)

태스크포스는 본래 군대용어로서 기동부대를 의미하였으며 특수한 임무를 수행하기 위하여 편성되는 임시조직인 전문가조직이다. 태스크포스팀은 프로젝트팀과 유사하지만 보다 대규모의 공식조직이며, 업무내용이 변경될 수 있고, 정규부서 소속을 일시 이탈하는 점 등에 차이가 있다.

	경직성	동태화
구 조	계층(분화)↑(왜곡, 적응력×) 항구성(영속성)	수평성, 임시성, 복잡성↓ 기동성, 유동성
관 리	X이론 (비민주적 관리)	Y이론 (민주적 참여 MBO)
행 태	복지부동, 무사안일…	쇄신(OD)–가치관변화

3 보건행정조직

1) 우리나라 보건행정조직

우리나라의 보건사업은 중앙정부의 책임 하에 수행하는 경우와 지방자치단체의 책임 하에 수행하는 경우로 나누어 볼 수 있다. 보건사업은 지역사회가 기본단위이며, 지역사회 보건사업이 중요하지만 중앙정부의 책임 하에 보건사업을 수행하여야 하는 이유들도 있으며, 보건사업의 성격과 내용에 따라 중앙정부와 지방자치단체 간에 균형 있는 사업수행이 필요하다고 할 수 있다. 보건사업을 중앙정부의 책임 하에 수행하여야 하는 이유들로는 다음과 같은 것들이 있다.

첫째, 감염병관리와 같이 지역단위로만은 목적달성을 할 수 없거나 효율성이 없는 사업들이 있다.

둘째, 정부 각 부처 간의 조직이나 기술, 인력의 협력이 없이는 어려운 보건사업들이 있다.

셋째, 보건사업의 일관성을 유지하여 업무의 중복을 피할 수 있다.

넷째, 법적 규제만으로는 사업수행이 어렵고 정부의 예산지원 등이 필요한 사업들이 있다.

우리나라의 보건의료행정은 보건복지부가 주관하고 있으나 보건의료사업에 관한 중추적 일선 조직인 시 · 군 · 구 보건소와 읍 · 면 보건지소, 그리고 시 · 도의 보건과는 행정안전부 행정체계를 통해 운영되고 있다. 보건복지부는 일반 지방행정기구에 대한 업무상 감독권을 보유하고 있을 뿐이다. 보건의료행정이 다원화되어 보건의료정책상 어려운 점이 많다.

(1) 보건복지부

우리나라의 보건행정조직의 중앙조직은 보건복지부에서 관장하고 있다. 보건복지부장관은 보건위생, 방역, 의정, 약정, 생활보호, 자활지원, 여성복지, 아동, 노인, 장애인 및 사회보장에 관한 사무를 관장하고 있다.

1998년 2월에 보건복지부 내부조직이 ① 직종 중심에서 기능 중심으로 전환(의정국, 약정국, 한방정책관실 통합)하여 정책국, 관리국을 신설, ② 국민보건증진을 위하여 각종의 약품 안전기능을 보강, ③ 국립의료원 산하 기관은 책임 경영행정 기관화, 민간위탁 등 경영혁신을 강구하는 방향에서 조직이 개편되었다. 그리고 기획관리실 내에 여성담당정책관실을 신설하였으며, 식품의약품안전청의 설립에 따라 식품정책국 및 약정국의 조직을 축소하고 의정국의 의료장비과를 폐지하였다.

그리고 1999년 5월에 21세기 신지식, 정보화의 시대에 대비하여 정부기능을 핵심역량위주로 재편하고 효율적인 국정 체제를 구축하기 위하여 2실 3국 7관 33과로 조정하였다. 2000년에는 국가가 중점 관리해야 할 주요 질병(암, 당뇨병, 고혈압, 간염, 결핵 등)에 대한 종합대책을 수립하고 특히 암관리체계 확립을 위해 보건복지부에 암관리과를 설치(2000. 6. 7)하여 2실 3국 7관 34과로 개편하였다. 또한 2000년 12월 국립암센터 개원을 하여 업무를 활발히 수행하고 있으며, 2002년 암연구소 설치를 완료하였다. 취약계층을 대상으로 위암, 자궁경부암, 유방암 등의 검진사업을 실시하고 있으며, 심혈관질환에 대한 국가의 감시체계를 구축(152개 병원 참가) 및 희귀 · 난치성 질환에 대한 D/B를 구축하여 국가가 주요 질병에 대한 국가관리체계에 대한 종합계획을 수립하여 2000년 국민건강보험 시작을 필두로 이와 같은 주요 질병 중점관리사업을 실시하였다.

정부는 2003년 12월 9일 국무회의를 열어『보건복지부와 그 소속기관직제 중 개정령안』(대통령령)을 의결했다. 그 주요내용으로는 감염병 및 특수질환에 관한 조사 · 연구 · 평가업무, 방역업무와 보건복지관련 공무원 등에 대한 교육훈련 업무를 함께 수행하던 국립보건원을 질병관리본부로 확대 개편하여 감염병에 대한 방역기능을 대폭 강화하였으며, 질병관련 시험 · 연구기능은 국립보건연구원을 설치, 독립기관화 함으로서 기능의 전문화를 기하는 한편, 국립검역소를 질병관리본부의 소속기관으로 하여 검역과 방역기능을 일원화하였다.

또한, 대통령직속『정부혁신지방분권위원회』의 부처별 기능 조정평가 결과에 따라 국립보건원의 보건복지연수부를 폐지하여 교육훈련 관련 기능을 민간위탁하는 한편, 폐지되는 직제(1부 3과)와 정원(25인)을 활용하여 보건복지부 본부 조직을 핵심역량 위주로 확대 개편하였다. 그리고 국민연금제도의 개선과 국민연금기금의 효율적 운용 등을 위하여 연금보험국장 밑에 국민연금심의관을 두었으며, 가정복지심의관을 인구가정심의관으로 개편하여 노인요양보장 등 고령화 관련 정책, 저 출산 등 인구정책, 가정 · 아동관련 업무 등을 통합 관장하게 하였다. 또한 공공의료 기능 강화를 위해 관련 업무를 건강증진국에서 보건정책국으로 이관하여 보건의료정책관련 업무의 통합 · 연계수행이 가능하도록 하였으며, WTO/DDA 등 보건복지관련 통상협력기능 강화를 위해 전담부서를 설치하였고, 인사기능 강화를 위해 목표관리제 및 조직 · 정원의 관리업무와 통합 · 연계하였다. 2004년 본부의 정책기능을 강화하기 위하여 본부 공무원 직급 중 6급 및 7급 13명을 5급으로 전환하였으며, 정부조직법 개정으로 보육기능이 보건복지부 직무에서 삭제되고 사회문화분야의 주요정책 수립 등에 관한 사항을 심의하는 사회문화정책관계장관회의 간사업무를 보건복지부에서 수행함에 따라 사회정책총괄과와 복지자원정책과로 명칭을 변경하여 업무를 분장하게 하는 한편, 약무

식품정책과를 의약품정책과와 식품정책과로 분리하여 식품안전에 관한 기능을 강화시켰다.

2005년 10월에 변화하는 보건복지 행정 환경변화에 탄력적으로 대응하고, 행정의 효율성을 높이기 위하여 종전의 실 · 국 중심의 체제를 성과중심의 자율행정조직인 본부, 팀 중심의 체제로 혁신적인 전면 조직개편 단행하였다. 미래 · 고객 · 성과 지향의 조직개편의 원칙과 방향은 첫째, 장관직속의 전략조정팀을 신설하는 등 전략적 정책기획 능력을 강화하였으며, 둘째, 팀 중심의 성과 극대화를 위해 성과관리팀 신설 및 BSC 성과관리시스템을 마련하였고, 셋째, 매칭시스템 도입 및 직렬통합 등 조직 운영 혁신을 지속적으로 추진하며, 넷째, 서열보다는 능력중심의 과감한 인재등용 인사를 추진하였다. 2005년 10월 1실, 4본부, 11관, 2단, 1센터, 55팀(4개 팀 純增)으로 조직 개편하였다.

2008년 보건복지부에 감사관, 운영지원과, 기획조정실, 보건의료정책실, 아동청소년정책실, 건강정책국, 보건산업정책국, 저출산고령사회정책국, 장애인정책국 및 한시조직으로 생명과학단지 조성사업단을 둠, 2010년 3월 보건복지가족부의 청소년 · 가족 기능을 여성부로 이관하고 보건복지가족부의 기능을 보건복지정책 중심으로 개편하는 내용으로 『정부조직법』이 개정(법률 제9932호, 2010. 1. 18. 공포, 3. 19. 시행)됨에 따라 보건복지부와 그 소속기관의 조직과 직무범위 및 정원 등을 조정하고 인력과 기능이 합리적으로 조정되었다. 2021년 1월 현재 보건복지부의 조직은 [그림 5-1]과 같다.

(2) 질병관리청

보건복지부 소속기관 중 2003년 12월 「국립보건원」이 「질병관리본부」로 확대 · 개편되었다. 이후 신종감염병 유행(코로나 19 등)으로 인한 감염성 대응역량 확대를 위해 2020년 복지부장관 직속 중앙행정기관인 「질병관리청」으로 승격되었다. 따라서 소속기관은 국립보건연구원, 질병대응센터(5), 국립결핵병원(2), 국립감염병연구소, 국립검역소(13), 질병대응센터 제주출장소, 국립검역소 지소(11)로 개편되었다. 질병관리청의 핵심사업은 감염병으로부터 국민보호 및 안전사회 구현, 효율적 만성질환 관리로 국민 질병부담 감소, 보건의료 R&D 및 연구 인프라 강화로 질병 극복에 중점을 둔다. 2021년 5월 현재 질병관리청의 조직도는 [그림 5-2]와 같다.

① 감염병으로부터 국민보호 및 안전사회 구현

㉠ 신종 및 해외 유입 감염병에 대한 선제적 위기 대응 체계 강화

㉡ 결핵, 인플루엔자, 매개체 감염병 등 철저한 감염병 관리 예방

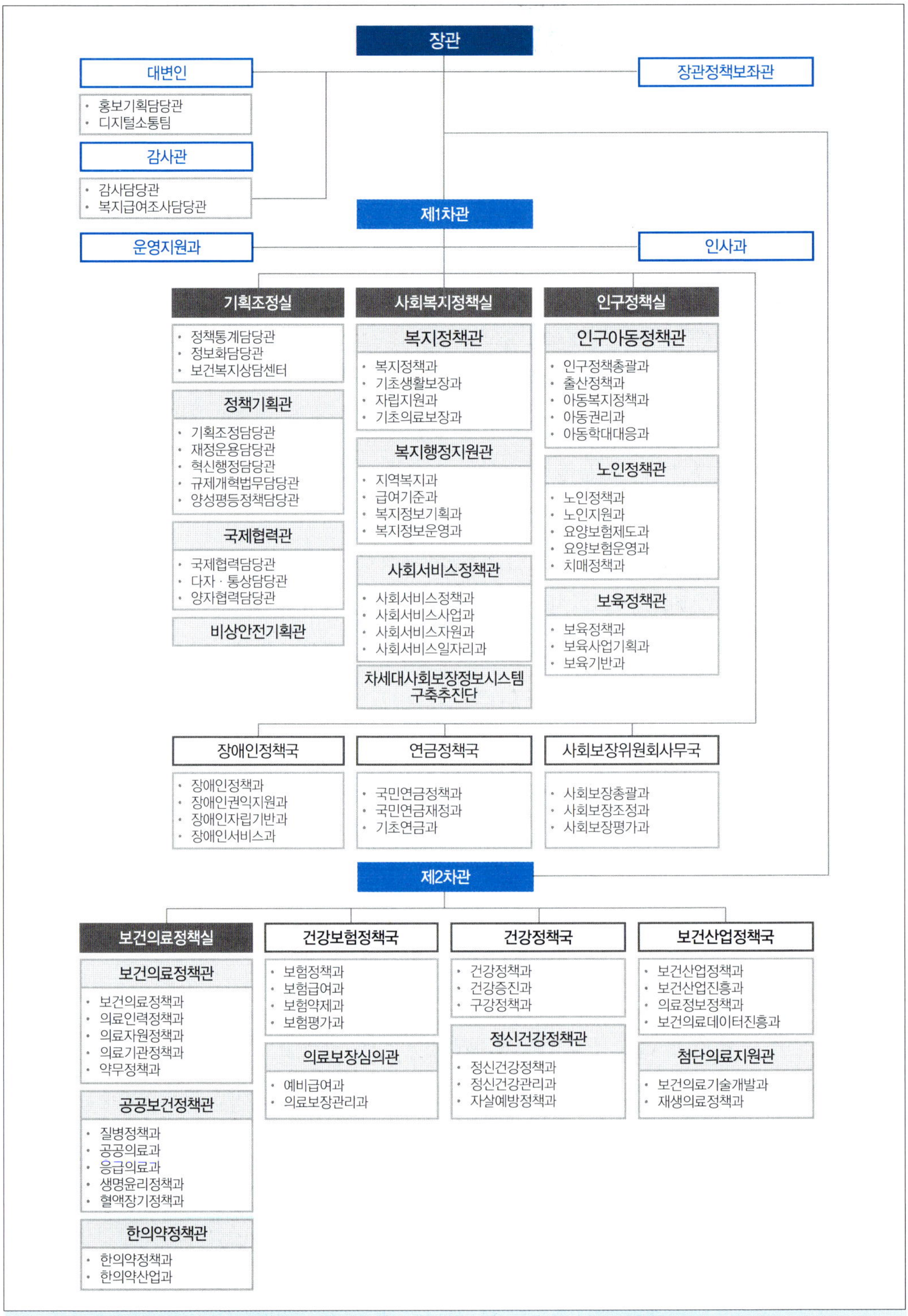
장관
대변인
· 홍보기획담당관
· 디지털소통팀
감사관
· 감사담당관
· 복지급여조사담당관
장관정책보좌관
제1차관
운영지원과
인사과
기획조정실
· 정책통계담당관
· 정보화담당관
· 보건복지상담센터
정책기획관
· 기획조정담당관
· 재정운용담당관
· 혁신행정담당관
· 규제개혁법무담당관
· 양성평등정책담당관
국제협력관
· 국제협력담당관
· 다자 · 통상담당관
· 양자협력담당관
비상안전기획관
사회복지정책실
복지정책관
· 복지정책과
· 기초생활보장과
· 자립지원과
· 기초의료보장과
복지행정지원관
· 지역복지과
· 급여기준과
· 복지정보기획과
· 복지정보운영과
사회서비스정책관
· 사회서비스정책과
· 사회서비스사업과
· 사회서비스자원과
· 사회서비스일자리과
차세대사회보장정보시스템 구축추진단
인구정책실
인구아동정책관
· 인구정책총괄과
· 출산정책과
· 아동복지정책과
· 아동권리과
· 아동학대대응과
노인정책관
· 노인정책과
· 노인지원과
· 요양보험제도과
· 요양보험운영과
· 치매정책과
보육정책관
· 보육정책과
· 보육사업기획과
· 보육기반과
장애인정책국
· 장애인정책과
· 장애인권익지원과
· 장애인자립기반과
· 장애인서비스과
연금정책국
· 국민연금정책과
· 국민연금재정과
· 기초연금과
사회보장위원회사무국
· 사회보장총괄과
· 사회보장조정과
· 사회보장평가과
제2차관
보건의료정책실
보건의료정책관
· 보건의료정책과
· 의료인력정책과
· 의료자원정책과
· 의료기관정책과
· 약무정책과
공공보건정책관
· 질병정책과
· 공공의료과
· 응급의료과
· 생명윤리정책과
· 혈액장기정책과
한의약정책관
· 한의약정책과
· 한의약산업과
건강보험정책국
· 보험정책과
· 보험급여과
· 보험약제과
· 보험평가과
의료보장심의관
· 예비급여과
· 의료보장관리과
건강정책국
· 건강정책과
· 건강증진과
· 구강정책과
정신건강정책관
· 정신건강정책과
· 정신건강관리과
· 자살예방정책과
보건산업정책국
· 보건산업정책과
· 보건산업진흥과
· 의료정보정책과
· 보건의료데이터진흥과
첨단의료지원관
· 보건의료기술개발과
· 재생의료정책과

그림 5-1 보건복지부 조직도(2021년 1월 현재)

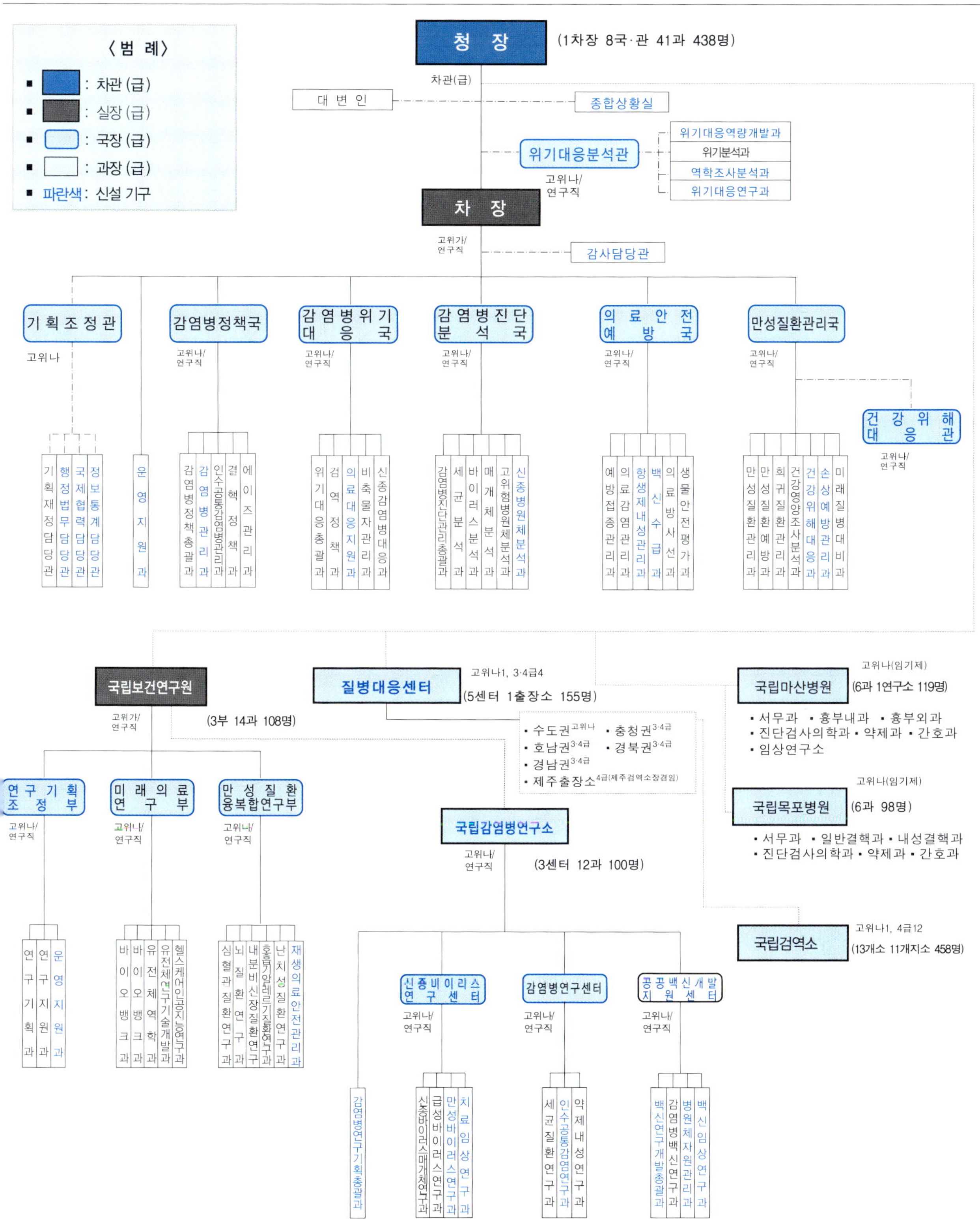

그림 5-2 질병관리청 조직도(2021년 1월 현재)

㉢ 국가예방접종 지원 확대 및 이상 반응 감시 등 안전 관리
㉣ 고위험병원체 안전 관리를 통한 생물 안전 보장
㉤ 의료감염 관리 및 항생제 내성 예방

② 효율적 만성질환 관리로 국민 질병부담 감소
㉠ 만성질환 예방과 건강행태 개선을 위한 건강통계 생산 및 근거 정보 지원
㉡ 고혈압, 당뇨병 등 심뇌혈관질환, 알레르기질환 등 만성질환 예방관리
㉢ 국가 금연정책 지원을 위한 조사 및 흡연 폐해 연구
㉣ 국가관리 대상 희귀질환 지정 지원
㉤ 장기기증자 등 예우 지원 강화와 생명 나눔 인식 제고
㉥ 미세먼지 건강 영향 감시, 취약계층 보호 대책 마련
㉦ 기후변화(폭염, 한파 등) 건강 피해 예방

③ 보건 의료 R&D 및 연구 인프라 강화로 질병 극복
㉠ 감염병 R&D를 선도하는 컨트롤 타워
㉡ 건강수명연장을 위한 만성질환 연구 강화
㉢ 보건 의료 연구 자원 공유 · 개방
㉣ 4차 산업혁명 대비 첨단 의료 연구 강화

(3) 보건복지부 관련기관

① 국립중앙의료원

국립중앙의료원은 1958년 한국전쟁으로 인한 전상병과 민간 환자의 치료 및 의사와 의료요원의 훈련 양성을 위하여 스칸디나비아 3개국과 UNKRA(유엔한국재건단) 및 정부의 협조로 설립되어 10년간 공동 운영되었던 병원이었다. 보건복지부 산하 중앙의료원으로써 환자 진료서비스와 의료기술 향상을 위한 조사연구, 의료기관 운영의 기준 설정, 중앙 암 등록 사업 본부, 장기이식관리센터(KONOS), 중앙응급의료센터, 국립의료원간호대학 등을 운영해 왔으나 이 중 국립의료원간호대학은 2007년도부터는 성신여자대학에서 운영하게 되었다. 2009년 4월 1일 국립중앙의료원의 설립 및 운영에 관한 법률 제정, 공포로 2010년 4월 2일 국립중앙의료원으로 출범하였다.

② 중앙응급의료센터(National Emergency Medical Center)

중앙응급의료센터는 2001년 7월 31일에 설립되었다. 2002년 2월에 개정된 응급의료에 관한 법률에 의하여 등급 의료기관 등에 대한 평가 및 질 향상 활동 지원과 응급의료 종사자들에 대한 교육 · 훈련, 권역응급의료센터간의 업무조정 및 지원, 응급의료관련 연구 및 정책 개발, 대형재해 등의 발생 시 응급의료 관련 업무를 지원하고 있다. 그 밖에 보건복지부장관이 정하는 응급의료관련 업무 등을 수행하고 있다. 그 외 보건복지부장관의 관장 사무를 지원하게 하기 위하여 보건복지부장관 소속하에 다음과 같은 기관을 두고 있다.

③ 사회복지분야

㉠ 대한적십자사, 한국사회복지협의회, 사회복지공동모금회
㉡ 국민건강보험공단, 국민연금공단
㉢ 한국장애인복지진흥회, 대한노인회, 한국아동복지시설연합회, 한국여성단체협의회 등

④ 보건의료분야

㉠ 국립암센터
㉡ 국립암연구소
㉢ 국립중앙의료원
㉣ 대한가족보건복지협회, 한국건강관리협회, 대한한센병관리협회
㉤ 대한간호협회, 대한의사협회, 대한치과의사협회, 대한한의사협회, 한국보건산업진흥원
㉥ 대한약사회, 한국제약협회, 대한한약협회
㉦ 한국식품공업협회, 한국의약품수출입협회 등

(4) 지방보건행정조직

① 시 · 도 보건행정조직

보건에 관한 지방행정조직은 시 · 도와 약간의 차이가 있으며 서울특별시는 2021년 5월 현재 시민건강국 안에 보건의료정책과, 감염병관리과, 건강증진과, 식품정책과, 동물보호과, 감염병연구센터 등을 두고 있으며, 광역시에는 광역시마다 다소간 다르나 부산

광역시의 경우 2021년 5월 현재 복지건강국 안에 복지정책과, 장애인복지과, 노인복지과, 시민방역추진단, 건강정책과, 보건위생과, 코로나19예방접종추진단 등을 두고 있고, 각도는 경기도의 경우 2021년 5월 현재 보건건강국 안에 질병정책과, 보건의료과, 공공의료과, 감염병관리지원단, 건강증진과, 정신건강과, 식품안전과 등을 두고 있다.

② 시 · 군 · 구 보건행정조직

시 · 군 · 구에는 주민과 직접 접촉이 많은 보건행정조직의 최일선 조직으로 보건소를 두고 있다. 실질적인 의미에서 주민이 느끼는 보건행정의 대부분은 보건소를 통해서 이루어지고 있으므로 보건행정에 있어서 보건소가 차지하는 비중은 크다고 할 수 있다.

2000년 7월 1일 국민건강보험시대를 맞이하여 지역사회 중심의 서비스전달체계 구축을 위하여 정부는 다음과 같은 사업을 추진하여 지역사회 중심의 평생건강관리체계를 확립하기 위해 다음과 같이 노력하고 있다(보건복지부 업무추진현황. 2008).

- 일선 행정기관, 보건소와 사회복지관, 노인 · 장애인복지관, 자원봉사자 등 지역 내 공공 및 민간 복지자원간 연계 체계 구축 – 「지역사회복지협의체」를 구성하여 활성화
- 수요자가 서비스 이용정보를 쉽게 얻을 수 있는 홈페이지를 개설하고 「보건복지 길라잡이」와 보건복지 담당요원이 이용하는 「업무편람」 배포 추진
- 시 · 군 · 구별로 해당 지역사회의 복지대상자에 대한 종합적 서비스 지원계획 수립 · 시행 또한 보건복지부에서는 세부시행방안 마련을 위해 연구사업 및 시범사업을 실시하고 관련법령 제 · 개정 등 법적 · 제도적 장치를 마련 추진하고 있으며, 지역주민 참여형 복지체계 구축을 위하여 다음과 같은 계획을 수립 · 추진하고 있다.
- 지역주민과 수요자가 체감할 수 있는 서비스를 제공받을 수 있도록 지역사회의 정책결정과정에 주민의 참여 확대
- 자원봉사자의 체계적인 관리 · 발굴, 프로그램 개발 및 민간모금의 활성화 등을 통해 민간의 복지참여 활성화

㉠ 보건소의 역사

보건소의 활동의 효시는 1859년 리버풀(Liverpool)에서 윌리엄래스본(William Rathbirne)이 보건간호사업과 가성방문사업을 계획하여 1862년에 리버풀시를 18개 지정구로 나누어 각 구에 방문간호원을 1명씩 배치하여 모자보건상담과 보건지도를 시작한 것이 처음으로 알려져 있다. 1887년에는 영국 에든버러(Edinburgh)에 필립

(Phillp)이 건강상담소를 설치하여 결핵관리와 영유아 사망에 대한 사업을 하였으며, 1890년에 프랑스 낸시(Nancy)에 허겻(Herrgot)은 영아 개인상담소를 설치하였으며, 1901년에 프랑스의 칼멧(Calmette)은 결핵상담소를 설치하고 가정방문사업을 하였다. 현대적 의미의 보건소 개념은 1920년 영국의 도우슨 위원회(Dawson Committee)에 의하여 최초로 제창되었다. 이 개념은 경제적 효율성 및 일반주민과 의료전문직이 만족할 수 있는 조직을 만들어 가난한 사람만이 아니고 일반 지역주민에게 예방보건사업과 치료사업을 종합적으로 제공하는 것을 말한다. 실질적인 의미에서의 보건소의 설립은 록펠러 재단의 후원으로 1926년에 스리랑카의 칼루투라마을(Kalutura Village)에서 이루어 졌는데, 여기서는 모자보건, 예방접종, 환경위생, 보건교육, 조산업무 등의 예방보건서비스를 중심으로 하였다. 그 후 보건소에 대한 관심이 높아짐에 따라 1931년 국제연맹보건기구는 의료자원이 적은 농촌지역의 보건문제에 대처하기 위하여 농촌보건소의 설립을 주장하였다.

오늘날 개발도상국에서는 일반적으로 농촌보건소와 도시보건소의 기능이 달라서 의료자원이 풍부한 도시지역의 보건소는 예방보건사업에 치중하고 있으며, 의료자원이 빈약한 농촌지역은 예방보건사업과 진료서비스를 동시에 제공하는 통합보건사업 방향으로 나아가고 있다.

ⓛ 우리나라의 보건소

우리나라 보건소는 해방 이후 미군정에 의해서 처음으로 도입되었다. 미군정 법령 제1호(1945. 9. 24)를 공포하여 예방보건사업 중심의 보건소 사업을 추진하였다. 보건소의 최초의 조직으로는 1946년 10월에 서울 및 각 도의 대도시에 모범보건소가 설립된 것이 보건소 시초를 이루게 되었다. 1949년 7월 대한민국정부가 수립되어 국립중앙보건소 직제가 공포되었고, 1959년에는 국립보건원으로 발족하게 되었다. 우리나라에서 처음으로 보건소법이 제정된 것은 1956년 12월 13일로서 도지사 또는 서울시장이 보건소를 설치할 수 있도록 하였으나 명실상부한 보건소 조직이 이루어지지 못하고 폐지되었다. 따라서 실질적인 의미의 보건소 설치는 1962년 9월 24일에 구 보건소법을 전면 개정하여 현재에 볼 수 있는 시 · 군 · 구에 보건소를 두도록 하였으며, 보건소법은 다시 1988년부터 지방자치제가 시작됨에 따라 행정적인 모든 체계의 변화와 더불어 1995년 12월 29일 지역보건법으로 전면 개정되어 지역보건의료계획의 수립 등의 기능을 보강하여 종합적인 지역보건사업을 수행할 수 있는 법적인 근거를 제도화하고 있다.

보건소의 설치 목적은 보건소법에 보건행정의 합리적인 운영과 국민보건의 향상을 도모하기 위한 것이다. 보건소의 설치기준은 시 · 군 · 구 단위로 1개소씩을 두도록 하였다. 보건소법 시행령 제정(1976. 4. 5) 당시에는 20만 명을 초과하는 시 · 군 · 구에 있어서는 그 초과하는 10만 명마다 1개소의 비율로 증설할 수 있는 규정이 있었으나 실질로 증설된 경우가 없다가 1991년 10월 8일 개정에서 이 조항이 삭제되었다. 그러나 1996년 7월 13일 전문 개정된 지역보건법 시행령에 의한 보건소의 설치는 시 · 군 · 구 별로 1개소씩 설치하되 시장, 군수, 구청장이 지역주민의 보건의료를 위하여 특별히 필요하다고 인정되는 경우에는 필요한 지역에 보건소를 추가로 설치 운영할 수 있도록 하고 있다.

그리고 보건소 중 내과, 일반외과, 산부인과, 소아과, 치과를 갖춘 보건소는 보건의료원이라는 명칭으로 보건소의 기능과 병원의 기능을 하고 있고, 보건소의 업무수행을 위하여 필요한 경우 읍, 면마다 보건지소를 설치할 수 있도록 되어 있다. 그리고 군지역 일부지역에 임산부 및 영유아 관리를 위하여 모자보건센터를 설치하였으나 폐지하였으며, 농어촌 주민을 위한 특별조치법에 의하여 의료취약지역에 보건진료소를 설치하고 있다. 2013년 12월 말 현재 조직 정비로 인해 보건소 253개소, 보건지소 1,323개소, 보건진료소 1,900개소의 지역보건의료기관이 설치 · 운영되고 있다.

보건소 직제는 보건행정기관의 최일선 조직으로 지역주민의 보건에 있어서 매우 중요한데, 지방자치단체의 조례에 의하여 설치하도록 되어 있어 전국적으로 통일된 조직은 없으나 일반적으로 대도시형, 중소도시형 및 농촌형으로 구분할 수 있다.

대도시형은 보건소장 아래 보건지도과, 보건행정과 및 의약과가 있으며, 중소도시형에는 보건소장 아래 보건사업과 등이 있고 그 밑에 보건행정담당, 예방의약담당, 방문보건담당, 건강증진담당 및 진료담당이 있으며, 농촌형에는 보건행정담당, 예방의약담당 및 방문보건담당, 진료담당 등이 있다.

지역보건법에 의한 보건소 인력으로 의무, 치무, 약무, 보건, 간호, 의료기술, 식품위생, 영양, 보건통계, 전산 등 보건의료에 관한 업무를 전담할 전문인력을 두도록 하고 있다.

보건소의 관장업무의 내용은 [표 5-7]과 같다. 보건소의 업무 중 위생업무가 1976년 분리되어 시 · 군 · 구 위생과, 사회복지과 등에서 다루고 있으며 분리되지 않은 시 · 군 · 구도 있다. 그리고 보건소의 시설을 이용한 자, 실험 및 검사를 의뢰한 자 및 진료를 받은 자로부터는 보건복지부장관이 정하는 기준에 따라 지방자치단체의 조례로 수수료를 징수할 수 있다.

표 5-7 보건소 기능 및 업무

1. 건강 친화적인 지역사회 여건의 조성
2. 지역보건의료정책의 기획, 조사 · 연구 및 평가
3. 보건의료인 및 「보건의료기본법」 제3조제4호에 따른 보건의료기관 등에 대한 지도 · 관리 · 육성과 국민보건 향상을 위한 지도 · 관리
4. 보건의료 관련기관 · 단체, 학교, 직장 등과의 협력체계 구축
5. 지역주민의 건강증진 및 질병예방 · 관리를 위한 다음 각 목의 지역보건의료서비스의 제공
   가. 국민건강증진 · 구강건강 · 영양관리사업 및 보건교육
   나. 감염병의 예방 및 관리
   다. 모성과 영유아의 건강유지 · 증진
   라. 여성 · 노인 · 장애인 등 보건의료 취약계층의 건강유지 · 증진
   마. 정신건강증진 및 생명존중에 관한 사항
   바. 지역주민에 대한 진료, 건강검진 및 만성질환 등의 질병관리에 관한 사항
   사. 가정 및 사회복지시설 등을 방문하여 행하는 보건의료 및 건강관리사업
   아. 난임의 예방 및 관리

③ 우리나라 보건행정 조직체계의 특징과 문제점

문재우 등(2004)은 우리나라 보건의료체계의 특징으로 다음과 같은 것을 들고 있다. 첫째, 민간의료 부문에의 높은 의존도, 둘째, 보건행정체계의 이원적 구조, 셋째, 보건의료상호체계간의 기능적 단절 등이다. 특히 보건행정체계가 행정안전부는 인사권, 예산권, 감독권을 가지고 있고, 보건복지부는 정책결정기관으로서의 기술적 지원만 하고 있는 이원적 구조로 되어 있어 상부조직과 하부조직 간에 직접적인 행정적 연계가 이루어지지 않고 있는 실정이다. 이원화된 보건행정조직의 문제점으로는 첫째, 현실적으로 보건복지부의 고유사무가 행정안전부의 일선행정기관을 통해서 지도 · 감독되고 있으며, 둘째, 말단 보건조직은 대민 진료기관으로서의 전문성을 충분히 살리지 못하고 있고, 셋째, 적정 보건의료 구역이 반드시 일반 행정 구역과는 반드시 일치하지 않는다는 사실이 무시되고 있으며, 넷째, 말단 보건조직은 명령계통의 이원화로 업무 수행에 혼란이 초래되고 있다는 점을 들고 있다.

④ 공공보건행정의 해결방안

우리나라 공공보건조직의 문제점 해결방안으로 김운신 등(2006)은 다음과 같은 것을 들

고 있다. 첫째, 보건조직의 전문성 제고를 위해 공공보건조직의 단일화가 필요하며, 이에 대한 해결방안으로 지방보건청 설립과 보건업무의 중요성으로 대부분의 나라에서 보건부가 독립되어 있으므로 장기적으로 정부조직에서 보건과 사회를 분리하여 보건부를 독립시키는 방안을 검토할 필요가 있다. 둘째, 공공보건의료서비스에 대한 공공조직의 비율을 높여서 공공보건조직의 고유의 기능을 수행하여야 하며, 자원의 효율성을 높이기 위하여 민간부분과 결합이 아닌 상호보완관계를 유지하여 한다. 셋째, 보건의료정보에 대한 보건조직의 기능을 강화하여야 한다. 예를 들면 사망이나 출생신고 등을 보건조직이 취급할 수 있도록 하되 신고사항에 중요한 보건정보를 첨가하도록 법적 · 제도적인 정비가 필요하다. 넷째, 공공보건조직에 보건교육을 전담하는 부서가 있어야 한다. 보건교육전문가 등 전문인력을 확보하여 국민의 건강을 유지 증진할 수 있는 자기간호능력(self-care ability)을 갖도록 해야 할 것이다. 특히 만성병 등 비감염성 질환의 증가에 대비해야 한다.

4 국제보건조직

1) 세계보건기구(WHO)

(1) WHO 헌장

1946년 뉴욕 회의에서 제정이 승인되어 모두 19장 82조로 구성되었으며, 제1조(WHO 목적)는 전 인류가 가능한 한 최고수준의 건강 달성에 있다.

1948년 4월 7일 세계보건기구(WHO)가 정식으로 발족하게 되었다. 세계보건기구는 6개의 지역사무소를 두고 있는데, 지역사무소는 지역위원회의 행정기관으로 세계보건총회와 이사회에서 결정된 사항을 지역 내에서 집행한다. 세계보건기구의 본부는 스위스의 제네바에 있으며 6개의 지역사무소와 그 위치는 다음과 같다.

① 동지중해 지역사무소 : 이집트의 알렉산드리아

② 동남아시아 지역사무소 : 인도의 뉴델리

③ 서태평양 지역사무소 : 필리핀의 마닐라

④ 미주(남북아메리카) 지역사무소 : 미국의 워싱톤

⑤ 유럽 지역사무소 : 덴마크의 코펜하겐

⑥ 아프리카 지역사무소 : 콩고의 브라자빌

우리나라는 1949년 8월 17일 세계보건기구에 65번째로 가입하였으며, 북한은 1973년 5월 19일에 138번째 회원국으로 가입하였다. 한편 우리나라는 서태평양 지역사무소에 소속되어 있으며 북한은 동남아시아 지역사무소에 소속되어 있다.

(2) 세계보건기구의 구성

① 주요기구

유엔총회, 안전보장이사회, 경제사회이사회, 신탁통치이사회, 국제사법재판소, 사무국 등

② 전문기구

ILO(국제노동기구), FAO(국제연합식량농업기구), UNESCO(국제연합교육과학문화기구), WHO(세계보건기구), IMF(국제통화기금), IBRD(국제부흥개발은행), IFC(국제금융공사), IDA(국제개발협회), ICAO(국제민간항공기구), UPU(만국우편연합), IMO(국제해사기구), WMO(세계기상기구), ITU(국제전기통신연합), WIPO(세계지적소유권기구), IFAD(국제농업개발기금), UNIDO(국제연합공업개발기구), IAEA(국제원자력기구), WTO(세계무역기구)

③ 보조기구

국제연합개발계획, 국제연합환경계획, 국제연합난민고등판무관, 국제연합인권고등판무관, PKO(평화유지활동) 등이다.

(3) WHO 조직

① **세계보건총회(World Health Assembly)** : 매년 5월 회원국대표(총 회원국수 192개국)가 참가한 가운데 제네바에서 개최되며, 최고의사결정기구로 주된 임무는 2년간의 프로그램 예산승인, 주요 정책 등을 결정한다.

② **집행이사회(Executive Board)** : 집행이사회는 32명의 보건분야 전문가로 구성되며, 이들은 총회에서 선출됨. 집행이사회는 통상 1월, 5월 두차례에 걸쳐 열리며, 총회에 상정될 모든 의안이나 결의문 등을 사전 심의 의결하고 총회에서 위임한 사항을 처리함. 이사국의 임기는 3년이다.

③ **사무국** : Staff은 약 3,700명으로 보건 및 다른 분야의 전문가들로 본부와 6개의 지

역기구와 국가사무소에 근무한다.

(4) WHO의 역사

① 1830년 콜레라가 유럽전역을 휩쓸었다.

② 1851년 최초로 국제위생회의(International Sanitary Conference)가 파리에서 개최되었다.

③ 1892년 콜레라에 대한 국제위생선언(International Sanitary Convention)이 채택되었다.

④ 1897년 페스트에 대한 예방조치를 다루는 또 다른 국제선언(International Convention)이 채택되었다.

⑤ 1902년 워싱턴에서 국제위생사무국(International Sanitary Bureau)이 조직, 오늘날 범미보건기구(Pan American Health Organization/PAHO)의 전신이며, 세계보건기구의 미주지역사무소(WHO's Regional Office of the Americas)로서 역할, 1907년 파리에서 국제위생사무(L'Office International d'Hygiene Publique)가 조직되었다.

⑥ 1919년 국제연맹(League og Nation)이 만들어져, 국제적인 질병의 예방과 관리에 관한 업무를 담당, 국제연맹보건조직(Health Organization of the League of Nations)이 제네바에서 세워졌다.

⑦ 1935년 국제위생선언(International Sanitary Convention)이 개정되어 천연두와 장티푸스에 대한 내용을 포함시키기로 하였다.

⑧ 1938년 파리에서 마지막 국제위생회의가 개최되었다.

⑨ 1945년 샌프란시스코에서 유엔국제기구(United Nations Conference on International Organization)가 자율성을 가진 새로운 국제보건기구를 조직하자는 중국과 브라질의 제안을 만장일치로 승인하였다.

⑩ 1946년 뉴욕에서 국제보건회의(International Health Conference)는 세계보건기구(WHO) 헌장을 승인하였다.

⑪ 1948년 4월 7일 WHO 헌장이 발표되었다(현재는 매년 세계보건의 날로 지정).

(5) WHO의 주요 기능

① 국제적인 보건사업에 대하여 지휘 · 조정 가능

② 회원국의 기술지원

③ 회원국의 자료공급
④ 전문가파견 및 기술자문

(6) WHO의 목적 및 역할

WHO의 목적은 세계 모든 사람들이 가능한 한 최고의 건강수준에 도달하는 것으로 정해져 있고, 규약에 의거하여 국제보건에 대한 지도와 조정을 담당하며 다음과 같이 구체적인 몇 가지 책임을 가리킨다.

① 요청 시 보건시설을 강화시키기 위하여 정부를 도움
② 필요에 따라 질병학과 통계학을 포함한 기술적 및 행정상의 서비스를 제공함
③ 보건분야에 대한 정보제공, 협의 및 원조
④ 유행성, 풍토성 등의 질병을 근절하도록 고무함
⑤ 영양, 주거, 위생, 직장 등의 환경에 대한 위생상태 개선을 장려함
⑥ 보건강화에 공헌하는 과학적, 전문적 모임 간 협동을 장려함
⑦ 보건에 관련된 국제 협정 및 협약을 건의함
⑧ 보건 분야의 연구를 장려하고 지휘함
⑨ 음식, 생물 및 약에 관련된 국제적인 기준을 설립함
⑩ 보건 관련 정보에 입각한 여론 조성을 도움

(7) WHO의 구조

세계 보건총회는 통상적으로 제네바에서 매년 5월에 열리며 각국 대표가 모두 참가한다.

주요 직무는 2년제 프로그램 예산을 승인하는 것과 주요 정책에 관련된 문제를 결정하는 것이다. 보건총회는 최종 결정 과정이다.

간부회는 보건분야의 기술적인 측면에서 적합한 34명으로 구성되어 있으며 각자 한 개 회원국에 의해서 세계 보건총회 때에 임명된다. 선출된 회원국의 임기는 3년이며, 각자 임명한 간부는 개인적 능력에 따라 업무를 담당하게 된다.

간부회는 매년 적어도 2회 미팅을 가지게 되며, 주요 미팅은 통상적으로 1월에 열리고, 5월 보건총회가 끝난 직후 두 번째로 더 간략한 미팅을 가진다.

간부회의 주요 직무는 보건총회의 결정과 정책을 실행시키고 충고 및 조장하는 것이다.

사무국은 본부와 6개 지역사무국과 전 세계에서 근무하고 있는 8,000명 내외의 전문 및 일반 서비스 분야 혹은 보건에 관련된 전문가들로 구성되어 있다. 사무국은 국제보건총회에

서 이사회에 의해 임명된 사무총장의 지휘 아래 있다. 사무총장은 한 명의 심의관(Deputy Director-General)과 또 한명의 사무총장보(Assistant Director-General)가 보좌한다.

2) 유엔 국제아동긴급구호기금(UNICEF)

유엔 국제아동긴급기금은 1946년 12월 11일 제2차 세계대전 직후에 전쟁으로 인하여 피해를 받은 국가의 어린이들을 돕기 위하여 설립되었다. 특히 전쟁으로 인하여 피해를 받은 지역과 전 세계적인 모자복지활동을 위하여 식품과 기자재를 제공하였으며, 예방접종, 어린이 영양개선을 위한 모유수유 지원사업 등이 이루어졌다.

3) 기타 보건관련 기구

유엔이 설립한 기관으로서 식량 및 농업기구(FAO), 국제노동기구(ILO), 유엔개발계획(UNDP), 유엔인구활동기금(UNFPA), 유엔환경계획(UNEP) 등이 보건문제와 관련되어 있다.

표 5-8 국제보건조직

기 구 명	설 립 목 적	협력사업 형태	활 동 내 용
UN경제사회이사회 (UNECOSOC)	빈곤, 자연재해 관리, 취약계층 보호 등 경제사회개발을 통해 조화로운 지구촌 건설	• 경제사회현안 토의 • 정책권고 • 연구사업	• 유엔체제 및 유엔회원국에 대한 정책적 권고사항 제시 • 경제 · 사회, 문화, 교육, 보건에 관한 연구 · 보고
유엔개발계획 (UNDP)	개발도상국의 경제 · 사회 개발 지원	• 조사 · 평가사업 • 양성 · 훈련사업 • 기술협력	• 개발도상국의 경제적 · 사회적 개발을 촉진하기 위한 기술원조 제공
유엔인구활동기금 (UNFPA)	인구 및 가족계획	• 기술훈련사업 • 자문과 지원 • 물자 지원	• 인구 및 가족계획분야에서 각국 정부 및 연구기관 등에서 활동자금 제공
유엔마약류 통제계획 (UNDCP)	효과적인 국제사회의 마약관리	• 마약퇴치사업소요 비용 축당과 배정 • 마약퇴치 기술 개발	• 마약에 관한 국제협력의 이행을 감시 • UN 마약남용 통제기금을 통합하여 세계적인 마약남용을 방지

5 조직의 관리

1) 총체적 품질관리

총체적 품질관리란 고객만족을 서비스 질의 제1차적 목표로 삼고 조직구성원의 광범위한 참여하에 조직의 과정, 절차를 지속적으로 개선하여 장기적인 전략적 품질관리를 하기 위한 관리철학 내지 관리원칙을 의미한다.

다음과 같은 성격을 갖는다.

① 서비스의 질을 고객기준으로 평가하는 사고방식을 갖게 한다.

② 과정이나 절차를 개선하도록 한다.

③ 직원에게 권한을 부여한다.

④ 거시적인 안목을 갖게 한다.

⑤ 장기적인 전략을 세우게 한다.

⑥ 현실에 만족하지 않도록 심리적인 압박을 가하게 된다.

2) 전략적 관리

(1) 전략적 관리의 개념

전략을 조직의 관리와 관련시켜 생각할 때, 전략이란 외부환경에 대한 예측과 조직의 역량, 능력의 평가를 통하여 조직의 목표와 그 우선순위를 설정하고 이러한 목표를 달성하기 위하여 수립된 운영계획을 의미한다.

전략적 관리(strategic management)는 조직에 영향을 미치는 불확실한 환경에 대비하기 위한 미래의 전략을 탐색하여 조직의 존속, 발전을 기하려는 새로운 관리방식을 의미한다.

(2) 전략적 관리과정

① 조직의 사명(mission)을 분명히 밝힌다.

② 조직의 목표를 설정한다.

③ 목표달성을 위한 계획기간을 설정한다.

④ SWOT분석을 통해서 조직의 역량을 검토한다. SWOT분석은 조직의 강점(Strengths), 약점(Weakness), 기회(Opportunities), 위협(Threats)의 검토를 의미

하며 조직의 전략적 발전역량을 검증하기 위한 주요 기법이다. 강점과 약점의 분석은 조직의 역량, 능력문제에, 기회와 위협의 분석은 조직의 생존문제에 중점을 둔다. 조직의 강점, 장점과 함께 환경으로부터의 기회와 위협을 분석하여 적절한 전략을 모색하게 된다.

⑤ 현재와 장래의 조직환경을 평가한다.
⑥ 전략대안을 확인하여 전략을 선택하고 이를 전략계획서에 명시한다.
⑦ 조직의 자원을 활용하여 전략을 집행한다.
⑧ 지속적인 환류를 위하여 통제, 평가체제를 마련한다.

3) 관리계층과 기능

(1) 최고관리층

① 최고관리층의 개념

최고관리층(top management)이란 행정관리의 계층적 구조에 있어서 최상층에 위치하여 행정의 주요 정책과 기본 방침을 결정하고 전체적인 조직활동을 지도, 조정, 통제하는 계층을 의미한다.

② 최고관리층의 기능

최고관리층의 기본적 기능으로서 Gulick은 기획(planning), 조직화(organizing), 인사(staffing), 지휘(directing), 조정(coordinating), 보고(reporting), 예산(budgeting) 등 POSDCoRB를 제시한 바 있다. 일반적으로 최고관리층의 주요 기능은 다음과 같다.

㉠ 조직의 목표설정과 정책을 결정한다.
㉡ 행정활동을 조정, 통합한다.
㉢ 조직의 일체성과 환경에의 적응성을 확보한다.

(2) 중간관리층

① 중간관리층의 개념

중간관리층은 최고관리층의 바로 하위계층으로서 전문적 지식과 기술을 통하여 부문행정을 수행한다.

② 중간관리층의 기능

㉠ **정책결정에의 관여** : 중간관리층은 전문가로서 최고관리층에 정보를 제공하고 조언을 함으로써 정책결정에 관여한다.

㉡ **조정기능** : 중간관리층은 상향적, 하향적, 횡적 조정과정에 있어서 핵심적인 역할을 수행한다.

㉢ **지도기능** : 리더십은 최고관리층 뿐만 아니라 중간관리층에게도 중요한 기능이다.

㉣ **감독, 통제기능** : 중간관리층은 사업계획의 진행을 점검 · 분석하고, 문제점의 파악 및 시정 등 통제기능을 수행한다.

③ 중간관리층의 자질

㉠ **전문적 지식, 기술** : 중간관리층은 전문가로서 담당하는 업무에 관한 전문적 지식, 기술이 요구된다.

㉡ **관리능력** : 중간관리층은 조직의 목표 · 정책을 효율적으로 구체화할 수 있는 관리능력이 요구된다.

㉢ **쇄신적 자세** : 중간관리층은 성실성과 조직발전을 위한 쇄신적 자세가 필요하다.

(3) 하위관리층

① 하위관리층의 개념

하위관리층은 중간관리층의 지시 · 통제하에 일선에서 현장업무를 수행하는데 대한 감독책임을 지는 일선 감독계층이다. 계장 · 주임 · 반장 · 조장 등이 이에 속한다.

② 하위관리층의 기능

하위관리층은 작업의 개시를 준비하고 작업의 실시를 촉진하며 작업의 완료를 확인하고 작업의 개선을 추진하는 등의 기능을 수행한다.

③ 하위관리층의 자질

하위관리층은 일상업무와 작업수행상의 적절한 집행관리에 필요한 세부적인 전문기술을 구비하고, 부하직원을 원활히 다룰 수 있는 인간관계적 기술을 갖추어야 한다.

제6장

보건재정

학습목표

보건의료재정의 경제적 접근도를 향상하는 재정적 측면과 재원조달의 방법을 학습한다.

1. 보건의료자원의 재원조달 방법을 이해한다.
2. 공적 재원조달 방식에 대해 알아본다.
3. 보험료 부담에 대한 장단점을 파악한다.
4. 우리나라 보건의료자원의 배분에 대해 논의한다.

1 보건재정의 개요

재정은 그 주체가 기능을 수행하기 위해 재화를 조달하고 지출하며 관리하는 계속적이고 질서적인 활동의 총체를 의미한다. 따라서 재정은 필요한 재원을 조달하고 확보한 재원을 어떻게 관리하며, 목적을 위해 어떻게 사용하는가 하는 수입, 지출, 관리의 전반적인 문제를 포괄하는 넓은 의미로 사용되고 있다. 본장에서는 광범위한 재정의 개념 중에서 재원조달 측면을 주로 다루고자 한다.

의료보장의 재원은 가능한 한 공평한 방법에 의해서 조달되어야 하며, 피보험자의 부담은 그들의 지불 능력에 따라 적정수준에서 부과되어야 한다.

재원조달 방식과 재원의 흐름은 매우 복잡하나 재원과 관련된 두 가지의 근본적인 선택의 문제가 있다.

즉, ① 재원(sources of fund) : 재원을 이용자부담금 형태로 수혜자로부터 직접 염출하느냐, 또는 일반세입으로 하느냐, 자발적 기부금의 형태로 하느냐 또는 이들의 혼합형이냐의 쟁점이 있다. ② 전달제도(system of transfer) : 재원으로부터 분배자까지의 돈의 흐름과 상이한 고려수준 그리고 전달에 부과되는 조건 방식의 조정이라는 문제가 있다.

재원에 있어 사회복지 서비스의 기금은 공적으로 또는 자발적으로 염출될 수 있다. 여기서 자발적이란 말은 사회복지 서비스를 제공하는 비영리조직이나 기관이 사적이고 자발적인 기부금에 의해 자금을 조달하는 것을 뜻한다. 근래 들어 많은 나라에서 사회복지기금이 사적인 것에서 공적인 재정으로 그 비중이 옮겨감에 따라 사회복지정책 형성의 과정과 내용 모두가 커다란 변화를 가져왔다.

그것은 첫째, 사적 소비나 자발적인 자선의 문제가 아니라 정책의 선택에 정치적인 관여 정도가 증대하였으며, 둘째, 사회복지정책과 계획의 쟁점이 대규모 관료조직의 문제와 복잡하게 뒤얽히게 되었다는 것이다. 셋째, 사회복지비의 재원과 규모에 있어서의 변화와 증가로 인하여 사회복지 서비스의 중요한 제공자로서 중앙정부가 대두하게 되었다.

즉, 사회복지정책의 형성이 단편적이고 미시적인 지역사회의 문제라기보다는 거시적인 정부의 조정 차원의 관심사가 되었다는 것이다. 따라서 재원의 형태에 관계없이 사회와 소비자를 위하여 동일한 기능을 수행하게 되었다. 그러나 자발적 · 공적 사회복지 분야의 병행적인 발전은 사회복지제도를 변화와 쇄신의 측면에서 역동적으로 하여 관리와 통제를 어렵게 만들 수 있다.

2 재원조달 방법

의료보장의 재원조달은 이제 개인에서 사회의 집단적 책임으로 전환되고 있다. 세계적으로 국가에 따라 크게 전국민건강보험(NHI, National Health Insurance)과 국민보건서비스(National Health Service)의 두 가지 형태로 나눌 수 있는데, 전자는 사회보험의 원리에 충실한 제도로 대부분의 국가에서 채택하고 있고, 후자의 경우는 국가재정 즉, 조세로 운영되고 있다. 그러나 양자의 명확한 구별은 점차 희석되어가고 있는 추세이다. 즉, 상호보완적 의미를 가지고 있다.

길버트(Gilbert)와 스펙트(Specht)는 공 · 사적 재원조달 방법을 크게 세 가지로 나누고 있다.

첫째, 보험료 및 요금(진찰료, 수진료)부과 재원조달 방식(contributory schemes and fee charging)

수혜자가 재원조달에 직접 참여하는 방법에는 법정 보험료나 제공되는 서비스에 대한 수진료를 지불하는 두 가지 방식이 있다.

즉, 사회보장제도의 기본 원리인 수입이나 임금에의 공제를 통한 보험료의 형식과 이용자부담금의 기초에서 비영리적 또는 공적이나 자발적 조직이 제공하는 서비스를 받게 되는 부과제도의 두 가지 방식이 있는 것이다. 이는 각 개인들로 하여금 그들의 사회적 책임감을 증진시키는 심리적 · 행태적 효과를 갖고 있다고 믿어진다.

즉, 심리적 효과로 수혜자는 자신이 어느 정도의 돈을 부담함으로써 비록 자신이 기여한 것보다 훨씬 더 많은 혜택을 받는다 할지라도 수혜를 받을 때 낙인감이나 모욕감을 덜 느끼게 된다.

행태적 효과로 소비자들이 보험료에 대해서는 별 인식이 없다 할지라도 이용 시 어느 정도의 자기 부담을 함으로써 보건의료서비스의 남용을 억제하게 된다. 즉, 소비자들이 의사를 방문할 때 매우 작은 부담을 해야 할지라도 그 비용은 불필요하고 과도한 서비스의 이용을 예방할 수 있는 효과가 있다.

본인부담금이 소비자의 서비스 이용억제를 어느 정도 예방할 수는 있다. 남용을 막는 것은 재정의 안정화를 위해서도 바람직스럽다. 그러나 일률적으로 본인부담금을 지불하게 함으로써 상대적으로 빈곤한 계층의 필수적인 의료이용을 막을 수도 있다는데 문제가 있다. 즉, 질병의 조기발견을 지연시킬 뿐만 아니라 질병의 악화를 초래할 수도 있어서 결국 개인적 · 사회적 비용이 높아질 수밖에 없다.

소비자의 입장에서 보면 1~2회의 의사 방문은 별로 큰 부담이 되지 않을지 모르지만 여러 번 매일 방문해야 한다면 결코 작은 부담이 아니다.

보험은 민간보험과 사회보험의 두 가지 방식이 있다.

둘째, **자발적 재원조달 방식(voluntary financing)**

자발적 재정은 다양한 조직과 활동을 통해 기금을 조달하는 방식이다. 자발적 재원조달은 흔히 생각한 것처럼 사적 또는 자선적이지 않다.

예컨대 납세자들이 건강 · 교육 · 복지 · 종교적 · 과학적 또는 문화적 활동에 참여하는 비영리조직들에게 돈을 제공하면 정부가 세금을 부과하지 않는 방식이다. 이 방식은 정부의 개입과 관련하여 비영리조직의 자율성과 책임성이 중요한 문제로 대두된다.

또한 조달 금액에는 한계가 있기 때문에 보건의료비 조달의 보완적 수단으로서만 이용할 수 있다고 본다.

셋째, **공적 재원조달 방식(public financing)**

공적 재원조달은 과세권을 가지고 있는 정부의 부서에 의해 운영된다. 비록 과세권의 기본 목적이 정부 비용을 지불하는 것이지만 세법의 적절한 적용을 통하여 소득의 재분배 효과를 가진 의료보장정책의 목적에 기여할 수 있다.

그러나 의료보장에 대한 공적 부담금이 클수록 사회·국가적으로 과도한 부담이 된다. 따라서 어느 나라든 의료보장에 대한 공적 부담은 한정적일 수밖에 없다.

공적 비용부담의 공준(公準)으로는 ① 욕구가 기초적인 것, ② 외부 효과가 큰 것, ③ 규모의 이익이 큰 것, ④ 본인의 부담 능력이 작은데(저소득) 필요비용이 크기 때문에 필요비용/부담 능력이 큰 것 등이 지적되고 있다. 따라서 의료보장에 대한 공적 부담의 정도는 국가나 사회체제에 따라 달라지겠지만 예방과 공중위생의 비용, 수익자부담 부분의 일부분, 일정액 이상의 고액 의료비용을 부담하는 것이 타당하다.

3 우리나라 건강보험제도의 재원조달

우리나라 건강보험은 다수 보험자방식의 의료보험제도를 통합주의 방식의 의료보험제도로 변경하기 위해 1998년 10월에 지역건강보험과 공·교 건강보험이 통합되고 2000년 단일보험자인 국민건강보험공단이 출범하여 건강보험의 조직이 통합이 되었다. 이후 2003년 7월 1일 건강보험의 재정통합이 달성되었다. 사회보험적 성격을 띠고 있는 현행 건강보험의 주 수입원은 보험료이며, 정부지원금(국고지원금, 건강증진기금), 기타수입으로 이루어진다.

표 6-1 건강보험 재정현황 (단위 : 조원, %)

	2011	2012	2013	2014	2015	2016	2017	2018
수입	38	41.8	45.2	48.5	52.4	55.7	58	62.1
– 보험료수입 등	32.9	36.5	39.4	42.2	45.3	48.6	51.2	55
– 정부지원	5	5.4	5.8	6.3	7.1	7.1	6.8	7.1
* 국고	4.1	4.3	4.8	5.3	5.6	5.2	4.9	5.2
* 국민증진기금	0.9	1	1	1	1.5	1.9	1.9	1.9

지출	37.4	38.8	41.5	43.9	48.2	52.6	57.3	62.3
– 보험급여비	36.2	37.6	40.3	42.5	46.5	51.1	55.5	60.6
– 관리운영비 등	1.2	1.2	1.3	1.4	1.7	1.6	1.8	1.7
당기수지	0.6	3	3.6	4.6	4.2	3.1	0.7	–0.2
누적수지	1.6	4.6	8.2	12.8	17	20.1	20.8	20.6
수지율(지출/수입)	98	92.8	91.9	87.6	92	94.4	98.8	100.3

1) 보험료

보험료란 보험자가 보험사고에 대비하여 미리 보험급여에 필요한 재원을 충당하기 위하여 피보험자와 사용자 등으로부터 징수하는 금액을 말한다.

사회보험의 성격을 띠고 있는 우리나라 건강보험의 재원은 기본적으로 피보험자의 보험료에 의해서 조달된다. 보험료율이나 보험료의 산정방식은 제도 간에 각각 상이하다. 제도 간의 보험료 산정방식은 대략 아래와 같다.

직장가입자	보수월액× 보험료율
지역가입자	보험료 부과 요소별 합산점수[소득, 재산(자동차 포함)] × 점수당 금액

매년 건강보험료 현황을 살펴보면, 2019년 기준 보험료 부과액은 총 59조 1,328억원으로 직장가입자 50조 7,712억원, 지역가입자 보험료 8조 3,616억원이다. 직장가입자들은 국민건강보험 재정의 전체에서 직장가입자가 더 많은 재정을 부담하고 있다는 점에서 보험료 산정방식에 대한 문제점을 지적하고 있다.

표 6-2 보험료 현황

구분		2015년	2016년	2017년	2018년	2019년
보험료 (억 원)	전 체	443,298	475,931	504,168	538,965	591,328
	직 장	369,548	399,446	424,486	459,221	507,712
	지 역	73,750	76,485	79,682	79,744	83,616
세대당 월보험료 (원)	전 체	94,040	98,128	101,178	104,201	109,558
	직 장	100,510	104,507	107,449	112,635	120,152
	지 역	80,876	84,531	87,458	85,546	86,160

1인당 월보험료 (원)	전 체	43,003	45,763	48,152	50,979	55,488
	직 장	43,085	45,874	48,266	52,085	57,527
	지 역	42,798	45,473	47,847	48,011	50,027

출처 : 2019 건강보험통계연보 보도자료, 건강보험심사평가원

우리나라의 경우를 중심으로 보험재정의 특성은 다음과 같다.

첫째, 건강보험은 단기보험이다. 따라서 건강보험재정은 연금재정과는 달리 저축성을 띠고 있지 않다. 그러나 이처럼 비저축성인 건강보험재정도 일정 금액의 적립금을 준비금으로 저축하는 경우가 있으나 이는 기금의 장기적 증식이 목적이 아니고 장래의 급여비 지급을 대비한 자금의 확보일 뿐이다.

둘째, 수지상등의 원칙이다. 건강보험은 공공보험이며, 사회보험이기 때문에 이윤을 극대화하는 경제행동원리가 적용되지 않는다. 건강보험은 공동 욕망의 충족을 목적으로 하여 사회복지 내지 효용의 극대화를 추구하기 때문에 수지상등의 원리가 등장한다.

셋째, 양출제입의 원칙이다. 보험재정에서는 지출을 먼저 계산하고 수입을 제한하는 것이 기본이다.

넷째, 일반적으로 강제성이 수반된다. 사경제에서 적용되고 있는 합의 원칙에 의한 등가교환의 원리가 적용되지 않고 재원조달 과정에 있어서 일반적으로 강제성을 띤다.

보험료에 있어서 형평성을 갖기 위해서 동일한 사회계층에 있는 피보험자는 동일한 보험료를 부담해야 한다. 하지만 우리나라의 경우 직장과 공 · 교 건강보험은 임금만을 보험료 산정기준으로 하고 있는 반면, 지역건강보험의 경우는 재산과 소득을 산정기준으로 한 종합적인 방법을 채택하고 있다. 따라서 건강보험 종별 간에 보험료부과의 형평성을 유지한다고 하는 것은 극히 어려운 일임이 틀림이 없다. 하지만 보험료부과의 형평성이 보장되지 않는 상태에서 건강보험의 형평성을 논한다는 것은 별 의미가 없다고 본다.

보험료는 일반적으로 노사가 분담하고 있다.

일본과 우리나라의 경우 대체로 재원부담의 구조는 노사의 절반 부담을 원칙으로 하고 있다. 그러나 서구 각국은 일반적으로 사용자의 부담이 높다. 보험료의 부담 비율은 피보험자 측의 집단적 역량 즉, 단체 교섭력과 사용자의 부담 능력(의사)이다. 그러나 전자보다는 후자에 의해 일방적으로 결정되는 것이 현실이다.

사용자의 보험료 부담이 늘어나면 경제적인 부작용이 발생할 가능성이 크다. 즉, 정규직보다는 임시직을 더 많이 고용할 가능성이 있어 고용시장이 불안하며, 보험료 부담으로 물

가가 상승하여 결국 국민의 부담이 가중된다.

사용자가 보험료의 일부분을 부담해야 하는 정당성의 근거로 첫째, 산업재해나 이로 인한 질병, 폐질, 사망, 실업에 대해 사용자가 일부분 책임이 있다는 것이다. 둘째, 사회보장은 노동의 질을 향상시키고 근로자의 이직률을 감소시키며 노동관계를 증진시킨다. 셋째, 노동비용은 취업 인구와 비경제활동 인구의 노동을 유지하기 위한 모든 비용을 포함시켜야 한다.

2) 정부지원금

정부지원금은 보험료 수입의 20%에 상당하는 금액을 지원할 수 있다. 국고지원은 국가의 매년 예산의 범위 안에서 당해연도 보험료 예상수입액의 14%에 상당하는 금액을 국고에서 지원할 수 있다. 기금지원은 국민건강증진법에서 정하는 바에 따라 당해연도 보험료 예상수입액의 6%에 상당하는 금액을 지원받을 수 있다. 이 지원금액은 당해연도 부담금 예상수입액의 65%를 초과할 수 없다.

3) 기타수입

이 밖에 기타수입은 연체금, 부당이득금, 기타 징수금 등이 있다.

4 보건의료비

1) 보건의료비의 개념

보건의료비란 건강상태의 변화로 초래되는 모든 자원비용(resource costs)의 총합을 의미하며, 직접비용(direct cost)과 간접비용(indirect cost)으로 구분할 수 있다. 보건의료비의 협의 개념인 직접비용은 서비스 이용에 직접적으로 지불되는 비용의 합을 의미하며, 광의의 포괄적 개념인 간접비용은 건강상태의 변화로 인한 생산적 노동력의 상실에 따른 비용뿐만 아니라 치료 과정에 소요되는 제반 경비의 합을 말한다.

(1) 국민의료비

경제개발협력기구(OECD)에 의한 국민의료비에 대한 정의를 보면 "일정 기간 중 국민이 건강의 회복, 유지 및 증진을 위하여 국내에서 보건의료분야의 서비스 및 재화를 구입하는 데, 지출한 직접비용과 미래의 의료서비스 공급능력 확대를 위한 투자 지출의 합계"라고 정의하고 있다. 즉, 현재 및 미래에 있어서 건강을 목적으로 소비되고 투자되는 경상적 및 자본적 지출을 의미하며 총량지표로서 일정 기간 동안, 국내의 보건의료 분야 내에서 발생한 모든 거래활동의 결과를 화폐로 표현한 것이다.

(2) 국민의료비 포함항목

일반적으로 다수의 국가들에서 채택하고 있는 의료비의 개념 기준에 의거, 국민의료비에 포함되는 항목은 각종 상병을 치료하기 위한 의료서비스 및 재화의 구입에 지출된 비용, 의료체계를 감독, 유지하는 데 따르는 보건행정비용, 건강보험 관리비용, 연구비 및 교육비, 의료시설 및 장비에 대한 투자지출 비용 등이 포함된다.

국민의료비의 재원은 공공부문, 보험부문, 민간부문 등으로 구분할 수 있으며, 공공부문은 다시 중앙정부 및 지방정부로, 보험부문은 건강보험, 산재보험과 자동차보험 등의 기타로, 민간부문은 가계와 기타 의료비 지출주체로 나눌 수 있다.

지출 형태는 개인 보건의료, 공중보건, 행정 및 관리, 교육 및 연구, 시설 및 장비의 다섯 가지로 대별된다. 국민의료비의 대부분을 차지하는 개인 보건의료는 다시 그 경제적 성격에 따라 보건의료서비스, 의약 및 의료용품, 안경 및 의료용구의 세 가지로 분류되는데, 이때 의약품은 약국을 통해 소비자가 직접 구매한 것에 한하며 의료기관 내에서 투약 등을 통해 소비되는 부분은 보건의료서비스 항목에 포함된다.

공중보건 항목은 질병예방 및 건강증진활동 즉 가족보건사업, 보건교육 및 감염병관리 등 공중보건 관련활동에 소요된 지출을 말한다. 행정 및 관리는 보건관련사업 수행에 필요한 경비지출 및 관련인력 인건비 등이다.

교육 및 연구는 의,과학, 약학, 생명과학 및 의,공학 분야의 비상업적 연구에 해당된다. 시설 및 장비는 보건의료기관의 신축과 증,개축에 지출된 비용과 의료장비 구입에 지출된 비용 등 보건의료분야의 자본형성을 위한 투자 지출이 모두 포함된다.

① 보건의료비(Health care expenditure: cost of health care)

㉠ 직접비(direct costs)

제반 의료서비스 이용에 대한 직접적인 지출의 합만을 의미하는 협의의 개념이다.

㉡ 간접비(indirect costs)

질환 또는 그 결과(조기사망, 장애, 후유증 등)로 인한 생산적 노동력의 상실이 초래하는 경제적 손실의 합은 광의의 개념이다.

② 국민의료비 지출(National Health Expenditure)

개인 · 가계 · 기업 및 정부의 직접의료비 지출을 모두 합친 금액으로 특정 기간 동안에 특정국가의 전체 국민이 제반 보건의료서비스의 이용에 지출한 총액을 말한다. 주로 소득에 대한 비율분석의 형태로 정책의 수립 · 평가에 이용된다.

국민 보건의료비 지출은 각 나라마다 기준이 다르며 특히 개발도상국에서는 보건의료비에 관한 기본자료의 수집이 어려운 경우가 많다. 따라서 기준설정의 명확한 전제가 필요하다.

① 그리피쓰 Griffiths A & 밀스 Mills M(1983)의 판정기준

㉠ 그 효과에 관계없이 건강향상을 위해 발생하는 모든 경상 · 자본 지출을 포함한다.

예) 전통의료, 예방 · 재활 및 건강증진을 위한 비용, 보건의료인력의 교육, 훈련, 의학연구의 비용

㉡ 명백히 건강의 문제를 가지고 있는 인구집단을 대상으로 한 건강증진, 예방의 비용만을 보건의료비에 포함한다.

예) 영양 : 영양부족에 걸린 사람에게 드는 비용만을 포함,

상수도 : 상수도시설 불비로 질병의 위험에 처한 시골지역의 상수도설치, 운영비용만 포함한다.

② 맥스웰(Maxwell RJ)의 기준 : 국민의료비의 주요 지출항목

㉠ 병원의 의료서비스(입원, 외래 모두 포함)

㉡ 병원 이외의 일차진료와 전문의 진료

㉢ 자가치료(의사의 처방전 없이 약을 구입하거나 기타 자가치료를 위해 지출한 비용)

㉣ 공공보건의료서비스(예방접종 등의 예방행위, 보건교육 등)

㉤ 의학 및 보건의료서비스 관련 연구

ⓑ 보건의료인력의 훈련

ⓢ 이상의 모든 보건의료서비스의 행정

③ OECD의 국민의료비 범위

㉠ 개인보건의료 : 입원의료비, 통원의료비, 의료용구비(의약품, 의료용기기)

㉡ 기타의료비 : 보건의료투자(공공, 민간), 보건행정 · 관리비용, 의학연구개발비, 모자보건 · 건강증진 및 예방사업, 식품위생, 지역보건, 보건교육(의학교육비포함), 환경보건, 산업보건, 군진의료 · 학교보건 · 교도소 보건서비스 등

국민의료비=경상의료비(Current Health Expenditure)+자본형성(Capital formation)

2) 보건의료비의 증가 원인

의료비의 증가는 오늘날 각국이 겪는 공통적인 어려움이다. 보험수입은 정체되어 있고 보험지출은 지속적으로 증가하고 있다. 의료비의 증가는 여러 요인이 매우 복잡하게 서로 얽혀 있다. 일반적으로 의료비의 증가 원인은 학자들에 따라 많은 견해가 있으나 보건경제학자인 Abel-Smith는 의료비 상승 원인으로 다음의 7가지를 지적하고 있다.

첫째, 건강보험 적용 인구의 확대와 보험급여 내용의 확대

둘째, 인구구조의 변화에 의한 노인인구 비중의 증가

셋째, 의료인의 상대적인 높은 수준의 보수

넷째, 고가의료장비 등을 사용하는 의료기술의 변화

다섯째, 의료인력의 과잉에 기인하는 서비스의 과다제공

여섯째, 병상수의 증설이나 병원의 신규 건립에 따라 공급측면의 한계요인의 제거

일곱째, 환자당 더 많은 의료자원을 제공해도 좋을 재정적인 유인

이처럼 의료비의 급격한 증가 원인은 다양하지만 첫째, 국민들의 의료이용률(utilization) 즉, 의료의 소비량(volume)이 증가하는 것이고, 둘째, 의료비를 구성하는 단가의 증가, 셋째, 의료비 지급 방법에 있어서 병원, 의사 또는 환자들에게 의료비를 절감하려는 동기부여가 부족한데서 그 원인을 찾아볼 수 있다.

일반적으로 의료비 증가 원인은 다음과 같은 3가지로 요약할 수 있다.

(1) 의료수요의 증가(demand-pull inflation)

① 소득의 증가

열등재(inferior goods)가 아니면 대부분의 재화와 서비스는 소득이 증가함에 따라 수요가 증가한다. 보건의료서비스 역시 마찬가지이다. 소득 증가에 따른 의료수요 증가는 보통 U자형을 그리면서 변화를 한다. 즉, 소득이 아주 낮은 수준에서는 의료수요가 상대적으로 높게 나타나다가 소득이 증가함에 따라 일정수준까지는 의료수요가 오히려 감소하고, 계속해서 소득이 증가하면 이에 따라 의료수요도 크게 증가한다는 것이다.

저소득층의 의료수요가 높은 이유는 건강상태가 상대적으로 열악하기 때문이다. 빈곤에 의한 악순환으로 빈곤과 질병의 사슬이 끊어지지 않고 있다. 일정수준 이상으로 소득이 증가하면 질병의 기회비용, 즉 질병으로 인한 소득 상실이 증가하므로 건강에 대한 관심이 더욱 높아져서 의료수요가 증가한다고 할 수 있다.

② 건강보험의 확대에 따른 경제적 장벽의 제거

건강보험이란 예측이 불가능하고 우발적인 의료사고에 대한 경제적 준비의 사회적 제도이다. 즉, 동일한 위험에 대해 여러 사람이 경제적 자원을 결합해서 상호 분담함으로써 큰 부담 없이 의료 접근의 문제를 해결하기 위한 사회적 형태이다. 따라서 건강보험은 잠재적 수요를 가시화할 뿐만 아니라 기존의 수요를 증가시키기도 한다.

건강보험의 확대로 경제적 장벽이 제거되면 의료이용은 자연히 증가하게 되며 심지어 의료이용을 남용하기까지 한다.

③ 인구구조의 변화

의료비 증가를 가속화시키고 있는 인구학적 요인은 절대인구의 증가와 인구의 노령화를 지적할 수 있다. 절대인구수가 많아질수록 그리고 65세 이상의 노인인구 비율이 높아질수록 의료비 증가는 계속된다. 특히 노인인구의 증가는 만성퇴행성 질환 및 노인성 질환의 증가와 매우 밀접하게 관련되어 의료비 증가에 직접적인 영향을 주고 있다.

노인인구의 건당 진료비나 평균재원일수, 고액진료비 등은 의료비 증가에 기여하는 요인들이다.

표 6-3 65세 이상 노인진료비 추이

구분		2013년	2014년	2015년	2016년	2017년	2018년	2019년	전년대비 증감률(&)
적용인구 (천명)	전체	49,990	50,316	50,490	50,763	50,941	51,072	51,391	0.6
	65세 이상 비율(%)	5,740 (11.5)	6,005 (11.9)	6,223 (12.3)	6,445 (12.7)	6,806 (13.4)	7,092 (13.9)	7,463 (14.5)	5.2
진료비 (억원)	전체	509,541	543,170	579,546	645,768	693,352	776,583	864,775	11.4
	65세 이상 비율(%)	180,565 (35.4)	197,417 (36.3)	218,023 (37.6)	250,187 (38.7)	276,533 (39.9)	316,527 (40.8)	358,247 (41.4)	13.2
1인당 월평균 진료비(원)	전체	85,214	90,248	95,759	106,286	113,612	126,891	140,663	10.9
	65세 이상	267,792	279,648	295,759	328,599	346,161	378,657	409,536	8.2

주 : 1) 지급기준, 적용인구는 연도말 기준
2) 1인당 월평균 진료비=진료비÷평균 적용인구÷해당 개월 수
3) 2018년 평균 적용인구 : 51,000,524명, 65세 이상 6,965,993명
4) 2019년 평균 적용인구 : 51,232,149명, 65세 이상 7,289,696명
출처 : 2019년 건강보험 통계연보

④ 사회간접시설의 확충에 의해 보건의료서비스 이용이 예전보다 훨씬 더 용이

교통과 통신의 발달은 소비자의 의료에 대한 접근을 용이하게 해주고 있다. 이는 의료 이용에 필요한 시간비용(time cost)을 많이 절약하게 해주기 때문에 보건의료서비스를 더 많이 이용하게 되어 의료비를 증가시키는 한 요인으로 작용하고 있다.

(2) 의료 생산비용의 증가(cost-push inflation)

보건의료서비스의 생산에 투입되는 생산요소 가격이 상승하면 당연히 의료의 가격이 상승하게 되고 나아가 의료비를 증가시키게 된다. 생산비의 증가를 해결하는 방법은 2가지가 있을 수 있는데 하나는 경영합리화를 통해 공급자가 부담하는 경우이고, 다른 하나는 생산비의 증가만큼 의료의 공급가격에 반영하여 소비자에게 떠넘기는 방법이 있다. 대부분 위

표 6-4 요양기관 종별 환자 입원본인부담률

시행시기	입원본인부담률	관련근거
1977.1.1	피보험자 : 20% 이내 피부양자 : 30% 이내	의료보험법시행령(대통령령 제8487호)
1979.7.1 ~ 현재	진료비의 20%	의료보험법시행령(대통령령 제9411호)

출처 : 건강보험공단, 보건뉴스 2010년

2가지 방법을 혼용하고 있지만, 경영자는 소비자에게 부담시키고 싶은 강한 유혹을 받게 된다. 특히 수요의 탄력성이 낮을수록 소비자의 부담분은 커지게 된다. 반면에 의료가격에 대한 정부통제가 강할수록 그 정도는 작아지게 된다.

① 임금의 상승

보건의료서비스는 노동집약적 성격이 강하고 아무리 자동화된다 하더라도 근본적인 서비스는 인력에 의존할 수밖에 없다. 따라서 의료산업에서 인건비가 차지하는 비중은 크다. 의료산업에서 인력의 생산성은 그리 높지 않으며, 임금은 생산성의 증가보다 높은 수준으로 증가되고 있다.

② 보건의료서비스 생산에 투입되는 요소가격의 상승

보건의료자원을 제공하는데 소요되는 재료비, 금융비용 등의 요소가격의 상승은 곧바로 의료비의 인상으로 연결된다. 특히 보건의료서비스는 가격탄력성이 비탄력적이기 때문에 요소가격의 인상에 정부나 의료기관, 개인은 이를 감수할 수밖에 없다. 요소가격의 상승을 흡수하기 위한 방법으로는 의료기관의 경영합리화나 정부의 통제방법이 있다.

(3) 의학기술의 발전

질병의 복잡성으로 인해 치료방법과 기술 역시 복잡하고 다양하며 고도의 기술발달을 요구한다. 의료는 인간의 생명과 직결되기 때문에 비용절약적인 성격을 거의 가지고 있지 않은 고도의 기술이나 고급의료장비 등이 많다. 투입되는 시설이나 장비, 재료비 등의 상승은 의료의 생산비용을 증가시키고 결국 의료가격의 인상을 초래한다. 의학기술의 발전으로 고가의료장비의 사용과 새로운 진단, 치료기술의 개발과 이용 등이 당연시 되고 있고 의료의 특성상 이러한 장비와 기술을 사용하는데 소비자와 공급자는 쉽게 동의하는 경향이 있다.

5 의료비 증가의 대책

보건의료 부문에 사용되고 있는 돈의 가치에 대해 근본적인 재검토를 해야 할 시점이 도래하였다. 의료비 증가에 대한 재검토의 필요성은 크게 4가지 측면에서 거론될 수 있다.

첫째, 의료비의 과다한 팽창은 국가경제자원의 배분을 왜곡시킬 수 있으며, 경제 전체의 효율성이 떨어지는 문제를 초래한다.

둘째, 전 국민에게 의료의 접근도를 보장해 주는 건강보험제도는 형평성 추구에 입각한 보건의료 부문의 확대위주정책이기 때문에 비용 억제적 측면이 취약하다. 이는 보건의료 부문에서 경제적 효율의 희생을 수반하게 된다.

셋째, 의료비가 가계의 소비 지출에서 차지하는 비중이 커지면서 국민들의 관심이 집중되고 있다. 가계부담의 증가는 의료제도에 대한 저항으로 나타날 가능성이 크다.

넷째, 의료비 지출의 증가분이 국민건강의 증진에 투자만큼 기여하지 못하고 있어서 한계편익(marginal benefit)이 점차 감소하고 있다. 즉, 의료비 지출이 일정수준을 넘어 과잉 투자될 때 국민의료비의 증가가 유발할 수 있는 국민건강의 증진 효과는 영(Zero)에 가까워질 수 있을 뿐만 아니라 더 나아가 오히려 이득보다는 위해를 줄 수도 있는 것으로 확대 해석할 수 있다.

따라서 대다수의 국가들은 적극적인 정부개입을 통해 의료비 지출을 억제하려고 시도하고 있다. 그러나 아직까지 의료비를 효율적으로 통제하는데 성공한 나라는 그리 많지 않다. 미국 프린스턴 대학의 보건경제학 교수인 Reinhardt는 의료비 억제를 위한 정책 대안으로 다음과 같은 7가지를 제시하고 있다.

첫째, 보건의료서비스(the utilization of health services)의 이용 억제

① 환자의 수진행태와 의사의 진료행태에 대한 직접통제

② 재정적 자극에 대한 간접통제(예 : 본인일부부담제, 보건의료 관련 상품의 자유경쟁 유통을 통한 비용 억제)

③ 의료인의 자격 제한에 의한 간접통제(예 : 진료의 경제성 또는 진료판정 기준에 의한 비용 억제)

둘째, 보건의료서비스의 가격(the price of health services)통제

① 가격에 대한 직접통제(예 : 협정수가 또는 일당 입원시설료의 억제)

② 특정 의료인의 총소득에 대한 통제

③ 의료투입가격의 직접통제를 통한 의료생산가격의 간접통제(예 : 보건의료 종사자의 보수, 약품, 의료용품, 의료장비 등의 가격통제)

④ 보건의료 생산조직에 대한 직접통제를 통한 의료생산가격의 간접통제(예 : 시설 대비 인력 배치의 통제 또는 자본 지출비 억제)

6 의료보수지불방식

1) 행위별수가제(fee for service)

한국, 일본, 미국 등에서 적용되고 있는 제도로 제공된 보건의료서비스의 단위당 가격에 서비스의 양을 곱한 만큼 보상하는 방식이다. 즉, 진료 보수가 진료 행위의 내역 즉, 진료 내용과 진료의 양에 의해 결정되는 방식이다.

이 제도의 장점으로는 첫째, 의사의 재량권과 자율성이 크므로 일반적으로 의사들이 선호한다. 일반의보다는 전문의 보수지불에 더욱 적합한 방식이다. 둘째, 의료인 상호간에 경쟁 관계가 성립하기 때문에 서비스의 양과 질을 최대화 하는 경향이 있어 의료의 발전에 기여한다. 셋째, 양질의 의료서비스를 제공할수록 의사의 수입이 증가하기 때문에 의사와 환자간의 관계가 돈독해진다.

그러나 이 제도는 상당한 문제점을 안고 있다. 첫째, 과잉진료와 의료남용의 소지가 있다. 둘째, 행정적으로 복잡하여 관리 운영비가 많이 들어간다. 셋째, 의료비 상승에 직접요인으로 작용한다. 넷째, 의료인과 보험자간에 마찰이 발생하여 소비자가 피해를 볼 수 있다. 다섯째, 유형적인 서비스가 무형적이거나 고도의 판단을 요구하는 서비스보다 더 큰 비중을 차지하게 되어 예방 서비스보다는 치료 서비스에 치중하게 된다.

우리나라의 경우 의료제공자에 대한 보수지불방식은 대부분이 행위별수가제(1997년부터 DRG 시범사업이 이루어짐)로 보험수가에 따라 건강보험공단이 지불한다. 2002년 전에는 보건복지부에서 수가를 결정했으나, 그 이후로는 건강보험공단과 제공자 등이 참여하는 위원회에서 협상을 통하여 결정하고 있다. 수가책정에서 자원에 근거한 상대가치점수(Resource Based Relative Value Scale, RBRVS)를 고려하고 있으며, 점수는 치료에 필요한 투입요소(시간, 재료, 약제)를 반영한다. 수가는 각각의 치료행위에 점수를 매기고, 이 점수에 해당하는 가치를 같이 곱하여 계산하고 있다.

2) 인두제(capitation)

영국에서 주로 사용되고 있는 제도로서 등록된 환자 또는 사람 수에 따라 일정액을 보상받는 방식이다. 이 제도의 장점으로는 진료의 계속성이 보장되고 의료비가 상대적으로 저렴하다는 것이다. 또한 예방에 많은 관심을 기울이게 되고, 행정적 업무나 절차가 간단하여 관리 운영비도 적게 들어간다. 즉, 인두제는 계산 과정이 단순하므로 진료비심사기구가 불필요하여 관리 운영비가 총예산액의 약 3% 내외에 불과하다.

그러나 환자의 자유로운 선택권이 제한을 받게 되고 서비스의 양이 최소화 하여 과소진료의 문제가 발생한다. 또한 환자를 바로 후송해 버리는 경향이 있어 2차 의료기관에서의 환자 대기가 증가하는 부작용을 가지고 있다.

3) 봉급제(salary)

사회주의나 공산주의 국가에서 일반적으로 채택되고 있으며, 자유경쟁체제의 2, 3차 의료기관(병원)에서도 의사에 대한 기본보수 지불방식으로 주로 이용되고 있다. 서비스의 양이나 환자 수에 관계없이 일정기간에 따라 보상을 받는 방식이다.

봉급제가 도입되면 의사의 수입과 직장이 안정되어 불필요한 경쟁이 사라지게 된다. 또한 봉급제의 조직의료에서는 동료 간에 서로의 지식과 기술의 숙련도를 평가하기 쉽고 동료들의 의료행위를 심사평가하여 감시하게 됨으로써 진료의 수준이 향상되는 장점도 가지고 있다.

그러나 의료인의 소득이 환자와 의료인 간의 관계와 전혀 별개이기 때문에 진료가 관료주의화 되어 형식적인 진료가 되기 쉽다. 상대적으로 소득이 감소하리라는 우려와 자유업이라는 의료업의 장점이 사라진다. 또한 봉급제는 정해진 시간에만 환자를 진료하기 때문에 진료나 치료의 계속성에 문제가 있다.

봉급제는 비교적 시간적 여유가 있고 기본급을 해결해 줌으로써 생활안정이 이루어지기 때문에 오늘날 젊은 세대들이 선호하고 이 방식의 비중이 커지고 있는 경향이 있다.

4) 포괄수가제(case payment)

진료행위별로 합산해서 진료비를 계산하지 않고 진단별로 진료비가 결정된다.

미국의 DRG 방식이 가장 대표적인 예로서 환자 종류당(예컨대 환자 1인당, 요양일수 1일당, 수진건수 1건당) 총괄보수단가를 설정하여 보상하는 방식이다. 포괄수가제는 경제적인 진료를 행하게 되고 행정적으로도 간편하여 의료기관의 생산성이 증대될 수 있다. 즉, 의료비와 과잉진료를 억제할 수 있다. 그러나 보건의료서비스가 최소화되거나 규격화되는 경향이 있다.

포괄수가제는 진료비 방식이 매우 간편하지만 합병증이 발생하였거나, 새로운 약의 사용이나 새로운 의과학 기술의 적용에는 적합하지 못하다. 또한 진단이 불확실한 외래진료나 초진 환자의 경우에 적용하기에는 무리가 있다.

우리나라에서 행위별수가제의 단점을 보완하기 위해 4개 진료과 7개 질병군에 대해 포괄수가제(DRG)를 도입하였다. 2013년 7월 모든 의료기관에서 시행되고 있다. 4개 진료과 7개 질병군은 안과 : 백내장수술(수정체 수술), 이비인후과 : 편도수술 및 아데노이드 수술, 외과 : 항문수술(치질 등), 탈장수술(서혜 및 대퇴부), 맹장수술(충수절제술)이 포함된다.

5) 총괄계약제(negotiation system)

의료비 지불자 측과 의료공급자 측간에 진료보수 총액에 대해 사전에 계약을 체결하는 방식으로 독일이 대표적인 경우이다. 독일의 경우 보험자와 의사회가 계약을 체결하고 계약에 따라 보험자가 의사회에 지불하면 의사회는 각 의사들에게 진료량에 비례하여 이를 배분한다.

총괄계약제를 실시하게 되면 총의료비의 억제가 가능하며 과잉진료에 대해 의료인 단체에 의해 자율적인 억제가 가능하여 의료비의 효율화를 이룰 수 있다. 그러나 매년 계약을 해야 하고 계약체결시 합일점을 찾기가 매우 어렵다.

표 6-5 진료보수제도의 장 · 단점 비교

진료보수제도	장 점	단 점
행위별수가제	• 의료인과 환자간의 신뢰감이 높다. • 의사의 환자에 대한 책임감이 높다. • 의사의 자율성이 보장된다. • 전문적 진료에 적합하며, 의학 발전을 촉진시킨다. • 의료인의 근무시간이 길어 서비스를 받을 기회가 증가한다.	• 과잉진료로 의료비가 상승할 수 있다. • 유형적인 진료에 치중하게 된다. • 환자를 계속해서 치료하려고 한다. • 단가와 높은 고급의료 쪽에만 치중하려고 한다. • 인기 · 비인기 진료과목이 생긴다. • 의료의 자본주의화를 초래하기 쉽다. • 행정관리비가 많이 든다.
인두제	• 계산이 간단하여 행정관리비가 절감된다. • 예방 의료를 조장한다. • 의료인의 수입이 평준화될 수 있다.	• 과소진료의 소지가 있다. • 후송 환자가 많아져 2차 진료기관에서 대기시간이 길어진다. • 의료기술 발달에 크게 기여하지 못한다.

봉급제	• 동료감시(peer review)가 가능해 의료의 질이 향상된다. • 진료의 양이 크게 증가하지 않는다. • 시간과 수입의 안정으로 연구기회가 많아진다. • 조직화된 의료에 적합하고 젊은 의사가 선호하는 경향이 있다.	• 서비스가 관료적인 형태로 제공된다. • 자율성이 결여되어 있다. • 시간제 근무이므로 진료의 계속성 유지가 곤란하다. • 보수나 승진의 불만으로 의료인의 조직 이탈이 발생된다.
포괄수가제	• 과잉진료를 방지하여 의료비의 상승을 억제할 수 있다. • 환자의 치료 속도가 빠르다.	• 합병증이 생기거나 신기술, 신의약품의 출현 시 적용이 곤란하다. • 치료의 난이도를 고려하지 않고 있다.

6) 의료저축제도(Medical Savings Accounts : MSA)

의료저축제도란 가입자가 부담하는 보험료 일부를 개인별 의료저축계좌에 적립하고, 별도로 정하는 진료비를 이 계좌에서 지급하는 제도로서 적립액이 일정액을 넘을 경우 개인이 타 용도로 사용할 수 있는 제도로 원래 싱가포르에서 1884년에 만들어졌다.

우선적인 기본 원리는 시장경제 원리에 기초한 것이고 운영목표는 국가의 무보조금 방식이다.

의료저축제도는 건강보험의 구조를 기초질병에 대한 개인별『의료저축계좌』와 고비용 질병에 대비하는『사회보험계좌』로 이원화함으로써 제도 본연의 보험기능 회복과 재정안정화를 동시에 달성할 수 있는 실효성 높은 개혁대안이라 할 수 있다.

소액 의료비는 소득의 일정비율을 매월 저축한 의료저축계좌에서 지불하는 대신, 드물게 발생하는 거액의 중질병에 대해서는 부과방식의 사회보험계좌를 활용함으로써 건강보험의 실질적인 소득재분배 기능을 높이자는 것이다.

즉, 의료저축계좌는 시점간 위험분산(inter temporal risk pooling)을 목적으로 하고 있는데 한사람(또는 가족)의 일생 동안에 이뤄지는 질병상의 위험을 대비하기 위하여 개인소유의 의료비 적립통장을 개설하여, 여기에 매월 일정액을 적립하게 된다. 따라서 의료저축계좌는 외래 및 입원 진료 중에서 소액의 발생확률이 높은 진료비에 대비하기 위한 목적을 가진다. 이러한 진료를 받았을 경우, 자신이 직접 진료비를 내든지, 아니면 의료저축계좌의 적립금으로 계산할 수 있다. 일반적으로 의료저축계좌는 개인소유이지만 의료비 지출 이외의 용도로 사용할 수 없다.

사회보험계좌는 단면적 위험분산(cross-section risk pooling)을 목적으로 하고 있다. 즉 동시대를 살고 있는 질병 위험이 있는 사람들과 질병 위험이 없는 사람들 간에 위험분산을 목적으로 한다. 흔히 사회보험과 동일하다.

표 6-6 주요국의 지불제도 비교

구분	의원급	병원급
독일	• 총액계약제 – 보험의협의회와 보험자가 진료비 총액을 계약하고, 보험자는 총액을 지불함 – 개개 의사에 대해서는 의사회에서 수가표에 의하여 행위별수가제로 지불	• 입원비용 : 특정의 요양에 대하여 1건당 포괄수가제(DRG) • 상기이외의 환자 1일당 정액 진료과목별 요양비 • 자본조달비용 : 주정부 보조
프랑스	• 선불상환방식에 의한 행위별수가제(총액규제) – 의사조합과의 전국협약을 통해 총액범위 내 외래진료비 지급	• 공공병원 : 총액예산제(1984년~) • 민간병원 : 일당 입원료를 정액지불(일부진료에 대한 포괄지불제 실시)
일 본	• 행위별수가제	• 행위별수가제, 포괄수가제
대 만	• 행위별수가제 – 치과외래 총액계약제 – 일부 인두제, 총액계약제	• 행위별수가제 : 일부 포괄수가제 실시
미 국	• 행위별수가제 : 진료보수점수표에 의거 RBRVS(자원기준점수제)방식으로 지불	• 입원비용 : 대부분 DRG방식
영 국	• 인두제 • 총액예산관리방식 가정의제도 (Primary Care Group)	• 병원근무의 : 봉급제 • 독립채산 방식

출처 : 국민건강보험공단. 주요국의 건강보험 재정안정대책. 2001.

제3부

3

보건행정 관리

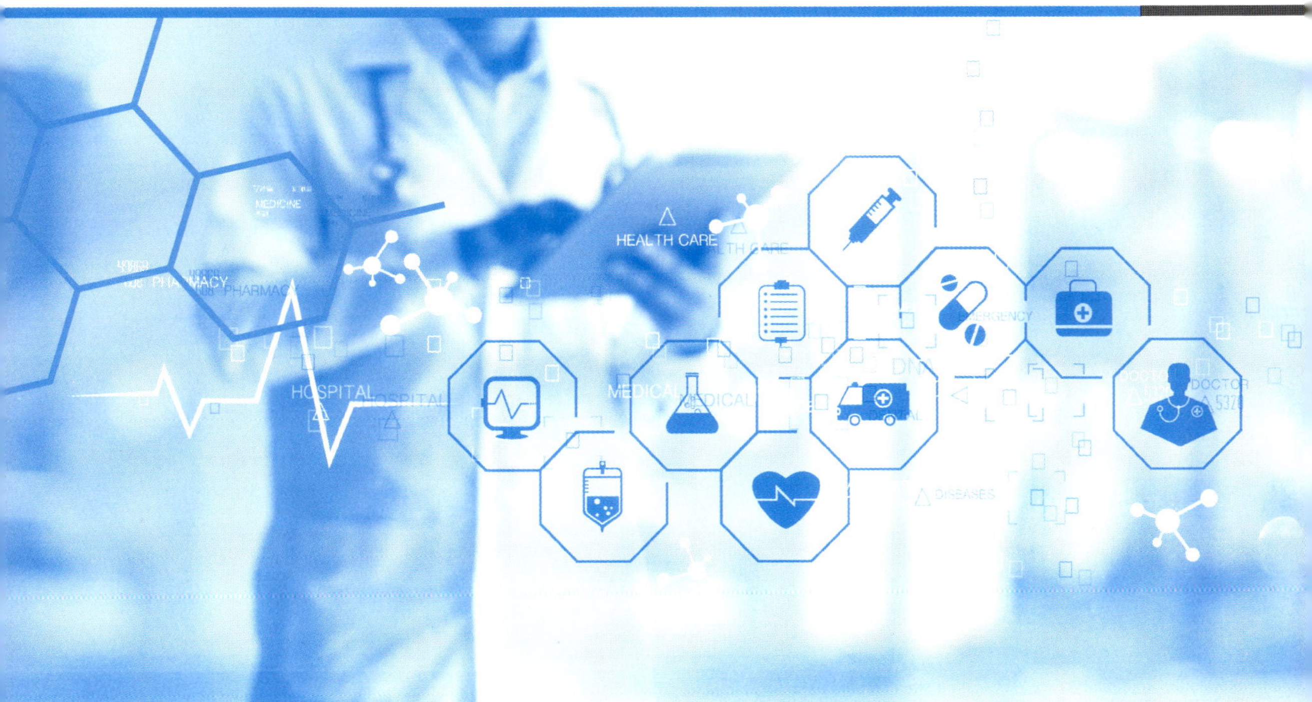

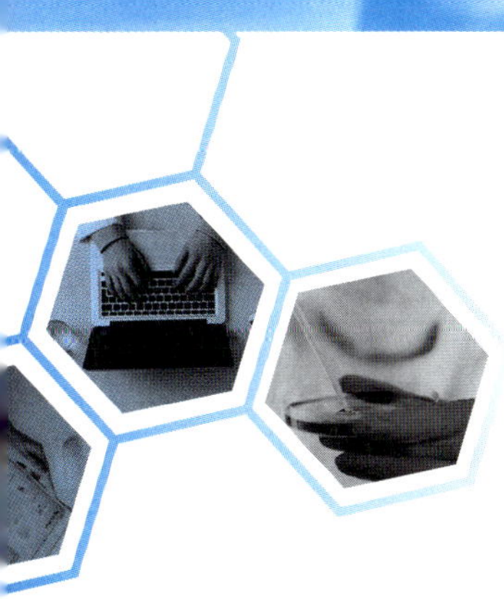

제7장

사회보장

학습목표

사회보장의 의의와 국가가 사회적 위험을 보장해야 할 필요성을 이해하고 사회보장의 종류와 특징을 학습한다.

1. 사회보장이 대두된 배경을 알아본다.
2. 사회보장의 개념과 의의를 설명한다.
3. 사회보장의 필요성과 기능에 대해 이해한다.
4. 사회보장의 종류 및 사회보장체계를 파악한다.

1 사회보장의 의의

1) 사회보장의 개념

고금을 통해 모든 국가는 시대를 막론하고 국민의 복지에 지대한 관심을 가져왔다. 국민의 복지를 보장해 주는 사회보장의 궁극적인 목적은 인간다운 생활의 보장에 있다. 인간다운 생활이란 건강한 생활의 보장과 적어도 최저생활수준을 영위할 수 있는 경제생활의 보장을 의미한다. 건강한 생활의 유시와 일정한 소득의 보장은 개인의 사회적 위험이나 요보호 상태로부터 보호한다는 소극적인 의미뿐만 아니라 인격의 자유로운 개발이라고 하는 적극적인 의미를 지니고 있다.

따라서 건강한 생활을 보장하는 의료보장과 적어도 최저 생활수준을 영위할 수 있도록 경제생활을 보장하는 소득보장이 사회보장의 2대 지주이다.

사회보장은 모든 국민이 인간다운 생활을 할 수 있도록 최저생활을 보장하고 국민 개개인이 생활수준을 향상시킬 수 있도록 제도와 여건을 조성하여, 그 시행에 있어 형평과 효율의 조화를 기함으로써 복지사회를 실현하는 것을 기본이념으로 한다. 사회보장은 사회정책의 일환으로서 국민의 생활에 대한 불의의 위험이나 소득중단이 발생할 때에 정상적인 생활을 유지할 수 있도록 국가가 책임지고 보장하는 국가정책이다.

1935년 미국의 사회보장법에서 최초로 사용된 용어인 사회보장이란 질병, 실업 혹은 노령이나 사망으로 말미암아 일어나는 경제적 어려움으로부터 대중을 보호하고 이들이 의료를 받도록 해주며, 어린이들을 양육하는 가족을 보조해 주기 위한 총괄적이고 성공적인 방안들에 의해 성취되는 결과를 의미하기도 한다.

사회보장이란 사고 · 질병 · 노령 · 불구 등 여러 위험으로부터 국민들을 보호하는 본질적인 기능을 수행할 뿐만 아니라 경제성장의 성과가 분배되는 과정에서 발생되는 불합리성과 문제점을 시정하는 역할을 가지고 있기도 한다. 사회보장 대상자의 범위나 실시 방법에 대해서는 각 국가마다 상당한 차이는 있으나 사회보장제도의 목적 즉, "질병 · 부상 · 분만 · 사망 · 실업 · 빈곤 등에 대해 일정한 급여를 제공함으로써 국민 생활을 보장하는 것"의 실현을 위해 거의 대부분의 국가가 제도적 장치를 마련하고 있고 노력 중에 있다.

사회보장이란 사회적 연대를 통하여 국민 모두가 인간다운 생활을 할 수 있도록 제도적 장치를 마련함으로써 사회적 불만을 경감시키거나 방지하는 목적을 지니고 있다. 인간의 기본적 욕구충족과 사회적 안정(social stability)을 목적으로 하고 있는 사회보장은 다양하고 복잡한 기능을 가지고 있다.

개인이 가지고 있는 능력과 재능의 개발이 경제적 이유로 좌절되지 않도록 기회를 제공하는 적극적 기능을 가지고 있을 뿐만 아니라 소득재분배 기능, 소득보장을 통해 구매력을 향상시킴으로써 경기회복 기능을 수행하기도 한다. 또한 생활안정을 도모하여 계층 간의 위화감이 경감됨으로써 정치적 안정을 초래하는 기능도 있다.

사회보장의 급여로서는 1952년의 ILO(국제노동기구)의 제35회 총회로 채택된 102호 조약(사회보장의 최저기준에 관한 조약)에 나타나고 있는 의료급여(현물급여), 상병급여(현금급여), 실업급여, 노령급여, 산재급여, 가족급여, 출산급여, 장해급여, 유족급여의 9개 항목이 대표적인 것으로 그 실시방식은 공적 서비스, 강제적 사회보험, 임의적 사회보험, 공공부조 중의 하나이거나 혼합방식을 취하고 있다.

(1) W. H. Beveridge의 정의

베버리지(Beveridge)에 의하면 사회에는 5가지의 해악(Five Giants)이 있는데 이는 빈곤(want), 질병(disease), 무지(ignorance), 불결(squalor), 나태(idleness) 등으로 개인의 적

이 아니고 인류 공동의 적이기 때문에 국가가 적극적으로 개입해야 한다. Beveridge는 이러한 5대악의 퇴치를 위해 사회보장(소득보장), 의료보장, 교육보장, 주택보장, 고용보장을 주장하였다.

사회보장의 아버지로 불려지는 Beveridge는 1942년 영국정부에 『사회보험과 관련서비스(Social Insurance and Allied Services)』라는 보고서를 제출하여 요람에서 무덤(from the cradle to the grave)까지라는 영국 사회보장제도의 기초를 다졌다. Beveridge Report에 의하면 사회보장이란 ① 실업이나 질병 또는 부상으로 인하여 소득이 중단되었을 때를 대처하고, ② 노령으로 인한 퇴직이나 타인의 사망으로 인한 부양상실에 대비하며, ③ 출생, 사망, 결혼 등과 관련된 특별한 지출을 감당하기 위한 소득보장(income security)을 의미한다. Beveridge는 사회보장계획의 핵심으로 사회보험을 주장하였는데 이처럼 사회보험을 중시한 이유는 첫째, 영국국민들이 자산조사에 대해 혐오감을 가지고 있었으며, 둘째, 당시에 근로자의 저임금문제가 어느 정도 해소가 되었고, 셋째, 당시 근로자의 대다수가 피고용인이라는 사실 때문이었다. 위의 둘째와 셋째는 보편주의에 입각한 사회보험을 정착시킬 수 있는 전제조건이다.

이러한 Beveridge의 주장은 사회보장의 개념을 협의로 보고 있으며 빈곤에 대한 소득보장에 너무 치우치는 경향이 있다.

(2) 국제노동기구(ILO)의 정의

광의의 사회보장개념을 제시하고 있는 ILO에 의하면 1942년 『사회보장에의 접근』이란 보고서를 통해 사회보장이란 사회구성원들이 직면한 위험에 대해서 사회가 적절한 조직기관을 통해 제공하는 총체적 보장조치를 말한다. 즉 소득의 일시적 중단이나 영구적 상실 또는 비상지출에 대비한 소득보장과 예방과 치료의 포괄적 의료서비스를 제공한 의료보장, 완전고용보장 등을 의미한다.

ILO의 사회보장개념에는 ① 전 국민대상, ② 국민의 최저생활 보장, ③ 모든 위험과 사고로부터 보호, ④ 공공기관을 통한 보장 등의 요소가 포함된다. 또한 사회보장계획에는 ① 고용촉진과 고수준 유지, ② 국민소득 증대와 균등한 배분, ③ 영양과 주택의 개선, ④ 의료시설의 완비, ⑤ 일반교육 및 직업교육의 기회확대 등을 포함한다.

즉, 사회보장이란 질병 · 실업 혹은 노령이나 사망으로 말미암아 일어나는 경제적 어려움으로부터 대중을 보호하고 이들이 의료를 받도록 해주며, 어린이를 양육하는 가족을 보호해 주기 위한 총괄적이고도 성공적인 방안들에 의하여 성취되는 결과를 말한다.

2) 사회보장제도의 대두

고통과 재난에 대한 구조행위는 인류 역사에서 어느 시대에서나 존재하였다. 가족이나 친지, 이웃의 고통은 곧 자신의 고통이라 생각하고 관대와 자선의 정신으로 미흡하지만 도와주었고 이들과 함께하는 정신은 일반화되었다.

사회가 복잡해지면서 고통받은 사람에 대한 원조책임은 개인의 손을 떠나 지배계층으로 옮겨갔다. 중세 수세기 동안 교회는 빈민에 대하여 자선과 친절로 그들의 고통을 구제하는 데 책임을 졌다. 조건 없는 증여와 대부를 행하였으며 노숙자에게는 잠자리를 제공하였고, 죽은 자를 묻어주며 사회적으로 버림받는 나환자를 보살펴주기도 하였다. 그러나 산업혁명 이전까지 빈민구제의 실질적인 부담은 친족과 촌락공동체가 책임을 짊어지고 있었다.

국민의 복지에 대해 국가가 최초로 책임을 인정한 것은 1601년 영국의 구빈법(Elizabethan Poor Law)이다. 그러나 이 내용은 빈민의 구제에 국한된 것이었다. 빈곤의 책임은 개인에게 있다고 보았기 때문에 빈자에 대한 국가의 태도는 매우 엄격하였다. 따라서 국가의 구호는 주로 노동능력이 없는 빈민이나 보호아동이었으며 노동력이 있는 빈민에 대해서는 노역장에서 강제노역에 종사하도록 하였다.

사회보장은 상호부조, 자선사업, 박애사업 등과 같은 원초적 형태에서 발전되었다. 제도적 사회보장의 출발지인 영국과 독일은 전통적으로 봉건영주국가였는데 사회를 통합하기 위한 한 방법으로 사회보장제도가 국가적 차원에서 싹트기에 이르렀다. 특히 산업혁명의 시작으로 사회적 일탈행위, 사회적 해체, 사회적 불평등의 문제는 이제 사회구성원 모두가 안고 있는 공통적 문제가 되었다. 산업혁명은 인구의 대이동을 초래하였다. 농촌인구의 대규모 도시집중은 노동자의 빈곤문제를 더욱 심각하게 하였다. 급속하고 지속적인 공업화를 촉진하기 위해서는 대규모의 자본축적과 노동자의 희생을 수반하였다. 노동자가 정치적으로 의미 있는 투표권을 행사하거나 강력한 노동조합을 통해 유효한 저항을 하기 이전까지 공업화추구는 빈곤의 확산을 가져왔으며 노동자의 생활수준을 희생할 수밖에 없었다.

19세기 후반에 이르러 대량실업이 발생하자 빈민의 구제문제는 새롭고도 충격적인 문제로 되었다. 흉작이나 불가피한 천재지변 또는 고질적인 자원부족으로 발생한 고난의 시대와는 달리 사회적 고통은 제도적 장치에 기인한 바가 컸으며, 억압된 저임금으로서는 상승하는 기대를 충족시킬 수가 없게 되었다.

영국에 비해 산업혁명과 공업화가 늦게 시작된 독일은 영국보다 더 격심한 사회적 불안을 겪게 되자 이에 대한 대처도 더 빨리 진행되었다. 독일에 있어서 개인주의와 자유주의의 역사가 그렇게 길지 않기 때문에 사회적 보호의 기회는 상대적으로 양호하였으며, 프러시아의 가부장적 전통과 산업화의 반봉건적 개입주의의 배경은 독일이 사회보험분야에서 선구자적 역할을 하는 것을 촉진하였다.

독일은 1885년에 이미 전 국민에게 적용되는 강제적 사회보장제도를 도입하여 마르크스 사회주의 운동에 대항하는 수단으로 이용하였다. 즉 좌익인 사회민주당의 세력을 저지하고 그 기반을 근절하려는 의도에서 사회보장제도를 도입한 비스마르크(Bismarck)는 국가의 임무는 다만 기존이익을 보호하는 데에만 있는 것이 아니고 동시에 적절한 제도와 수단을 동원하여 모든 국가구성원 특히 약자와 빈자의 복지를 증진하는 데에도 있는 것이라고 주장하였다.

이러한 Bismarck의 주장을 효시로 하는 사회보장제도는 1930년대에 발전시대를 맞는데 미국의 사회보장법(1935년), 뉴질랜드의 사회보장법(1938년), 프랑스의 사회보험법(1932년) 등이 제정되었다.

미국은 1930년대 중반까지도 유일하게 종합적인 사회보장제도를 갖추지 않은 국가였다. 거대한 자원과 부, 개인주의, 다민족국가, 프론티어정신, 자유의 숭상, 지방분권적 정부형태 등으로 인해 기본적인 사회개혁이 지연되었다. 그러나 1930년대의 대공황을 맞이하여 풍요 속에서도 수백만의 대량실업과 대중빈곤의 문제에 직면하게 되자 사회적 불안을 해소하기 위한 사회보장제도를 도입하지 않을 수 없게 되었다. 1930년대 중반 이후에 제정된 사회보장입법은 경제공황의 대책 중 일부로 등장하였기 때문에 대상계층이 공황으로 일자리와 생계를 동시에 상실한 전 국민이었고 급여수준은 최저생계의 유지였다. 이러한 기조는 계속해서 각국의 사회보장제도에 영향을 주었다.

독일의 사회보장입법은 노동자의 문제와 같은 사회문제의 해결을 위해 등장한 반면 미국의 사회보장입법은 이러한 기능은 물론이고 유효수요 창출, 즉 구매력 향상이라는 경제적 효과를 추구하여 실업보험을 우선적으로 실시하였다.

1935년에 루즈벨트(F. D. Roosevelt) 대통령이 사회보장법(The Social Security Act)을 제정하여 사회보장의 용어를 최초로 사용한 이후, 1941년 M. Stack의 사회보장의 의미(The Meaning of Social Security), 1942년 베버리지(W. Beveridge)에 의해 제출된 사회보험과 관련서비스(Social Insurance and Allied Services), 국제노동기구(ILO)의 1942년 사회보장에의 길(Approaches to Social Security) 등이 발표되면서 사회보장의 용어는 더욱 일반화되고 친숙하게 다가왔다.

이와 같이 미국에서는 제2차 세계대전 이전에 이미 사회보장의 정책개념이 받아들여지고 있었다. 그러나 당시의 사회보장은 일부의 노동자를 대상으로 한 노동자보험과 빈곤계층을 대상으로 한 구제시책을 중심으로 한 것이고 사회보장이 각국에서 실시되게 된 것은 제2차 세계대전 이후이다.

영국에서는 1942년에 발표된 Beveridge 보고서가 사회보장의 방향을 제시함에 따라 제2차 세계대전 이후 소위 "요람에서 무덤까지"라고 부르는 포괄적인 사회보장제도가 도입되었다. 1948년에는 국영의료제도인 국민보건서비스(National Health Service)라고 하는 무료의료 진료체계가 전 국민을 상대로 도입되었다. 이러한 영국의 사회보장제도는 다른 선진국에도 영향을 미쳐 1950년대에 접어들면서 대부분의 선진 국가에서도 보편적인 포괄적 사회보장제도를 도입하기에 이르렀다.

따라서 사회보장이라는 용어는 1930년대 이후 구미제국에서 보편적으로 사용되었고, 1940년경에 개념이 확립되었으며, 1940년대와 1950년대에 뿌리를 내렸다. 1960년과 1970년대에는 높은 경제성장으로 사회보장이 현저한 발전을 하여 제도적 측면이나 양적 측면에서 전성기를 맞이하였다. 1950년대 이후 1970년대 중반까지 서구의 사회보장이 대도약을 하게 된 가장 큰 원인은 고도의 경제성장이었다. 매년 5% 이상의 경제성장은 사회보장을 뒷받침해주는 힘이었다.

산업화는 필연적으로 모든 사회구조의 변화를 수반하게 되는데 이처럼 급변하는 사회를 지속적으로 통합시키기 위한 대응책으로 사회보장제도가 발전한 것이다. 또한 지속적인 경제성장의 결실을 균점화해야 할 필요성도 대두되었다. 그러나 림링거(Rimlinger)에 의하면 개발도상국가의 경우 사회보장의 권리를 쟁취하기 위한 투쟁이나 당위성의 주장 없이 사회보장이 수립되었다. 즉 사회보장의 확립이 국민의 투쟁과 관심의 소산이라기보다는 지도자의 일방적인 시혜의 결과이다. 우리나라의 사회보장은 1960년대 이후로 본격적인 계기가 된 것은 1977년 건강보험의 도입이라 할 수 있다. 건강보험의 도입은 국가 정책적 차원이나 국민의 여론적 차원에서 사회보장에 대한 논의를 활발히 전개하게 하였다.

2 사회보장의 필요성

1) 경제적 측면

사회보장의 필요성이 본격적으로 대두하게 된 계기가 된 것은 1929년의 세계공황이다.

이러한 대공황(The Great Depression)은 1929년 10월 미국의 증권시장의 붕괴로 시작되어 이후 10년간 세계경제를 휩쓸었다.

1930년 12월 11일 뉴욕 유나이티드 스테이트 은행이 파산하면서 50만 명이 예금을 찾을 수 없게 되었으며, 1931년 한 해 동안 은행 약 2,300개가 문을 닫았다. 재고 과잉 상태에 빠진 제조업체들은 공장 문을 닫기 시작하여 1934년까지 실업률은 25%에 달했고, GNP는 30%나 떨어졌다. 미국의 불황은 전 세계에 영향을 미쳐 독일은 600만 명, 영국은 300만 명의 실업자가 생겨났다.

대공황은 불황의 심각성, 장기성 및 세계적 보편성에 있어서 이전의 어느 불황과도 비교가 될 수 없을 정도로 인류에게 어두운 그림자를 드리웠다. 이전의 불황이 자유방임적 상태에서도 스스로 조정되고 극복될 수 있었음에 비해 대공황은 시장의 자동조절기능에 의존하여 극복될 수 있는 성질의 것이 아니었으며 심지어 자본주의 기반마저 무너뜨릴 기세였다. 1933년 대공황이 최악의 상태에 빠지고 있을 때 미국대통령에 취임한 F. D. Roosevelt는 실업자를 구제하고 유효수요를 창출하기 위한 정책으로 실업구제정책, 노동자의 경제적 지위개선을 위한 보험제도, 조직노동자의 지위강화정책을 적극적으로 수립하여 전개하였다.

2) 사회적 측면

현대 산업사회는 사회구조적 측면에서도 많은 변화를 초래하고 있다. 사회구조의 변화과정에서 사회보장의 필요성이 현실적으로 대두하게 된 원인은 첫째, 인구구조의 변화에 의한 노령화이다. 65세 이상의 노인인구가 전체인구의 4~5% 이내일 때에는 크게 사회문제가 되지 않는다. 그러나 7% 이상인 노령국가(the aged nation)가 되면 노인문제는 새로운 국면으로 접어들게 된다. 노인인구의 절대적 수의 증가와 노인부양의식의 변화 등으로 노인에 대한 사회적 책임의식이 본격적으로 대두하게 된다. 생활의 곤궁이나 고독과 불만으로부터 삶의 보람을 상실한 노인을 대상으로 국가는 일련의 조직화된 서비스를 제공하지 않으면 안 된다.

둘째, 산업구조의 변화와 경제발전으로 근로자가 증대하였다. 대부분의 국민이 근로자의 범주에 속하게 됨으로써 사회보장의 확대를 초래하였다.

셋째, 도시화와 산업화는 대가족제도와 전통적인 상부상조제도의 붕괴와 퇴보를 가져왔다. 핵가족화와 가족규모의 축소로 친족부양의 전통이 상실되어 사적 생활보장기능을 이제는 국가와 사회가 대신하게 되었다.

넷째, 소득과 임금의 격차가 심화됨에 따라 사회적 통합의 필요성이 대두하게 되었다. 즉 소득과 임금격차의 악화는 상대적 박탈감으로 이어져 체제부정의 결과를 야기할 수 있기 때문에 사회보장을 통해 사회불안을 사전에 예방하거나 경감시킬 필요성이 있다.

3) 생활적 측면

위험하고 단조롭고 더러운 작업환경(3D-dangerous, dull, dirty : 3H-hot, heavy, hazardous)에서의 육체노동을 컴퓨터나 로봇이 대신해주고 있는 현대사회는 간단치 않은 많은 사회문제를 안고 있다. 실업 등과 같은 구조적인 문제들 외에도 환경오염과 생태계의 파괴문제, 자원부족 · 고갈의 문제, 과밀도시의 생활환경문제, 즉 쓰레기, 주택난, 교통난 문제 등은 이제 누구의 문제가 아닌 우리 모두의 문제가 된지 오래되었다.

사회보장의 가장 보편적인 개념은 경제적 보장을 의미한다. 경제적 불안정은 사회보장의 존재의미이다. Rejda는 경제적 불안정을 가져오는 4가지 본질과 8가지 원인을 제시한 바 있다. 즉 4가지 본질은 ① 소득의 상실, ② 부가지출, ③ 불충분한 소득, ④ 소득의 불확실성이며, 8가지 원인으로는 ① 가구주의 갑작스런 사망, ② 노령, ③ 건강하지 못한 신체, ④ 실업, ⑤ 기준 이하의 소득, ⑥ 물가상승, ⑦ 자연재해, ⑧ 부정적인 개별요소(이혼, 약물중독, 노름 등) 등이 있다.

3 사회보장의 근거

인간다운 생활을 할 권리, 즉 생존권은 1919년 바이마르(Weimar) 헌법에서 출발하였다. 이러한 생존권의 취지는 세계인권선언에 계승되었고 현대에는 대부분의 국가 헌법이나 국제규약에 명시되어 있다. 1946년 WHO헌장 서문에 "가능한 최고수준의 건강을 향유함은 모든 인간의 기본적 권리의 하나이며, 인종, 종교, 정치적 신조, 경제 및 사회조건에 관계없이 차별이 있어서는 안된다"라고 명시되어 있다.

세계인권선언에 "모든 사람은 사회의 일원으로서 사회보장을 받을 권리를 가지며 국가적 노력과 국제적 협력을 통하여 또는 각국의 조직과 자원에 의하여 자기의 존엄성과 자기 인격의 자유로운 발전에 불가결한 경제적, 사회적, 문화적 권리를 실현할 권리를 가진다(제

22조). 모든 사람은 의식주, 의료와 필요한 사회적 시설을 포함한 자기 및 가족의 건강과 복리를 위하여 충분한 생활수준을 향유할 권리를 가지며, 실업, 질병, 능력상실, 상해 기타 불가항력으로 인한 생활 불능의 경우에 생활보장을 받을 권리를 가진다. 모든 아동은 적자인지 아닌지를 막론하고 동일한 사회적 보호를 받아야 한다(제25조)."라고 명시되어 있다.

사회보장의 성격 및 발전 정도는 정치 · 경제 환경과 밀접한 관련이 있다. 민주주의와 자본주의의 도입초기에는 사회보장의 필요성은 인식되어 입법화 과정을 거치지만 이는 상징적인 의미일 뿐 국민의 생활을 변화시키는 실질적인 기능을 수행하고 있지는 못하다. 또한 사회보장의 도입은 정권 유지적 차원에서 위로부터의 시혜적 성격을 띠고 있다. 이는 우리나라 헌법 제34, 35, 36조에 사회보장의 권리가 명시되어 있다.

〈제 34조〉

① 모든 국민은 인간다운 생활을 할 권리를 가진다.
② 국가는 사회보장 · 사회복지의 증진에 노력할 의무를 진다.
③ 국가는 여자의 복지와 권익의 향상을 위하여 노력하여야 한다.
④ 국가는 노인과 청소년의 복지향상을 위한 정책을 실시할 의무를 진다.
⑤ 신체장애자 및 질병 · 노령 기타의 사유로 생활능력이 없는 국민은 법률이 정하는 바에 의하여 국가의 보호를 받는다.
⑥ 국가는 재해를 예방하고 그 위험으로부터 국민을 보호하기 위하여 노력하여야 한다.

〈제 35조〉

모든 국민은 건강하고 쾌적한 환경에서 생활할 권리를 가지며, 국가와 국민은 환경보전을 위하여 노력하여야 한다.

〈제 36조〉

① 혼인과 가족생활은 개인의 존엄과 양성의 평등을 기초로 성립되고 유지되어야 하며, 국가는 이를 보장한다.
② 국가는 모성의 보호를 위하여 노력하여야 한다.
③ 모든 국민은 보건에 관하여 국가의 보호를 받는다.

4 사회보장의 원칙

1) 비버리지(Beveridge)의 원칙

Beveridge는 기본적으로 사회보장은 최저수준의 보장에 있으며 사회문제를 해결하기 위해서는 사회보험이 사회보장의 주된 방식이 되어야 한다고 보았다.

영국뿐만 아니라 많은 나라에서 사회보장의 지침이 되어 있어서 사회보장의 바이블로 평가되고 있는 Beveridge Report에는 6개의 원칙이 제시되고 있다.

(1) 적용범위 및 사고의 포괄성(comprehensiveness) 원칙

질병 · 실업 · 장해 · 노령 · 사망 등으로 인해 소득이 중단되는 사태에 대비하기 위해 모든 국민은 강제적으로 보험에 가입하여야 한다. 즉 소득상한선을 두지 않고 모든 국민들을 포괄하여야 한다. 이는 대상자의 범위와 욕구의 범위가 포괄적이어야 한다는 것을 의미한다.

또한 사고의 포괄성이란 민간보험처럼 면책범위를 넓게 하거나 면책조항을 엄격하게 제한적으로 해석해서는 안 된다는 원칙이다.

많은 사람들의 일반적이고 보편적인 위험에 대해서는 국가부조(national assistance)나 민간의 자발적 보험(voluntary insurance)에 의존하는 것이 아니라 사회보험이 이를 담당해야 한다.

(2) 균일한 기여금(flat rate of contribution)의 원칙

근로자나 사용자가 지불하는 기여금은 그의 소득수준에 관계없이 동일액으로 한다. 고소득층은 납세자로서 저소득층에 비해 더 많은 세금을 부담하여야 하며, 국가는 사회보험기금의 일부를 당연히 부담하여야 한다.

소득의 고하를 막론하고 누구나 꼭 같은 갹출금을 내야 한다는 원칙이다. 형평의 논리에 의해 당연히 따라 나오는 것으로서, 부자이든 가난한 사람이든 모두가 다 똑 같이 내고 똑같이 받는다는 정신이다. 즉, 급여가 균일하므로 갹출도 균일해야 한다는 것이다.

이것은 보편주의(universalism) 정신의 반영으로 평등의 상징이었지만 여러 가지 역기능을 초래하였다. 예컨대 사회보험은 3가지 재원 즉 피고용자의 갹출, 고용주의 기여금, 국고보조금에서 그 기금이 조달되는데 여기서 정부보조금은 일반 과세에 의해 마련되는 것이고, 세금은 부유층이 많이 내는 것이니까 결국 부유층이 보험료도 많이 내는 셈이 되어 사회보험은 이점에서 소득재분배의 기능을 한다고 볼 수도 있지만 그 효과는 지극히 미미한 것이다. 따라서 국민의 최저생활을 보장하기 위해 보험급여의 수준을 올리기 위해서는 국고부담을 늘리든가 아니면 갹출금을 높여야 하는데, 갹출금을 높이기 위해서는 근로자의 부담능력에 제한을 받게 된다.

(3) 균일한 생계급여(flat rate of subsistence benefit)의 원칙

실업 · 장애 · 퇴직으로 인한 소득상실의 경우 소득상실 이전에 받고 있던 소득액의 과다에 상관없이 보험급여의 액수가 동일해야 한다.

강제보험제도에서 모든 사람은 평등한 조건에서 시작해야 한다. 어떤 개인도 그가 좀 더 건강하다거나 좀 더 정규직장에 속해 있다는 이유로 다른 사람에 비해 보다 나은 조건을 요구해서는 안 된다. 가난하든 부자든 모든 피보험자들은 동일한 보장을 위해 동일한 급여를 해야 한다. 즉 소득과 재산에 차이가 있더라도 동일한 돈을 내고 동일한 급여를 받는다.

(4) 급여의 적절성(adequacy of benefit) 원칙

사회보험은 생존에 필요한 최소한의 소득을 보장해주는 데 목표를 두어야 한다. 이는 궁핍으로부터 자유에 대한 사회권의 기본적 차원이다. 따라서 사회적 급부는 국민적 최저선을 유지하기에 필요한 만큼 그 양과 기간에 있어서 충분해야 하며 그렇다고 해서 과다해서도 안 된다. 급부의 수준이 과거 기여나 과거 소득에 따라 결정되기보다는 전적으로 급부를 제공하는 사회적 목적에 의해서만 결정되어야 한다.

지급금액은 최소한의 생활수준에 그쳐야 하며 그 이상의 급여는 사적(민간) 보험으로 해결하여야 한다. 국가는 의욕과 기회와 책임을 고사시켜서는 안 된다. 즉 국민적 최저선을 설정함에 있어서 각 개인들로 하여금 자신과 그의 가족을 위해 그 최저선 이상을 제공할 수 있도록 하는 자발적 행위를 위한 여지와 자극을 남겨두어야 한다.

보험료를 부담할 수 있는 사람은 사회보험의 형태로 보호를 받고 반면에 부담능력이 없는 사람은 자산조사를 거쳐 공공부조로 보호를 받는다.

(5) 행정적 책임의 단일화(unification of administrative responsibility) 원칙

사회보장제도가 다양한 기관에 의해 관리되기보다는 전국적으로 통일된 기관에 의해 관장되어야 한다. 즉 효율성과 경제성을 고려하여 행정체계는 일원화되어야 한다. 모든 기여금은 단일한 사회보험기금에 적립되고 급여를 비롯한 모든 보험급여지출은 그 기금으로부터 나와야 한다.

Beveridge는 사회보장성을 신설하고 지방마다 단일한 행정단위를 설치하여 모든 피보험자를 포함하도록 제안하였다.

(6) 분류(classification of the population)의 원칙

단일화보다 포괄적인 사회보험이지만 지역사회내의 다양한 삶의 양식을 고려해야 한다. 즉 사회적 계층에 따라 분류하여 보험적용을 달리하여야 한다. 사회적 환경에 따라 상이한 욕구 등을 고려하여야 한다. 따라서 사회보험은 모든 국민을 포함하지만 몇 개의 범주로 나누어 접근하는 것이 좋다.

Beveridge는 ① 피고용자, ② 사용자 및 자영자, ③ 가정주부와 같은 무보수 서비스 종사자, ④ 비취업자, ⑤ 15세 미만의 취업연령 미달자, ⑥ 취업연령을 초과한 퇴직자 등 6가지 범주를 제안하였다.

2) ILO의 원칙

국제노동기구(ILO)는 1952년에 채택된『사회보장 최저기준에 관한 조약(Social Security Minimum Standards Convention)』에서 피보험자의 권리와 국가책임을 강조하면서 사회보장의 원칙으로 3가지를 제시하였다.

(1) 수혜대상의 보편적 보호원칙

사회보장은 임금근로자는 물론이고 전체 국민을 대상으로 해야 한다. 이 원칙은 1941년 New York에서 열린 제25차 ILO총회에서 대서양헌장의 지지에 관한 결의 중 대서양헌장 제5장에 8개의 공동원칙 중 "보다 나은 근로기준, 경제적 진보 및 사회보험을 모든 사람에게 확보하고자 하는 목적을 가지고 경제적 분야에 있어서 국민 상호간에 충분한 협력을 가져오도록 희망한다"는 내용이 있다. 이것을 지지한다는 것은 ILO가 모든 국민이 사회보장의 대상이 되어야 한다는 보편적 보호원칙을 확인하게 된 것이다. 이로써 지금까지 노동자 전용의 사회보험이 모든 국민에게 확대, 전 국민의 생활보호 수단으로 된 것이다.

이러한 원칙은 1952년 ILO 총회에서 결의된 사회보장의 최저기준에 관한 조약에서는 국민이 아닌 주민에 대한 평등한 대우의 원칙으로까지 발전하여 사회보장에 있어 내외국인 평등대우의 원칙으로까지 확대되었다.

그러나 이러한 보편적 보호원칙은 모든 사고나 급여에 해당되는 것은 아니고 전체 국민에게 공통적으로 일어나는 의료서비스, 가족수당, 무갹출연금, 자산조사(means test)에 의한 공공부조 등에 한정되고, 일부 계층만이 대상이 되는 업무상 재해와 같은 것은 이 원칙이 적용되지 않는다.

(2) 비용부담의 공평성 원칙

사회보장의 비용부담은 국가 또는 사용자 혹은 양자부담으로 해야 하며 근로자 부담은 일정수준을 넘어서는 안 된다.

사회보장의 최저기준에 관한 조약 제71조에는 사회보장의 재정에 관한 기본원칙이 3개항으로 규정되어 있다.

첫째, 사회보장은 공동부담으로 하되 그 원칙은 ① 재원은 보험료(insurance contribution) 또는 세금으로 충당한다. ② 자산이 적은 자에게 과중한 부담이 되지 않도록 하여야 한다. ③ 피보험자의 경제적 상태를 고려하여 결정해야 한다.

둘째, 보험료에 대한 피고용자의 부담한계는 피보험자계층의 직접보호를 위해서 지급되는 전체 재원의 50%를 초과해서는 안 된다. 그 나머지는 사용자부담, 특별세수입, 일반재정으로부터의 보조금, 자본수입 등으로 충당되어야 한다. 이것은 갹출금에 대한 불가침원칙을 말하는 것으로 즉, 피보험자로부터 갹출되는 보험료는 피보험자들에게 직접 지급되는 보호비용으로만 사용되어야 하며 관리비 등에 충당되어서는 안 된다는 것을 뜻한다.

셋째, 어떤 경우든 보험자체의 수지로는 운영이 어려울 경우에 궁극적으로 국가가 책임을 져야 한다는 원칙이다.

(3) 보험의 급여수준 및 급여방법에 관한 원칙

보험급여수준에 관한 원칙으로 수급자의 종전 소득과 비례하여 지불한다는 급여비례의 원칙과 법정 최저액을 보장한다는 급여균일의 원칙이다.

사회보장은 현금급여를 원칙으로 하고 부득이한 경우를 제외하고는 일시급여 대신 정기적 급여를 권장한다. 그 이유는 계속적인 생활보호의 방법으로 가장 적절한 수단이기 때문이다. 이러한 정기급여에 대해서도 3가지 원칙을 제시하고 있다.

① 비례급여의 원칙

급여수준은 각 개인이 사회적으로 영위하는 생활의 정도가 모두 다르기 때문에 그것에 상응하는 정도의 급여수준이 되어야 한다는 것이다. 이것은 각 개인의 임금, 보수 등에 비례하는 급부를 행하는 것으로서 개인별 급부제라고도 한다. 이러한 지급방법의 채택은 자본주의 사회가 지니는 자유의 양을 최대한으로 보장하는 하나의 방법이 되기도 한다.

② 균일급여의 원칙

보험급여는 어느 수급자에게도 동액의 급부를 행한다는 원칙이다. 이것은 최저기준선까지는 누구라도 동일하게 확보시켜 준다는 뜻이다. 최저의 요구를 필요로 하는 국민이 비교적 많은 나라에서는 이 제도가 환영받고 있다.

③ 부양수준의 원칙

보험급여의 총액과 수익자의 자력을 합한 것이 최저생활이 되도록 하려는 원칙이다. 따라서 이 원칙은 자산조사를 요건으로 하는 공공부조의 규정이라고 볼 수 있다. 그러나 이러한 원칙만으로 실제적 급여가 충분한 것이 못되고 생계비의 변동에 따르는 급부조정이 필요하고, 물가와 임금의 변동에 따르는 자동장치도 필요하다. 특히, 장기급여에 있어서는 급여의 등시성으로서의 현금보상제도라 할 수 있는 연동제(sliding system)가 채택되어야 한다.

5 사회보장의 기능

현대적 의미의 사회보장은 국가가 구빈적 차원의 소극적 개입을 넘어 사회경제적 평등의 실현과 인간으로서의 존엄성과 생존권 보장기능까지를 포함하고 있다. 사회보장은 인간의 시장노출성(exposition to market) 또는 시장의존성(dependence on market)의 정도를 최소화함으로써 노동력의 상품화를 최대한 줄이고자 하는 목적을 지니고 있다.

1) 긍정적 기능

사고 · 질병 · 실직 등의 사회적 사고는 많은 비용지출을 초래하고 국민 모두에게 노출되어 있다. 따라서 물질적 기반이 있는 국가든 부족한 국가든 현대국가는 모든 국가가 사회보장정책을 수립하고 시행하고 있다. 사회보장제도가 가지고 있는 순기능은 다음과 같다.

(1) 인간다운 생활보장기능

보건의료와 최저소득을 보장함으로써 인간의 존엄성을 유지케 하고 있다. 의식주와 보건의료에 대한 최소한의 보장을 통해 개인이 가지고 있는 능력과 재능의 개발이 경제적 이유로 좌절되지 않도록 하는 적극적인 기능을 지니고 있다.

또한 사회보장은 일반생활수준의 규정적 기능을 하고 있다. 즉 사회보장이 일반국민의 생활수준에 영향을 미친다.

사회보장 급여수준이 높아지면 그 수급자의 생활수준도 그만큼 상승하게 되고, 수급자의 수가 많은 경우에는 국민의 평균적 생활수준 전체의 향상에 적지 않게 기여하게 되는 것은 당연한 것이다.

(2) 사회적 기능

사회보장을 통한 소득재분배의 과정은 규모가 크고 지속적이다. 능력에 따른 부담과 욕구에 따른 수혜는 사회정의의 실현에 기여하고 있다.

사회보장에서 가장 중요한 특징 중의 하나는 소득재분배구조이다. 이를 다른 측면에서 보면 사회보장이 사회연대관계를 기초로 하고 있음이 분명해진다. 즉 일정한 생활위기에 직면한 자에 대하여 사회가 연대하여 상대적으로 생활의 여유가 있는 사람의 자금에 의하여 구제하는 방식을 취하고 있는 것이다. 이러한 소득재분배적 기능은 민간보험과 같은 시민간의 구제수단에는 일반적으로 찾아볼 수가 없다. 민간보험에서는 갹출과 급여 산에 엄격한 대응관계가 지켜지기 때문이다.

소득재분배적 기능은 사회보장의 단순한 특징이라기보다는 본질적인 것으로 볼 수 있다.

(3) 경제적 기능

실업수당과 연금 등과 같은 소득보장은 구매력의 증진을 초래하여 경기회복에 기여하며, 노사문제의 해소에도 기여하여 산업생산성을 향상시킨다. 결국 사회보장은 이러한 기능을 통해 국민경제의 조절능력을 향상시킨다.

사회보장의 경제적 효과는 자본주의 경제의 자동안정화와 자본축적에 있다. 호황기에는 보험료를 더 징수하여 경기과열을 방지하고 불황기에는 적립된 자금을 방출하여 유효수요를 창출하여 경기회복에 기여하는 등 사회보장은 경제안정의 효과(Built-In Stabilizer)를 발휘하기도 한다.

연금보험이나 건강보험의 재원을 일정한 기간 동안에 걸쳐 갹출한 수입을 적립방식에 의존할 경우 갹출과 급여사이에 시간적 격차가 생기는데 준비금과 기금을 자본시장에 환원시키는 경우 국민경제에 지대한 영향을 미치게 된다. 자본시장에 대한 투자로 경제성장을 촉진시키는 역할을 하기도 한다.

사회보장 특히 사회보험에 의한 재정투융자는 오늘날의 제2의 예산이라고 말하여 질 정도의 규모와 중요성을 가지고 국민경제의 원활한 운행과 그 기반강화에 이바지하고 있다. 이것을 사회보장의 자본축적기능이라고 부른다.

그러나 이와 같은 자본축적기능도 그것이 행하는 역할은 크다고 할지라도 사회보장의 본래기능이라 하기는 어렵다.

(4) 정치적 기능

사회보장은 취약계층의 빈곤문제해소와 국민의 기본수요를 충족시킨다. 이는 중산층의 형성에 기여하여 극단주의를 배제하는 데 커다란 기여를 하고 있다. 점진적 개혁을 추구하고 국민계층간의 위화감을 제거하여 정치적 안정감을 가져온다. 사회보장은 결국 자본주의 체제를 유지하는 기능을 한다는 주장은 설득력이 있다.

조지와 윌딩(George & Wilding)에 의하면 사회보장은 첫째, 사회분열을 초래할 사회문제를 완화시킴으로써 정치적 안정에 기여한다.

둘째, 사회보장정책을 통해 개인, 가족, 집단에 나타나는 사회문제를 규정하거나 강화함으로써 현재의 정치질서에 대한 도전을 최소화시켜 정치안정에 기여한다.

셋째, 사회보장정책은 특정 가치 및 행위유형을 격려, 보상, 처벌함으로써 안정을 유지시킬 수 있다.

넷째, 현재의 사회적 권위와 위계를 사회적 서비스가 지지함으로써 안정에 기여한다.

다섯째, 계급갈등을 집단갈등으로 대체시킴으로써 집단갈등을 제도화하여 정치적 안정에 기여할 수 있다.

2) 부정적 기능

사회보장은 산업화의 결과이다. 즉 산업화에 따른 제반 문제는 사회보장의 필요성을 대두시켰으며, 경제적 풍요와 같은 물적 토대는 사회보장의 확장에 기여하였다. 사회보장이 현대 국가의 최대목표가 되고 있지만 그 이면에는 많은 부정적 측면을 내포하고 있다.

첫째, 사회보장을 통해 개인은 소득이 보장되고 생활이 안정됨에 따라 개인주의 경향을 만연시키고 있다. 이는 전통적 대가족제도의 와해를 국가가 재정적으로 뒷받침 해주고 있는 것이다.

둘째, 사회보장의 과용과 남용의 문제이다. 과도한 사회보장은 근로의욕을 감퇴시키거나 무위도식을 하게되어 소위 "사회보장의 기생충"이라고 혹평하기도 한다.

셋째, 사용자의 사회보장비부담이 과도할 경우 이를 벗어나기 위해 임시직, 시간제 근무 등 노동시장이 왜곡되거나 암시장이 형성되어 건전한 국민경제발전에 장애요인으로 작용하기 쉽다.

불황기에 필요한 재원을 조달하기 위하여 실업보험이나 건강보험 등의 사회보험료를 인상시킬 경우 불황을 더욱 심화시키는 결과를 가져오기도 하여 사회보험은 부정적인 경제효과를 초래하기도 한다. 이와같이 사회보장은 양면성을 동시에 지니고 있다.

따라서 긍정적, 부정적 기능만 따로 분리하여 논의하는 것은 의미가 없으며 긍정적, 부정적 효과를 상호 비교하여 검토할 필요가 있다. 역사적 또는 실증적으로 사회보장의 긍정적 효과가 부정적 효과보다 훨씬 더 크다는 것은 이미 사실로 받아들여진지 오래다.

6 사회보장의 종류

1) 개요

인간은 누구나 원래의 지위(original position)를 가지고 있으며 과도한 경쟁으로 인하여 손상된 원래의 지위를 회복시키기 위해 사회보장이 필요하다. 예컨대 병원에서 한 아이가 출생했을 때 그 아이의 부모가 누구인지 모르는 상태에서는 다른 아이들과 같은 대우를 받지만 부모가 누구인지 알려지면 그 순간부터 대우가 달라질 수 있다. 출생과 동시에 아무것도 알려져 있지 않은 상태의 지위를 원래의 지위라고 설명할 수 있다.

원래의 지위는 과도한 경쟁 혹은 사회구조의 모순에 의해서 파괴될 가능성이 있다. 자본주의 사회에 존재하는 빈곤층이 바로 원래의 지위에 심각한 손상을 입은 사람으로 분류할 수 있고, 사회보장은 원래의 지위에 손상을 입은 사회구성원에게 지위 회복의 기회를 제공하는 하나의 정책적 틀이라고 말할 수 있다.

1952년 세계노동기구(ILO) 총회에서 채택된 사회보장의 최저기준에 관한 조약에 의하면 사회보장의 급여로는 의료급여(현물급여), 상병급여(현금급여), 실업급여, 노령급여, 업무상 재해급여, 가족급여, 출산급여, 장해급여, 유족급여 등 9가지가 대표적이고, 이를 보장하기 위한 구체적인 실시 방법으로는 공적 서비스, 강제적 사회보험, 임의적 사회보험, 공공부조 등 4가지 방식이 있다.

각국의 사회보장제도는 공통점이 상당히 있지만 각 국가마다 그 역사나 정치 · 경제체제가 상이하여 제도의 내용과 운영에 있어서는 차이가 있을 수밖에 없다. 대부분의 선진 국가에서는 1950년대 후반부터 1970년대 초까지에 이루어진 미증유(未曾有)의 경제성장으로 사회보장을 실시하고 내용을 충실히 하는데 대한 경제적 기반을 마련하였다. 그러나 그 이후 오일쇼크로 인한 국민경제의 침체, 국가재정의 악화, 실업의 증가, 인구의 고령화 등으로 사회보장에 어두운 그림자가 드리우게 되고 사회보장제도 자체에 대한 재검토가 이루어지게 되었다.

사회보장제도의 영역은 세 가지로 분류할 수 있다. 즉 사회보험, 공공부조 그리고 사회복지 서비스이다.

사회보장을 제도적으로 확립하는데도 정책 우선순위가 있어야 한다. 어떤 제도를 먼저 개발하고 나중에 개발하느냐 하는 문제는 정책의 효율성을 좌우할 수 있다. 따라서 정책 우선순위를 결정함에 있어서는 일정한 기준이 정립되어 있어야 한다.

사회보장 대상으로서의 인구계층은 빈곤층만이 아니다. 빈곤층은 보호받아야 할 대상 중 한 그룹에 속할 뿐이다. 사회보장은 전체인구를 대상으로 한다. 그러나 사회보장정책에도 우선순위를 둔다면 빈곤층, 사회적 취약계층, 일반국민의 순이 아닐까 싶다. 사회보장영역으로 본다면 공공부조, 사회서비스, 그리고 사회보험의 순이라고 말할 수 있다.

2) 사회보험

(1) 사회보험의 개념

사회보험은 사회정책을 위한 보험으로서 국가가 사회정책을 수행하기 위해서 보험의 원리와 방식을 도입하여 만든 사회경제제도이다.

우리나라 사회보장기본법에서는 “사회보험이란 국민에게 발생하는 사회적 위험을 보험방식에 의하여 대처함으로써 국민건강과 소득을 보장하는 제도를 의미한다”라고 정의하고 있다. 사회보험이란 미래에 발생할 사회적 사고와 사고로 인한 소득중단 사태에 대비하기 위한 사회복지 영역 중의 하나이다. 여기에서 말하는 사회적 사고란 노령이나 장애, 실업이나 산업재해를 의미한다.

구체적으로 살펴보면 사회보험은 국민을 대상으로 질병 · 사망 · 노령 · 실업 기타 신체장애 등으로 인하여 활동능력의 상실과 소득의 감소가 발생하였을 때에 보험방식에 의하여 그것을 보장하는 제도라고 할 수 있다. 이와 같이 사회보험은 운영과 방법론에서 보험기술과 보험원리를 따르고 있다는 점에서 공공부조와 상이하다.

따라서 사회보험이란 보험의 기술과 방법을 활용하여 질병 · 상해 · 사망 · 노령 등으로 인하여 노동능력을 상실한 경우나 또는 실업으로 인하여 노동의 기회를 상실한 경우에 경제적 위협으로부터 국민들을 보호하기 위하여 국가가 법에 의해 보험가입을 의무화하고 기여금을 부가하는 사회적 장치를 의미한다.

사회보험은 일반적으로 생활능력이 있는 임금근로자를 대상으로 하여 개인이 취업상태에 있을 때 근로자, 정부, 사용자가 일정액을 불입하였다가 실업 · 노령 · 질병 · 재해 등이 발생하였을 때 위험에 대처하는 방법이다. 사회보험은 근로자, 사용자 및 정부에 의한 기여금에 기초하기 때문에 노동력이 있는 사람을 대상으로 능력주의에 근거를 두고 있다. 보험료의 불입은 수혜자격 요건이다.

사회보험은 공공부조와 민간보험의 중간적 존재라 할 수 있다. 사회보험이 공공부조와 다른 점은 자산조사가 아닌 갹출금을 지불함으로써 권리를 획득하게 된다는 점이며, 사회보험의 대상이 되는 사회적 위험은 사회구성원들이 공통적으로 가지고 있는 위험인 반면 공공부조의 보장대상은 일정수준의 빈곤선 이하의 국민으로 무차별적이라는 점이다.

일반적으로 사회보험이 확대되어 가면 공공부조의 필요성은 점자 감소한다.

이러한 사회보험은 1882년 Bismarck에 의해 실시된 질병보험이 그 효시이다. 당시 독일은 통일국가를 달성하고 농업국가에서 공업국가로 전환하는 과정에 있었다. 산업화의 과정에서 다수의 빈곤한 근로자가 무산계급으로 변하여 사회주의 사상의 보급과 더불어 정치적으로 커다란 세력을 형성하게 되었다. 사회주의자와 노동자를 억압하기 위해서 사회주의 진압법이 제정되었으나 이는 역효과를 초래하게 되었다. 따라서 비스마르크는 차선책으로 사회보험제도를 채택할 수밖에 없었다.

(2) 사회보험의 역사

산업자본주의의 진행으로 자본주의가 성숙됨에 따라 물질적 빈곤, 사회적 유대의 붕괴, 도덕적 타락 등 실제적 결함이 노출되기 시작하였다. 더욱이 자본주의의 파멸을 주장한 마르크스 사상이 기존의 이데올로기에 도전하게 되었다. 사회주의 운동의 파급은 고전 경제 이론은 물론 유럽 각국의 정치나 사회 전반에 걸쳐 절대적인 변수로 작용하였다.

그러나 개인주의와 자유주의가 강한 뿌리를 내리고 있는 미국에서는 사회주의가 큰 영향력을 갖지 못하였다. 19세기 말엽까지도 사회진화론에 의해 무제한의 개인주의가 정당화되었다. 남북전쟁 이후 물질적 번영이 수반한 불황과 실업, 경제력의 집중, 금권정치(엽관주의)하에서의 부패 등은 심각해졌다.

기회와 풍요의 나라 미국은 사회보험의 도입에 상당한 시간과 국민의 공감대가 요구되었다. 20세기에 들어오면서 빈부의 격차를 줄이고 사회정의를 실현하려는 개혁운동, 즉 진보주의 운동이 일어나게 되었다.

자본주의의 안정성과 효율성을 보장하고 자유시장경제체제를 유지하면서 사회문제를 해결할 수 있는 최선의 방법으로 사회보험이 등장하였다.

독일은 권위주의적인 행정부가, 영국은 자유당이라는 민중정당이, 미국은 미국 노동입법협회(American Association For Labor Legislation)라는 민간단체에 의해 사회보험이 주도되었다.

독일의 비스마르크가 사회보험제도를 최초로 도입하여 1883년에 질병보험, 1884년 산재보험, 1889년에 노령보험을 실시하였다. 실업보험은 영국에서 1911년에 사회보험입법이 공포되어 1912년에 실시하게 되었다.

영국이나 프랑스에 비해 산업화의 출발시기가 늦었던 독일에서 사회보험제도가 빨리 발달하기 시작하고 정착된 데에는 몇 가지 이유가 있었다. 첫째, 산업화의 후발주자로서 먼저 시작한 나라를 따라잡기 위해서 추진한 강력한 경제발전정책이 장시간의 노동과 저임금을 강요하였고 이는 산업재해와 질병의 급증을 초래하기에 이르렀다.

둘째, 19세기 후반에 불기 시작한 노동자계급의 정치화, 사회세력화가 급속히 전개되면서 이들이 반체제적인 성향을 띠게 되자 정부로 하여금 체제수호적 방안을 강구하지 않으면 안되게 하였다.

셋째, 주도적인 산업화 엘리트였던 권위주의적 관료제가 가부장적(paternalistic) 이데올로기를 가지고 있어서 노동자의 생활보호를 국가의 당연한 책무로 받아들였다.

독일에 비해 영국의 경우는 사회보험의 도입이 늦었는데 그 이유는 자조의식과 자유방임적 자유주의로 무장된 신흥 시민계급의 영향 때문이었다. 또한 선거권의 확대 등 대중민주주의가 순조롭게 전개되어 급격한 변화에 다른 사회적 충격을 부드럽게 흡수할 수 있고 노동자 계급의 체제순응도 비교적 원만하였다.

(3) 사회보험의 특성

① 사회성

사회보험은 사회평등, 사회정의, 사회평화 등의 사회성을 띤다. 사회보험의 역사와 이념을 살펴보면 사회보험은 개인이나 어떤 집단의 개별적 이익을 추구하기보다는 사회전체의 공익을 추구하는 사회적 제도이다.

사회보험은 국민의 공통적 위험을 제거하거나 경감시킴으로써 사회적 효용의 극대화를 목표로 하며, 결국 사회정의를 구현하는데 큰 뜻이 있다. 따라서 사회보험은 국민들의 계층 간 조화와 사회평화를 목적으로 하는 사회정책적 보험이다.

② 보험성

보험이란 위험의 발생에 야기되는 결과를 보증하는 것을 의미한다. 사회적 형태로서 보험제도란 사회구성원의 우발적 사고에 기인하여 발생하는 경제적 불안에 대비하기 위한 경제준비의 사회적 한 형태이다. 사회보험 역시 보험의 원리에 근거를 두고 있다. 즉 공통된 위험에 대한 공동부담을 원칙으로 한다.

사회보험 역시 보험사고(질병발생)의 발생확률에 근거하여 보험료를 갹출하고 사고의 결과를 보증하기 위한 보험급여를 실시하게 된다.

③ 강제성

불균형적인 생활격차의 완화를 위해 국가가 적극적으로 개입하여 분배의 공성성을 추구하고 있다. 사회보험은 국민의 기본욕구 충족을 목적으로 하기 때문에 보험수혜의 보편성 원칙을 살리기 위해 당연적용이라는 강제성을 지니고 있다. 민간보험은 임의가입 및 임의탈퇴의 원칙이 적용되는 데 비해 사회보험은 보험가입과 탈퇴가 법에 의해 강제되고 있다.

④ 부양성

사회보험의 재원은 가입자가 능력에 따라 부담한 보험료로 조달되는 것이 원칙이다. 그러나 보편적 보험적용의 원칙을 지켜나가기 위해서 사회보험 재원의 상당부분은 보조금의 형식으로 국가나 지방자치단체가 부담하게 된다. 이를 사회보험의 부양성 원칙이라고 한다.

이러한 원칙은 사회보험이 국민의 최저생활보장과 기본적 욕구의 충족을 목적으로 하고 있는데 근거를 하고 있다.

(4) 사회보험의 기능

① 현대사회의 문제를 흔히 3D, 즉 빈곤(destitution), 질병(disease), 범죄(delinquency)라 한다. 3D 중에서 근본적인 문제는 빈곤이라 할 수 있다. 사회보험은 현대사회의 불만을 조정하는 가장 큰 원인으로 되어 있는 경제적 문제를 완화시키는 효과적인 국가시책이다.

② 재분배적 기능을 통해 수입의 유지와 형평을 도모하고 구매력의 지속성을 견지함으로써 생활안정과 산업발전을 촉진시킨다.

③ 빈곤의 예방과 노동력의 회복과 유지 발전의 수단이 된다.

④ 기여금은 재투자의 재원이 되고 직접적으로는 사회투자의 재원으로, 간접적으로는 국가의 생산투자의 재원으로 활용된다.

⑤ 최저생활을 보장함으로써 인간의 가치와 존엄을 보존하고 자조와 자주 및 자립정신을 앙양시킨다.

⑥ 사회연대의식을 고양시키고 불안의 해소를 위한 국민적 협동의식을 고조시킴으로써 사회질서의 유지와 합리적 사회생활에 기여케 한다.

(5) 사회보험(건강보험)의 고려요소

① 대상범위(eligibility)

㉠ 전국민 혹은 근로자를 대상으로 한다.

㉡ 강제 혹은 임의로 적용한다.

② 급여(Benefit)

㉠ 기본적, 포괄적 혹은 재앙(고가 질병)만 대상으로 한다.

㉡ 보수비례 혹은 급여 균일이 적용된다.

㉢ 급여의 적절성(adequacy of benefit)을 고려한다.

㉣ 제3자지불제(third party payment system)이다.

㉤ 현물급여(benefit in-kind), 현금급여(cash benefit)이다.

ⓑ 소액진료비 본인부담제(deductible system)이다.
ⓢ 본인부담(coinsurance)을 한다.
ⓞ 보충, 부가급여(supplementary benefit, fringe benefit)이다.

③ 재원조달
㉠ **보험재정의 수지균형 유지** : 재정안정화 방안도 고려해야 한다.
㉡ 비용부담의 공평성 원칙이 적용된다.
㉢ 정률 혹은 정액부담 제도이다.
㉣ **보험료 분담방법** : 노 · 사 · 정 3자 혹은 2자 부담제이다.

④ 관리방법
㉠ 국가, 민간, 준공공기관 혹은 혼합체계 방식이다.
㉡ 보험종류별 개별단위 운영 혹은 통합운영을 한다.
㉢ 보험재정의 통합운영 여부를 고려한다.
㉣ 관리운영비 절감 원칙을 고려한다.
㉤ **보험료에 대한 불가침원칙** : 보험료의 관리비 충당 불가방식이다.
ⓑ **기금관리방법** : 적립방식, 부과방식, 수정적립방식이다.

(6) 사회보험과 민간보험의 비교

① 유사점
㉠ 위험이전(risk transfer)과 위험을 공동 분담한다.
㉡ 가입 · 급부 · 재정에 관한 조건이 유사하다.
㉢ 급여의 적격여부(eligibility)에 대한 정확한 정보를 요구한다.
㉣ 수입과 지출의 균형을 유지한다.
㉤ 경제적 보상이며 사후급부이다.

② 차이점
사회보험이 민간보험과 다른 점은 첫째, 민간보험이 임의적으로 가입되는 것임에 반해 사회보험은 법적 요건을 갖춘 모든 국민이 강제로 가입되며,

둘째, 보험료에 있어서 민간보험은 위험의 정도, 급여수준에 따라 부과되지만 사회보험은 소득수준에 따라 차등 부과되는 것이고,

셋째, 보험급여에 있어서 민간보험은 보험료 수준에 따른 차등급여가 행해지는 반면에 사회보험은 필요에 따른 균등급여가 행해지고,

넷째, 보험료 징수에 있어서 민간보험이 사적 계약에 의해 징수되는 반면에 사회보험은 법률에 의해 강제징수를 한다는 점 등이다.

또한 사회보험의 특성은 기본적으로 일반조세에서 재원이 마련되는 것이 아니라 고용주, 피용자 또는 양자의 보험료(contribution)에 의해 법적으로 정형화된 사고에 한정하여 급여가 주어지며 보험료 산출이 윤리적 성격을 지니고 있다는 점이다.

표 7-1 사회보험과 민간보험의 차이점

구 분	사회보험	민간보험
가입방법	강제가입	임의가입
보험료	소득수준에 따라 차등부과	위험정도, 급여수준에 따른 부과
보험급여	필요에 따른 균등급여	보험료수준에 따른 차등급여
보험료징수	법률에 따른 강제징수	사적 계약에 의한 징수
권리	법적 권리	계약적 권리
원리	사회적 적합성의 원리에 입각	개인적 공평성의 원리에 입각
참여	강제적 · 비선택적	임의적 · 선택적 · 자발적
보호수준	최저수준	요구와 능력에 의해 결정
인플레이션	물가상승에 적절히 대응	물가상승에 대응하기 어려움
강조점	복지요소로서 사회적 적합성 · 보장성 강조	보험요소로서 개인적 적합성 · 효율성 강조

3) 공공부조

(1) 공공부조의 개념

공공부조는 나라마다 상이하게 표현되고 있다. 우리나라와 일본, 미국에서는 법률상 공공부조 또는 공적 부조(Public Assistance)로 표현하고, 영국에서는 국가부조(National Assistance), 프랑스에서는 사회부조(Social Assistance)라고도 한다. 우리나라의 경우 종래에는 공적 부조라는 용어를 사용하였으나, 1995년 12월 30일 제정된 사회보장기본법에서 공공부조라는 용어로 변경하였다.

사회보장기본법의 규정에 의하면, 공공부조란 국가 및 지방자치단체의 책임 하에 생활유지능력이 없거나 생활이 어려운 국민의 최저생활을 보장하고 자립을 지원하는 제도를 의미하는 것으로 정의하고 있다.

공공부조는 국민의 생존권을 보장하기 위하여 국고에서 국가가 주체가 되어 빈곤한 국민들의 최저생활을 보장하는 것이다. 즉 국가 책임 하에 도움을 필요로 하는 사람들에게 무기여 급부를 제공하는 제도이다. 사회보험과 더불어 사회보장제도의 2대 지주이며 공적인 구빈사업이다.

공공부조에 대한 또 다른 협의의 개념은 자본주의 사회의 모순이 심화됨에 따라 그 구조적 산물로서 빈곤이 발생됐다는 역사적 인과관계를 인정하여 국가의 책임 하에 일정한 법령에 따라 공공비용으로 경제적 보호를 요구하는 자들에게 개인별 보호필요에 따라 주게 되는 최저한도의 생활보장을 일컫는데 이 역시 사회보장의 일환으로 이해되고 있다.

이와 같은 공공부조는 빈자의 생활보호 기능에서 그 의의를 찾아볼 수 있는데 생활보호는 최저한의 수준에 그쳐야 하며 이를 국가최저(national minimum) 또는 사회최저(social minimum)원칙이라 부른다. 그러나 빈곤 및 최저생활에 대한 개념정의는 이러한 개념이 갖는 가치 관련성 때문에 필연적으로 다양할 수밖에 없다. 따라서 최저생활을 위한 정책의 형성은 정치적 의지에 종속된 경우가 많다.

공공부조제도는 사회보험계획을 추진하는 과정에서 대상자 적용에 문제가 발생하는 경우에는 이를 보완하기 위하여 사용할 수 있고 따라서 공공부조가 지니는 제한점에도 불구하고 빈곤퇴치대책의 일환으로 이를 적용하게 된다.

(2) 우리나라의 공공부조

사회보장정책과 제도의 영역에서 가장 비중 있게 다루어야 할 영역이 공공부조이다. 공공부조는 국가의 도움이 없으면 생활이 어려운 경제적 빈곤층과 의료 빈곤층을 위한 복지정책이다. 우리나라에서는 공공부조의 일환으로 1982년 생활보호법이 선년 개정된 이후 생활보호제도가 시행되고 있다. 생활보호제도의 골격은 빈곤층을 생활보호대상자로 규정하고 생활보호대상자를 다시 시설보호대상자, 거택보호대상자, 그리고 자활보호대상자로 분류하여 보호하고 있다.

시설보호는 생활이 어려울 뿐만 아니라 주거공간이 없는 아동이나 장애인, 그리고 노인을 시설에 수용하여 보호하는 제도이다. 거택보호는 생활이 어려울 뿐만 아니라 근로능력이 없기 때문에 생계비를 지원함으로써 최소한의 기본적인 생활을 할 수 있도록 하는 제도이다. 자활보호는 생활이 어렵지만 근로능력이 있기 때문에 노력하면 경제적으로 자립할 가능성이 있다는 전제하에 직업훈련이나 생업자금을 융자해주는 보호제도이다.

국가로부터 공공부조를 받고 있는 생활보호대상자는 생활보호제도가 본격적으로 시행된 1980년대 초기에는 전 인구의 7 %를 상회하는 수준이었으나, 그 비율이 차츰 줄어들어 현재는 2~3 %선을 유지하고 있다. 정부에서는 2000년까지 생활보호대상자의 수를 전 인구의 2 %선까지 줄이겠다는 계획을 세워놓고 있어 복지수혜율은 더욱 떨어질 전망이다.

그러나 생활보호대상자의 수는 정부가 계획하고 있는 것처럼 인위적으로 수를 줄일 수 있는 것이 아니다. 국가의 경제가 호황을 누릴 때에도 빈곤층은 존재하게 마련이며 빈곤층의 수는 줄어들지 않기 때문이다. 국가에서는 의식주 문제를 해결하지 못하는 절대빈곤을 위해 공공부조 프로그램이 필요할 뿐만 아니라, 타인에 비해서 기회가 제공되지 않기 때문에 상대적 박탈감을 느끼고 있는 상대빈곤을 해결하기 위해 공적 프로그램이 필요하다. 공공부조가 절대빈곤만을 위한 것이 아니라 상대빈곤 문제까지도 해결해야 하기 때문에 빈곤층의 수를 인위적으로 줄인다는 것은 문제가 있다.

현행 공공부조제도의 또 다른 문제는 빈곤선(poverty line)에 관한 것이다. 빈곤선은 최저생계비를 기초로 산정되며 인구 중에서 누가 빈곤층인지를 파악하는 공식적 척도로서 가족 단위로 선정된다는 특징을 가진다. 따라서 빈곤선에 관한 공식입장이 정리되어 있지 않으면 빈곤층을 파악할 수 없다. 정부는 지금까지 빈곤선에 관한 공식적 입장을 유보한 상태로 생활보호를 실시해오다가 1995년 12월 사회보장기본법을 제정하고, 생활유지능력이 없거나 생활이 어려운 국민의 최저생활을 보장하기 위해 최저생계비의 개념을 공식적으로 도입한다는 것을 명시하고 있다.

최저생계비 개념을 사회보장기본법에서 사용하고 있다는 것은 빈곤선 도입을 공식적으로 천명했다는 의미를 가진다. 빈곤선이 도입됨으로써 사회보장 제도의 발전에 획기적인 전기가 마련될 수 있다. 왜냐하면 공식적인 빈곤선 개념이 마련되어 있지 않으면 빈곤층인 생활보호대상자의 수를 행정편의에 따라 조정할 수 있지만, 빈곤선 개념의 도입 이후에는 빈곤선 이하의 국민이면 누구나 빈곤층으로서 국가의 보호를 받을 수 있는 길이 열리기 때문에 기본권의 차원에서 생존권을 보호받을 수 있다.

그러나 최저생계비 개념을 생활보호제도에 도입한다는 점을 명문화하고서도 생활보호대상자의 결정에 적용하지 않고 있는 것에 문제의 초점이 있다. 빈곤선의 개념을 지키기 위한 규정이 아니라, 장식의 역할밖에 하지 못한다면 구호위주의 행정표본이다.

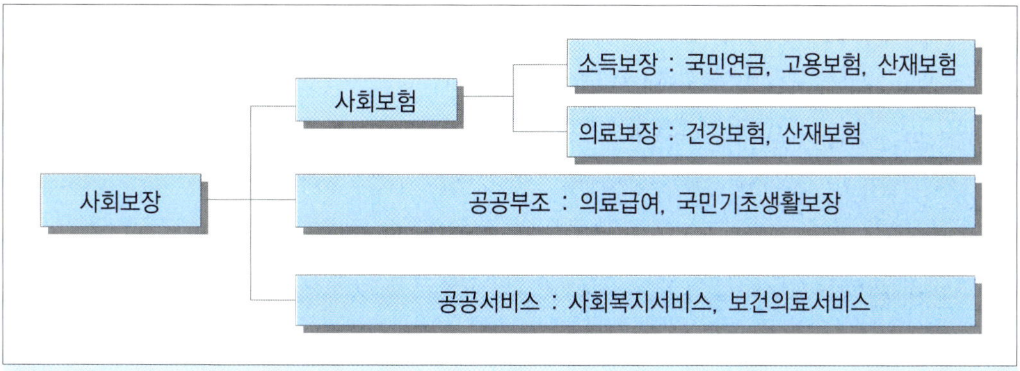

그림 7-1 우리나라의 사회보장체계

표 7-2 사회보험과 공공부조의 차이점

구분	사회보험	공공부조
재원	• 기여금으로 재정확보	• 조세로 재정확보
대상	• 모든 참여자	• 일정기준 해당자
급여수준	• 자격 갖춘 사람에게 급여 지급	• 필요한 사람에게 지급하되 최저 필요범위로 한정
지불능력	• 보험료를 지불할 능력이 있는 국민을 대상으로 함	• 보험료를 지불할 능력이 없는 계층을 대상으로 함
개별성	• 의료, 질병, 실업, 노동재해, 폐질 등을 개별적으로 제도화	• 이들을 종합하여 하나의 제도로 행함

4) 사회서비스

사회서비스는 보호받아야 할 특수취약계층을 위한 복지영역이다. 어떤 사회든 사회의 주류로부터 비켜서 있는 인구계층이 존재하기 마련이다. 따라서 사회서비스라 함은 국가·지방자치단체 및 민간부문의 도움이 필요한 모든 국민에게 복지, 보건의료, 교육, 고용, 주거, 문화, 환경 등의 분야에서 인간다운 생활을 보장하고 상담, 재활, 돌봄, 정보의 제공, 관련 시설의 이용, 역량 개발, 사회참여 지원 등을 통하여 국민의 삶의 질이 향상되도록 지원하는 제도를 말한다.

사회서비스의 대상은 정상적인 일상생활수준에서 탈락, 낙오되었거나 또는 그럴 가능성이 있는 불특정 개인이나 가족이다. 따라서 사회서비스의 목적은 대상자에게 정상적인 일반생활상태로 회복 · 보존하도록 도와주는 것이다. 사회서비스의 원칙은 ① 통합화의 원칙, ② 제도화의 원칙, ③ 전문화의 원칙, ④ 선별화의 원칙 등이다.

우리나라에서는 사회서비스를 제공하기 위한 제도를 갖추고 있다. 부녀자의 보호를 위해 모자복지제도가 시행되고 있다. 아동복지법, 노인복지법, 장애인복지법 등이 제정되어 시행되고 있을 뿐만 아니라, 노인과 장애인의 경제활동을 지원하기 위해 노인과 장애인 고용촉진제도가 마련되어 있다.

그러나 제도를 갖추고 있는 것과 제도가 충실히 시행되는 것과는 상당한 거리가 있을 수 있다. 특히 사회서비스 분야에서 그러한 괴리가 적지 않게 발견된다. 장애인고용촉진에 관하여 장애인을 일정비율 채용하도록 법에서 명시하고 있고 지키지 않을 경우 소정의 범칙금을 내도록 되어 있으나 일반 기업체에서 장애인 고용기피 현상이 여전하다. 다양한 인종이 함께 살고 있는 미국에서는 소수민족 고용할당제도를 도입하여 인종간의 차별대우를 없애는데 기여한 바 있으며, 이 제도가 바로 차별철폐조처(affirmative action)이다.

사회보험과 공공부조가 물질적 보장이 주된 내용인 반면 사회서비스는 물질적 보장뿐만 아니라 여기에 비물질적 보장을 함께 하는 개별차원의 사회적 서비스이다. 따라서 사회서비스는 사회적 약자들의 사회문제를 해결하는데 요구되는 전문적인 지식과 기술을 지닌 전문인력에 의해 제공되어야 하며 서비스 제공의 궁극적 목표는 사회적 약자들이 정상적인 생활을 할 수 있도록 사회에 복귀시키는 것이다.

5) 사회보장과 사회복지와의 관계

(1) 광의의 사회복지

모든 국민에게 인간다운 생활을 확보해 주기 위해 마련된 모든 제도, 시책 및 개인적 · 사회적 유대관계를 총칭한다. 이 경우 사회복지가 목적, 사회보장은 수단이 된다.

(2) 협의의 사회복지

국가부조의 적용을 받는 자가 자립하여 그 능력을 발휘할 수 있도록 필요한 생활지도, 기타 원호 및 육성을 행하는 것이다.

표 7-3 사회보험, 공공부조, 사회서비스의 비교

구 분	사회보험	공공부조	사회서비스
기 원	산업재해보상보험법(1963)	생활보호법(1961)	사회복지사업법(1970) 아동복리법(1961)
목 적	• 건강보장 • 소득보장	• 최저생활보장 • 자립지원	정상적인 사회생활 지원
특 징	• 사회성 • 보험성 • 강제성 • 부양성	• 국가나 지방자치단체 운영 • 자산조사 전제 • 재원은 국가 조세로 충당 • 요보호자(빈곤자)가 대상 • 법적 요구조건 충족되면 신청자의 권리를 보장 • 물질적 급여 제공 이외에 전문사회사업서비스 제공	• 국가나 지방자치단체 이외 민간기관 참여 • 개인의 요구에 초점 • 기초생활보장 수급자와 저소득층을 중심으로 서비스 제공 • 물질적 급여 제공 이외에 전문사회사업서비스 제공
기본 원칙	• 보편성의 원칙 • 형평성의 원칙 • 통일성의 원칙 • 민주성의 원칙 • 전문성의 원칙 • 연대성의 원칙	• 생존권 보장의 원리 • 국가책임의 원리 • 최저생활 보장의 원리 • 무차별 평등의 원리 • 자립조장의 원리 • 보충성의 원리	• 통합성의 원칙 • 제도성의 원칙 • 전문성의 원칙 • 선택성의 원칙
주 체	정부(보험자)	정부(국가, 지방자치단체)	정부(국가, 지방자치단체) 사회복지법인
객체(대상)	국민	빈민	보호자
종 류	• 국민연금보험 • 국민건강보험 • 산업재해보상보험 • 고용보험 • 사회수당(미실시) • 선원보험 • 장기요양보험 등	• 기초생활보장사업 • 의료급어사업 • 부랑인보호사업 • 원호(국가유공자)사업 • 재해구호사업 • 의사상자예우사업 등	• 영유아복지서비스 • 아동복지서비스 • 청소년복지서비스 • 노인복지서비스 • 장애인복지서비스 • 모부자복지서비스 등
재 원	기여금/부담금	조세	재정보조금, 헌금, 공동모금
기 금	고용주/피용자 공공세입에서의 기여금	공공세입	재정보조금, 헌금, 공동모금
포괄범위	사회보험제도에 가입자	저소득층 중 지정된 자(빈곤층)	요보호대상자
자격조건	기여금 납부자	자산조사	자산조사
특 성	갹출, 무 자산조사	무 갹출, 자산조사	무 갹출, 자산조사

사회안전망	제1차적	제2차적	보조적
이 념	보편주의	선별주의	선별주의
행정기관	• 일반행정기관 – 보건복지부 등 • 사회보험 관련 공단 – 국민연금공단, 국민건강보험공단 등	• 일반행정기관 – 중앙 : 보건복지부 등 – 지방 : 특별시, 광역시, 도 시 · 군 · 구, 읍 · 면 · 동	• 일반행정기관 • 사회복지법인 – 사회복지기관 – 사회복지시설 – 사회복지협의회 – 사회복지상담소 등
담당직원	일반공무원	사회복지 전담공무원	사회복지 전담공무원 사회복지사
사회복지사 자격 유무	필요 없음	필요	필요
관련법	• 국민건강보험법 • 산업재해보상보험법 • 고용보험법 • 국민연금법 • 공무원연금법 • 노인장기요양보험법 • 사립학교교원연금법 등	• 국민기초생활보장법 • 의료급여법 • 기초노령연금법 • 국가유공자 등 예우 및 지원에 관한 법률 • 의사상자 등 예우 및 지원에 관한 법률 • 재해구호법 등	• 영유아보육법 • 아동복지법 • 청소년보호법 • 청소년기본법 • 노인복지법 • 장애인복지법 • 한부모가족지원법 등

7 복지국가의 위기

1) 복지국가의 문제점

영국병은 선진국병의 한 형태를 나타내는 대명사로 흔히 쓰이고 있다. 이는 사회가 성숙하고 노화되어 일어나는 필연적 현상으로서 사람에 비유하면 성인병과 같은 개념이다. 영국병은 균형과 통합성의 상실에서 기인한 서구복지사회의 병폐를 의미한다.

영국병을 3가지 측면에서 살펴보면 첫째, 경제적 측면에서는 경제균형과 활력을 상실한 결과로서 나타난 정체현상(stagnation)과 국제수지 불균형의 만성화, 둘째, 정치적 측면에서는 정지적 통치력의 저하, 셋째, 사회적 측면에서는 사회적 통합의 이완으로 나타나는 사회적 규율의 저하(파업의 빈발과 근로자의 결근율 증가 등) 및 사회적 아노미 현상의 현재화이다.

현재 논의되고 있는 복지국가의 위기론은 신우파, 즉 신자유주의자의 목소리를 너무 대변하는 경향이 있다. 복지국가의 위기원인은 단지 복지국가라는 제도적 자체에 있는 것이 아니라 현대 사회가 안고 있는 총체적인 문제라 생각된다.

프리드만(Friedman)에 의하면 복지국가에서 개인은 나태해질 뿐만 아니라 자기 자신조차도 돌보지 않는다. 건강한 사람이 마치 병자처럼, 어른이 아이들처럼 취급된다. 이렇게 되면 신체적으로 정상적인 사람도 심리적으로 병들게 되고 의존적이 된다. 따라서 개인적 주체의식이 파괴되고 자신감이 상실된다. 또한 그는 가부장적 복지프로그램은 가족정신을 약화시키고 근로의욕을 감소시키며 저축의욕을 저해하고 자유를 제약한다고 지적하였다.

선진국가의 사회보장제도가 경제 위기의 원인이 되고 있다고 주장하는 사람들이 많다. 사회보장의 확충에 소극적인 이들의 주장을 몇 가지로 요약해 보고자 한다.

(1) 국가의 재정적자 원인

사회보장에 대한 지나친 공공지출은 재정적자의 커다란 원인으로 작용한다. 정부의 재정적자는 결국 국민들의 부담으로 남게 된다. 즉, 조세나 외채도입을 통해 재정적자를 해결해야 하기 때문에 국민들의 부담이 가중될 수밖에 없다. 노령인구의 계속적인 증대, 연금제도의 성숙화와 급여개선, 의료비의 앙등 등에 의한 사회보장의 비용증대 경향은 21세기에 걸쳐서도 계속될 전망이기 때문에 재정적자의 문제는 쉽게 해결될 전망은 보이고 있지 않다. 안전과 건강에 대한 인간의 욕구는 무한한 데 비해 욕구충족을 위한 국가의 재정능력은 이미 한계에 이르렀다.

(2) 저축의욕의 감소

사회보장은 장래의 위험 부담을 국가가 상당부분 담당하기 때문에 개인의 책임이 감소하게 된다. 장래에 대한 자기 책임감이 둔화되어 개인은 장래에 대한 대비를 게을리 하기 쉽다. 따라서 저축의욕이 감소되어 결국 투자의 감소를 초래하게 된다.

저축의욕의 감소는 첫째, 조세부담의 증가에 따라 가처분소득이 감소하여 저축을 할 수 있는 경제적 능력 자체가 감소하는 데에 기인한다. 둘째, 사회보장으로 질병, 사고, 특히 노후생활이 상당부분 보장되기 때문에 별도의 개인저축을 해야 할 동기는 감소된다.

사람들의 저축동기는 매우 다양하기 때문에 사회보장이 저축의욕을 감소시킨다는 주장은 무리가 있다고 생각한다.

(3) 인플레이션의 원인

사회보장은 인플레이션의 가속 원인이 되고 있다. 즉, 사회보장의 증대는 국민의 가처분 소득을 감소시키기 때문에 임금상승을 요구하게 된다. 과도한 임금상승은 물가상승과 투자의욕의 상실, 실업 등의 문제를 야기한다.

사회보장을 위한 조세는 명목적으로 사용자가 부담하는 것처럼 보이지만 실질적으로는 근로자에게 주는 임금의 일부일 가능성이 높거나 아니면 이러한 부담이 상품가격으로 이전되어 실질적인 부담자는 소비자일 수 있다. 결국 물가는 상승할 수밖에 없다. 물가상승은 저소득층이 고소득층에 비해 상대적으로 더 큰 부담을 갖고 있기 때문에 결국 소득재분배는 악화될 수 있다.

(4) 실업증대 원인

사회보장은 실업을 증대시키는 원인이다. 사용자의 부담이 증가되면 결국 이러한 부담은 소비자에게 전가되어 제품의 가격 상승을 초래하고 국제경쟁력을 잃게 되는 원인으로 작용한다. 기업 부담이 증가하면 사용자는 새로운 고용창출보다는 기존의 고용된 근로자에게 법정근로시간 초과 근무를 요구하게 되고 비공식 근로자를 고용하게 된다.

(5) 근로의욕의 감소

사회보장으로 인해 물질적, 경제적 문제가 해결되면 정신적, 도덕적 문제가 많이 발생한다. 특히 근로의욕이 상실되어 "사회보장제도의 기생충"으로 전락해 버린다고 극언하는 사람들도 많다. 사회보장에 의한 과도한 보호는 개인의 근로의욕을 상실하게 하고 사회의 활력을 잃게 한다. 근로의욕의 감소로 전체적인 생산성이 떨어지면 결국 국제경쟁력의 저하를 초래하여 국제수지가 악화되면 사회보장제도 자체에 위기를 가져다줄 수도 있다. 그러나 사회보장이 경제성장에 부정적인 영향을 준다는 주장은 의미가 없다고는 보기 어렵지만 전적으로 올바른 것은 결코 아니다.

2) 복지국가의 위기원인

2차 세계대전 이후 1970년대 초까지는 높은 경제성장으로 인해 복지국가가 뿌리를 내리고 현대국가의 많은 사회적 문제가 해결될 듯하였다. 그러나 1970년대 이후 특히 오일쇼크로 인해 복지국가의 위기의식이 공공연하게 대두되었다. 1970년대 거의 대부분의 국가는 높은 경제성장의 종식과 정체, 스태그플레이션, 고실업, 만성 재정적자 등의 문제를 안고 있었다. 복지국가의 위기를 초래하게 된 원인은 다음과 같다.

(1) 정부부담의 증가

보수주의자들에 의하면 복지국가는 무원칙적이고 지나치게 해로운 정부역할이 증대하였다고 주장한다. 정부가 시장경제를 규제하고 국민들의 경제적 보장을 추구하는 것 자체는 정당성이 있다 할지라도 정부가 모든 경제적 · 사회적 문제에 대해 관여하고 책임을 떠맡는다는 것은 잘못되었다는 주장이다.

복지국가는 온정주의 국가로서 모든 종류의 문제를 해결하고자 하며 인간의 생활을 전혀 문제가 없는 것으로 만들려고 하는데 근본적인 잘못이 있다는 것이 보수주의자들의 견해이다. 복지국가의 개념을 지나치게 강조하다 보면 정부가 스스로 책임을 져야 한다고 느끼는 문제의 범위나 국민들이 정부에게 책임이 있다고 믿는 문제의 범위는 엄청나게 확대될 수밖에 없다.

정치체제에서는 자원절약의 원칙이나 가격경쟁이 없고 선거는 정부에 대한 지나친 기대를 부채질하게 된다. 이러한 정부에 대한 과도한 기대는 복지국가에서는 사회화되는 경향이 있다.

조직화된 이익집단들의 경쟁적 요구 또한 정부의 부담으로 작용한다. 경쟁과 비용 효율의 개념에서 벗어나 있는 관료집단 역시 정부부담으로 작용하여 기구의 극대화를 추구하고 있다. 관료제의 권력과 임금과 지위의 상승은 기구의 팽창에 의해 가능해 진다.

(2) 정부의 실패

엄청난 경비 투자와 노력에도 불구하고 복지국가가 소기의 목적을 달성하고 있는가에 대한 의문이 제기되고 있다. 즉 투자와 그에 상응하는 결과를 가져왔는가에 대한 질문에 명쾌한 대답을 얻지 못하고 있는 것이 현실이다. “새는 바구니 효과(leaky basket effect)”가 발생하여 투자한 액수가 그대로 수혜자에게 돌아가지 않는 비효율성의 문제에 직면해 있다.

무시막지한 돈이 투자되었음에 비해 별로 성취된 것이 없다. 정부활동은 곧 선이라는 믿음과 복지국가에 대한 희망과 환상이 깨지고 있다.

진보적이고 동정적인 사회보장정책은 예기치 않은 반대의 결과를 초래하고 있다.

Glazer에 의하면 사회보장정책이 실패한 원인으로 첫째, 사회보장정책이 재난을 해결하기 위한 전통적 방법을 붕괴시킴으로써 가족과 동족집단, 이웃, 지역사회, 교회 등의 자조적 구조를 약화시켰다는 점이다. 그 결과 정부에의 의존도를 크게 강화시켰으며 이는 다시 사회보장정책에 대한 필요성을 증대시킨 것으로 보고 있다. 따라서 끊임없이 정부가 개입하여야 하며 개입의 정도도 계속해서 높아져가고 있다.

둘째, 사회문제에 대한 정부의 적극적 개입은 불가피하게도 기대수준을 높인다는 것이다.

셋째, 사회보장정책 그 자체가 거의 모든 분야에 걸쳐서 새롭고 해결할 수 없는 문제들을 만들어 낸다는 점이다. 사회보장정책이 문제를 확대시키고, 문제를 변화시키며, 새로운 문제를 야기하기도 한다. 그 과정은 앞의 전철을 되풀이하면서 혼돈과 불확실성 그리고 좌절을 남기게 된다.

(3) 정부의 과중한 부담

정부가 신의 역할을 대리하려고 하는 복지국가에서는 국민의 정부에 대한 부담이 지나쳐서 정부가 과중한 부담을 지게 되고 더욱이 그러한 기대가 정부의 능력을 훨씬 앞질러 나갈 때 지속적인 복지향상이 달성되지 않으면 정권 자체가 위태롭게 되기까지 한다.

직접 정부로 하여금 과중한 부담을 안게 하는 요인은 첫째, 수많은 이익집단들이 등장하게 되었다는 점이다. 사회는 고도로 정치화되었으며, 민주정부로 하여금 새로운 요구를 수용하고 조절할 수 있는 조직적 융통성을 매우 제한시켰다. 둘째, 기대상승의 폭발이 일어났다. 영국의 신고전파 경제학자인 마샬(A. Marshall)은 “경제는 그 자체가 목적이 될 수 없고 사회복지와 같은 보다 높은 윤리의 시녀”라고 한 바 있다. 경제우위의 발전정책은 개인의 생활수준을 향상시켰을 뿐만 아니라 기대상승을 불러일으켰다. 사회학자 발드릿지(Baldridge)는 많은 사회문제는 최악의 상태에서 발생하는 것이 아니라 전 보다 좀 더 나아진 단계에서 현실을 앞지르는 기대상승감 때문에 일어난다고 주장하였다.

(4) 복지국가와 경제적 위기

통화정책을 신봉한 케인즈는 정부가 유효수요를 창출함으로써 고수준의 고용상태를 유지할 수 있으며, 고전적 견해와 달리 균형예산이 건전한 시장경제에 반드시 필요한 것은 아니라고 주장하였다.

그러나 적자재정이 경제적 불황기뿐만 아니라 경제적 호황기에 있어서도 계속되었다. 흑자재정은 고사하고 균형재정도 되지 않았다. 흑자재정이 되려면 공적 경비지출을 줄이거나 높은 세금을 징수하면 된다. 그러나 정부의 어느 부문을 폐쇄한다거나 계획된 사업을 중단한다거나 세금을 올린다는 것은 어느 것이나 정치적 측면에서 보면 인기 있는 방법은 아니다.

레이건 대통령 시절에 각광을 받았던 공급중시 경제학자들은 기업가나 부자의 세금부담을 경감시키면 결국 그것은 빈자나 일반인 모두를 도울 수 있게 된다고 주장하였다. 그 논거로 첫째, 세금부담의 감소는 부자들로 하여금 그들의 소득을 단순히 소비하기 보다는 투자하게 하여 새로운 재화가 창출된다. 따라서 국민 전체에게 돌아갈 혜택은 더 커질 것이다.

둘째, 세금 감소가 현실화되면 소위 말하는 지하경제가 쇠퇴하여 상업거래가 더 공개적이 되고 탈세와 세금포탈이 감소될 것이다.

공급중시 경제학자들과 관련된 이러한 일련의 주장은 경기회복을 자극하고 기업성장을 촉진시키기 위해서는 산업에 대한 정부의 규제가 해제되어야 하며, 세금을 감소시키고, 사기업이 장려되면서 물질적 이익추구의 동기가 충분히 발휘될 수 있는 장이 보장되어야 한다는 것이다.

제8장

의료보장

학습목표

의료보장의 필요성과 그 체계 및 내용을 학습한다.

1. 의료보장의 중요성과 목표를 정립한다.
2. 의료보장의 필요성과 기능을 알아본다.
3. 의료보장의 종류와 체계를 정립한다.
4. 우리나라 의료보장제도의 현황과 발전방향을 논의한다.

1 의료보장의 의의

1) 의료보장의 개념

사회보장제도 중에서 가장 핵심적인 것은 국민에게 건강을 보장해주는 의료보장과 노후생활을 보장해주는 소득보장(연금제도)이다. 의료보장은 국민의 건강권을 보장하기 위하여 요구되는 필요한 보건의료서비스를 국가나 사회가 제도적으로 제공하는 것을 의미한다.

의료보장의 정책목표 대상이 질병인가 아니면 건강증진인가에 대해 의료보장의 개념은 두 가지의 견해 즉, 의료비의 보장이라는 견해와 의료 그 자체 및 건강의 보장이라는 견해가 있다. 이미 실병에 이환되어 있는 환자를 대상으로 할 것인가, 아니면 질병에 걸리지 않도록 하는데 정책의 역점을 둘 것인가에 따라 상당한 차이가 있다.

2) 의료보장의 목표

의료보장제도는 필요로 하는 모든 사람에게 의료가 제공되고 그것은 수요자의 현재 또는 장래의 필요를 충족시키는데 충분한 것이어야 한다는 원칙에 근거를 두고 있다. 따라서 의료보장의 구체적 목표는 의료를 필요로 하는 국민은 누구나 큰 경제적 부담 없이 적정한 의료를 쉽게 받을 수 있도록 보장하는데 있다.

카렌 데이비스(Karen Davis)는 의료보장의 주요 목표와 부수적 목표로 각각 3가지를 지적한 바 있다. 주요 목표는 ① 국민이 의료혜택을 쉽게 받을 수 있도록 한다. ② 국민이 의료혜택을 받는데 있어서 비용 상의 문제를 제거한다. ③ 의료비의 상승을 억제한다.

부수적 목표로는 ① 국민은 보험급여에 있어서 평등한 혜택을 받는다. ② 각종 행정을 안배하여 의료공급자와 수익자가 모두 만족할 수 있도록 한다. ③ 의료의 질 통제를 통하여 국민에게 공정하고 균등하며 질 좋은 보건의료서비스를 제공한다.

그러므로 의료보장의 목표는 다음과 같이 4가지로 요약할 수 있다.

① 예기치 못한 의료비의 부담으로부터 국민을 경제적으로 보장한다(의료비로 인한 가정경제의 파탄방지).
② 국민간의 보건의료서비스를 균등분배한다(의료혜택의 균등분배).
③ 보건의료사업의 극대화를 추구한다(국민의료의 효과성과 능률성 제고).
④ 보건의료비의 적정수준을 유지한다(국민의료비의 증가억제).

3) 의료보장의 필요성과 기능

의료욕구를 해결하기 위해서는 제도적 접근이 필연적이다. 산업화 이후 국민에 대한 의료보장 추세는 거의 보편화되었다. 제도적 차원에서 의료보장이 필요하게 된 배경을 살펴보면

첫째, 의료욕구의 원인인 질병이나 사고가 개인의 과실이나 태만과 같이 개인적일 수도 있지만 오히려 개인이 통제할 수 없는 또는 아직도 규명되지 않은 원인에 기인하는 경우도 많다. 이러한 경우 질병과 사고에 대한 책임을 개인에게 지우기보다는 사회전체가 집단적으로 해결하는 것이 훨씬 더 효과적이다.

둘째, 현대 의료서비스의 비용은 개인이 부담하기에는 너무 과도하다. 고도로 발달된 현대의 과학적 의료는 많은 질병과 고통으로부터 인류를 구해냈지만 한편으로는 의료비의 폭

발적 상승이라는 부정적 측면을 가져다주었다. 예전과 달리 돈이 없어서 최신 의료기술의 혜택을 받지 못한다면 이는 순수한 의료의 문제를 떠나서 인간성의 문제나 사회정의의 문제로 발전하게 된다. 따라서 의료보장문제는 기존의 시장기전에만 의존할 수는 없다. 의료비가 개인의 소득과 능력밖에 있어서 개인들이 각자 해결하지 못한다면 사회전체가 공동으로 해결하는 길밖에 없다.

셋째, 건강은 인간의 가장 기본적인 요소이며 사회적 욕구를 유발시킨다. 건강을 잃으면 모든 것을 잃은 것과 같다는 말이 있듯이 건강의 상실이 초래하는 파급효과는 실로 막대하다. 건강의 상실로 직장을 잃게 되고 가산을 탕진하고 심지어 가족까지 해체될 수 있는 경우가 발생한다. 건강상실과 질병으로 인한 사회경제적 손실은 매우 크므로 의료보장에 의한 의료욕구의 해결은 결코 소비가 아닌 생산과 투자이다. 의료보장의 필연성은 이제 어느 누구도 부정할 수 없으며 의료보장의 4가지의 기능은 다음과 같다.

첫째, 국민들의 노동 생산성 향상과 이동성의 증대를 통해 경제성장을 증진시키는 기능을 한다.

둘째, 각종 위험이나 재해를 예방하거나 보호하는 기능을 한다.

셋째, 국민화합에 이바지한다. 돈이 없어서 치료를 포기하는 사람이 많을수록 사회는 해체되기 쉬우며 소외자의 감소는 국민화합과 사회통합에 기여한다.

넷째, 경제제도로부터 야기되는 소득의 불평등을 교정하는 기능도 한다. 의료보장제도를 적절하게 운용을 한다면 소득재분배를 통해 사회적 충격을 상당히 경감시킬 수도 있다.

표 8-1 우리나라 보건의료제도의 성격

분류기준	한국의 유형	다른 유형
의료공급체계 (Roemer MI, 1960)	자유기업형 (Free Enterprise pattern)	사회보험형, 공공부조형, 의료사회화형
의료보장 재원 (Terris M, 1980)	사회보험형 (Social Insurance System)	공공부조형, 국가보긴시비스형
시장개입정책 (Roemer MI, 1991)	복지지향형 (Welfare-Oriented Health System)	자유기업형, 포괄적 보건체계형, 사회주의 체계형
진료비지불방식	행위별 수가제형 (Fee-For-Service System)	인두제형, 봉급제형, 포괄수가제형

2 의료보장의 종류

1) 건강보험

건강보험이란 질병에 수반되는 의료비의 부담과 소득상실 등의 위험을 공동 부담하는 사회 제도이다. 건강보험은 ① 일정한 우연적 사고(질병)의 발생, ② 경제적 불안에 대한 대비, ③ 다수 경제주체의 결합, ④ 확률계산에 의한 갹출, ⑤ 경제적 제도 등과 같은 요소로 구성되어 있다.

따라서 건강보험이란 예측이 불가능하고 우발적인 질병 및 사고로 인한 경제적 위험에 대비하기 위하여 재정적 준비를 필요로 하는 다수인이 자원을 결합해서 확률계산에 의해 의료수요를 상호 분담 · 충족하는 경제 준비의 사회적 형태라고 정의 내릴 수 있다. 건강보험이 필요한 이유는 질병발생이 불균등하여 예상할 수가 없기 때문이다. 의료비 부담의 분포를 개인이나 가족에게 균등화하는 것이다. 저렴한 비용으로 불시에 생활수준의 저하를 예방할 수 있다. 또한 건강보험은 의료공급자의 입장에서도 진료비의 보증을 의미한다.

(1) 건강보험의 목적 및 필요성

건강보험은 질병 · 부상이라는 불확실한 위험의 발생과 분만 · 사망 등으로 인해 개별가계가 일시에 과다한 의료비를 지출함에 따라 겪게 되는 어려움을 덜어주기 위해 국가가 법으로 정하여 실시하는 사회보장제도로서 보험가입자 전원에게 소득과 재산에 따라 매겨지는 보험료를 갹출하여 보험급여를 하여줌으로써 국민의 경제적 부담을 덜어주고 국민건강을 유지 · 향상 시켜주는 의료보장제도이다.

건강보험제도의 목적은 국민의 의료비문제를 해결해 줌으로써 국민의 건강과 가계를 보호하는데 1차적인 목적이 있으며 나아가 개인의 책임이 아닌 사회공동의 연대책임을 통하여 소득재분배와 위험분산의 효과를 거두고 사회적 연대를 강화하여 사회통합을 이루는데 있다.

건강보험제도란 예고없이 발생되는 질병이나 부상에 대비하여 국민 모두가 평소에 조금씩 보험료를 공동으로 모아 두었다가 자신이나 이웃 또는 가족들이 병이 났을 때 사용함으로써 선상을 유지하고, 경제적인 부담을 줄여 가정생활의 안정을 기할 수 있도록 하는 사회적 장치이다.

건강보험의 목적은 다음과 같은 세 가지로 요약할 수 있다. 다시 말해서 다음의 목적이 달성되지 않는 한 전술한 건강보험의 부작용은 보상받을 길이 없게 된다.

첫째, 수진 시 본인의 일부부담금을 감소시켜 피보험자의 보건의료서비스에 대한 이용을 보장해야 한다. 이는 피보험자의 필요(또는 요구)만이 보건의료서비스의 이용을 좌우하는 결정인자임을 의미한다.

둘째, 고액진료비로부터 통상적인 가계가 보호를 받아야 한다. 본질적으로 사회보험으로서의 건강보험은 기본적 의료보장을 주요 내용으로 하기 때문에 기본적 의료보장을 초과하는 대형의료비 지출에 대한 문제가 남게 된다. 날로 핵가족화해 가는 고도산업사회에서 고액진료비의 발생은 불가피한데 이를 어떻게 대처할 것인가 하는 점이 관건이 된다. 각 나라마다 이에 대한 대처방법에는 차이가 있으나, 고액진료비를 급여의 일부분으로 인정해 주는 것이 일반적인 추세이다.

셋째, 국민총의료비의 증가를 적정수준 이하로 유지 또는 억제해야 한다. 이것은 의료비 인상요인을 안고 있는 건강보험의 구조적 취약점에 제동장치를 마련하는 것을 의미하다. 전 세계 각국은 각기 자기네 실정에 알맞은 의료비 억제책을 마련하고 있으나 효과적인 처방은 아직 나오지 않고 있다. 만약 건강보험이 의료비 억제에 실패한다면 그리고 의료비 인상의 주범이 건강보험이라고 모두가 동의한다면 이 제도는 계속 수정 보완되어야 할 것이다.

건강보험제도의 필요성을 세가지로 정리할 수 있다.

첫째, 보험이론으로 볼 때 질병이라는 사고는 보험의 대상이 될 조건을 갖추고 있다. 즉 질병의 발생은 사회구성원 모두에게 부과되는 보편적 위험인데, 개인적 차원에서는 그것이 예측할 수 없다는 공통점을 지니고 있다. 만약 각자가 질병의 발생 시기를 정확하게 예측할 수만 있다면 각자가 이에 대비할 수 있게 됨으로써 건강보험 강제적용의 필요성은 크게 줄어들 것이다. 이와 같은 질병발생시기의 예측불가능성은 각자에게 보험가입의 동기를 부여하게 된다. 한편 기술적인 측면에서 볼 때 인구집단의 발병률(사고 위험률)을 알 수 있기 때문에 보험료 산정이 가능해진다.

둘째, 건강보험은 의료비지급을 보증하는 제도인데 의료비의 여러 속성은 건강보험을 존속하게 하는 직접적인 요인이 되고 있다. 의료비의 증가가 물가나 국민소득 수준의 증가를 훨씬 상회하기 때문에 개인수준에서 이를 감당하는 데에는 한계가 있게 마련이다. 만성퇴행성 질병이 증가할수록, 인구의 노령화가 가속될수록, 의과학이 발달할수록 질병 건당 치료기간이 증가하게 되고 건당 진료비는 상승할 수밖에 없다. 국민이 의료비 부담을 무서워할수록 건강보험가입의 필요성은 커지게 된다.

셋째, 계층 간 의료수혜의 불평등이 심화되어 있다는 사실은 건강보험의 필요성을 뒷받침하는 현실적인 요구가 된다. 어느 사회를 막론하고 소득계층별, 지역별, 직업별, 성별 또는 연령별로 의료 이용도에는 큰 차이가 있기 때문에 그것은 사회적 불만 원인의 하나가 되고 있다. 이에 비하여 시대의 사조는 보건의료서비스를 국민이 마땅히 누려야 할 기본적 생존권의 하나로 인식해 가고 있어 자연히 현실과 이상과의 간격이 커지고 있다.

이러한 필요성에 의해 제공된 의료서비스의 기능은 다음과 같이 요약할 수 있다.

첫째, 근로자들의 생산성 향상과 이동성(mobility)의 증대는 경제성장을 증가시키는 기능을 가져오게 한다.

둘째, 현대인들을 산업화시대의 각종 위험과 재해로부터 예방하거나 보호하는 기능을 한다.

셋째, 국민화합에 이바지하는 기능을 한다. 사회구성원 간에 소외현상이 만연되면 그 사회는 결국 해체되고 말 것이다.

넷째, 경제제도로부터 야기되는 소득의 불평등 분배를 교정시키는 기능을 한다. 시장기능에 입각한 경제제도는 모든 사람에게 똑같은 수준의 소득을 보장할 수 없다. 더욱이 소득의 격차 그 자체가 반드시 부정적인 것은 아니다. 문제는 특정의 경제제도하에서 파생되는 소득의 불균형 등이 그 경제제도의 존재자체를 위협하게 되기 때문이다.

현대사회에서는 국민들의 의료욕구가 급상승하고 있을 뿐만 아니라 의료비지출 역시 빠른 속도로 증가하고 있기 때문에 의료제도를 적절하게만 운용한다면 소득불균형이 야기하는 사회적 충격을 상당히 경감시킬 수 있을 것이다.

(2) 건강보험 운영체계와 급여형태

우리나라의 건강보험 운영체계는 [그림 8-1]과 같으며 보험급여의 형태는 [표 8-2]와 같다.

(3) 우리나라 건강보험의 역사

경제가 발전하고 소득수준이 향상됨에 따라 인간다운 삶에 대한 국민의 새로운 인식과 사회적 욕구는 계속 증대되기 마련이다. 우리나라는 1960~1970년대의 고도 경제성장 과정에서 야기된 소득분배의 악화와 국민생활에 대한 기본수요 충족의 미흡은 국민상호간의 상대적 빈곤감을 더욱 고조시켰으며 결국 지속적인 경제사회발전을 저해하는 요인으로 대두되기에 이르렀다.

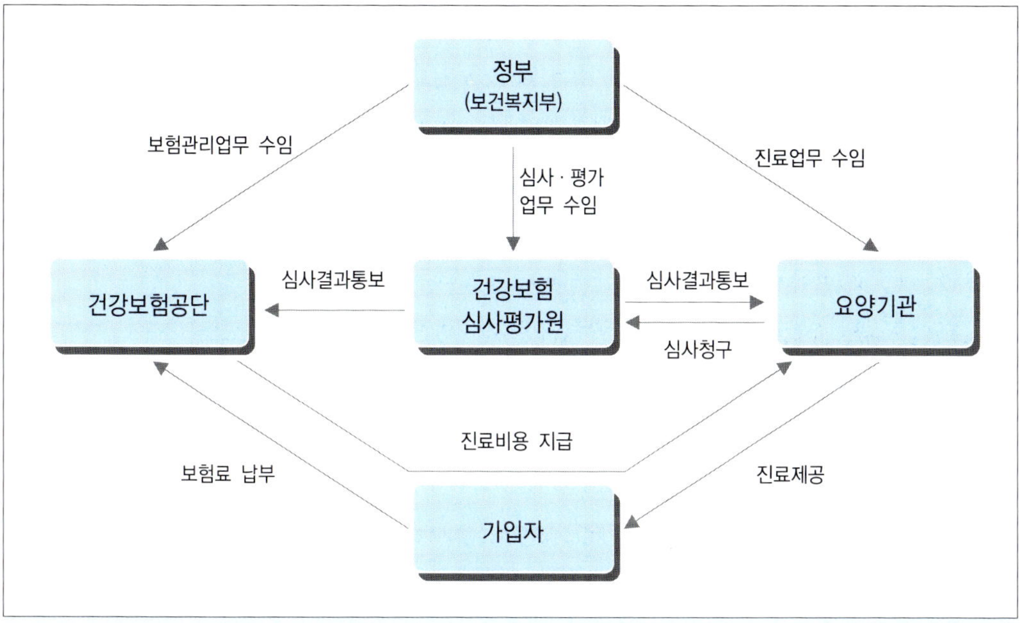

그림 8-1 우리나라 건강보험 운영체계

표 8-2 보험급여의 형태

구분		사회보험				공공부조	
		국민연금	건강보험	산재보험	고용보험	기초생활보장	의료급여
현물 및 현금 급여	현물 급여		요양급여, 건강검진	요양급여	실업자재취직훈련, 정부위탁훈련	TV시청료, 지방소득세, 정부양곡할인(50%), 교육급여	의료비
	현금 급여	노령연금, 장애연금, 유족연금	요양비, 임신 · 출산 진료비, 장제비, 상병수당, 장애인 보조기기	휴업급여, 장해급여, 유족급여	구직급여, 상병급여, 취업촉진수당	생계급여, 주거급여, 해산급여, 장제급여, 자활급여	
단기 및 장기 급여	단기 급여		요양급여, 장제비, 요양비	요양급여, 휴업급여	구직급여, 상병급여, 취업촉진수당	생계급여, 주거급여, 해산급여, 장제급여, 자활급여	의료급여
	연금 급여	노령연금, 장애연금, 유족연금		장해급여, 유족급여			

우리나라 건강보험제도의 역사는 1963년에 제정된 의료보험법과 함께 시작되었다. 건강보험법은 의료공제제도의 전통이나 제정 당시 국민들의 요청이나 어떤 계층의 압력에 의해 제정되었던 것은 아니다. 몇몇 엘리트에 의해 주창되고 초안이 마련되어 1963년 12월 16일 국가재건최고회의 마지막 날에 의료보험법이 제정되었다.

비스마르크가 노동자를 선동하는 사회주의자들에게 대항하는 한 방법으로 질병보험법을 제정하였는데 우리나라의 경우도 공산주의에 대항하는 국가안보차원에서 건강보험법이 제정되었다고 본다. 혁명입법과정에서 제정하다 보니 충분한 검토와 사전 준비가 없어 법의 집행은 상당한 세월을 필요로 하였다.

1960년대와 1970년대의 경제성장전략은 성장을 통한 재분배를 목표로 하였다. 그러나 이러한 전략은 소기의 목적을 달성하지 못하였다.

우리나라 건강보험제도에 대한 골격은 1963년에 제정된 사회보장에 관한 법률에 의해 갖추어 졌는데 이 법의 정신에 기초하여 의료보험법이 1963년 12월에 제정되어 300인 이상 사업장의 근로자를 중심으로 임의가입의 형태로 1964년 6월부터 시행하기로 하였으나 근로자중심의 임의보험위주로 되어 있었기 때문에 제대로 발전될 수 없는 제약이 있어 시행이 보류되었다.

경제성장의 열매에 대한 국민들의 요구와 정치적 결단에 의해 1976년 12월 의료보험법을 전면 개정하여 500인 이상 고용사업장에 대하여 1977년 7월 1월부터 의료보험제도를 전면적으로 실시하게 되었고, 공무원과 사립학교교직원은 당시 공무원연금법 등에 시행근거가 있었기 때문에 의료보험법에서는 배제하고 1977년도에 공무원 및 사립학교 교직원 의료보험법이라는 특별법을 별도로 제정하여 실시하게 되었다.

건강보험에 대하여 일반법적인 성격을 갖고 있는 의료보험법과 특별법적 성격을 갖고 있는 공무원 및 사립학교 교직원 의료보험법이 우리나라의 건강보험제도를 지금까지 발전시켜 왔으나 현행 건강보험이 조합별 독립채산제방식으로 운영됨에 따라 사회보장의 주요기능인 위험분산과 소득재분배기능이 제대로 발휘되지 못하는 문제점을 해결하기 위하여 정부는 1997년 12월 31일에 국민건강보험법을 제정 · 공포하였고 이를 근거로 국민건강보험관리공단을 설립하여 1998년 10월 1일부터 공무원 · 교직원 및 지역주민을 하나의 보험자가 관리토록 하였다.

이제 모는 국민은 의료급여법에 의하여 의료급여를 받는 자와 국가유공자 예우 등에 관한 법률에 의하여 의료급여를 받는 자를 제외한 국내에 거주하는 모든 국민은 건강보험 적용 대상자가 된다.

우리나라 건강보험제도의 연혁을 요약해 보면 아래와 같다.

○ 1963년 12월 의료보험법 제정
○ 1964년 6월 의료보험법 시행령 제정
○ 1965년 직장 임의조합 출발(건강보험조합의 효시)
○ 1970년 8월 의료보험법 개정(1차 : 미실시)
○ 1976년 12월 의료보험법 개정(2차)
○ 1977년 7월 500인 이상 사업장근로자를 당연적용대상으로 직장건강보험 사업실시
○ 1977년 12월 공무원 및 사립학교 교직원 건강보험법 제정
○ 1978년 8월 공무원 및 사립학교 교직원 건강보험관리공단 설립
○ 1979년 7월 300인 이상 사업장 건강보험 실시(26개 지구 공동조합 신설)
○ 1981년 1월 100인 이상 사업장 건강보험 실시
○ 1981년 4월 의료보험법 제4차 개정(직종, 지역조합 설립근거)
○ 1981년 7월 지역의료보험 1차 시범사업 실시(홍천, 옥구, 군위)
○ 1981년 12월 직종조합 발족(문화예술인, 이 · 미용)
○ 1981년 12월 건강보험법 개정(5차)
○ 1982년 7월 지역건강보험 2차 시범사업 실시(강화, 보은, 목포)
○ 1982년 12월 16인 이상 사업장 당연적용 및 5인 이상 사업장 임의적용
○ 1983년 4월 16인 이상 사업장근로자 당연 적용
○ 1984년 5월 의약분업 시범사업 실시(목포)
○ 1984년 12월 한방의료보험 시범사업 실시(청주시, 청원군)
○ 1984년 12월 의료보험법 개정(6차)
○ 1987년 2월 한방의료보험 실시
○ 1987년 12월 의료보험법 개정(7차)
○ 1988년 1월 농 · 어촌지역 의료보험실시
○ 1988년 7월 5인 이상 사업장근로자 당연적용
○ 1989년 7월 도시지역 자영자 의료보험 확대적용(전국민의료보험 실시)
○ 1989년 10월 약국건강보험 실시
○ 1991년 1월 보험제도간 재정조정 공동부담사업의 실시
○ 1994년 12월 의료보험법 개정(9차)
○ 1995년 8월 의료보험법 개정(10차)

○ 1995년 12월
  • 1996년부터 요양급여기간 연장(연간 210일→240일)
○ 1996년 1월 의료보험 급여범위 확대
  • 전산화단층촬영(CT) 급여실시
  • 1997년부터 요양급여기간 연장(연간 240일→270일)
○ 1997년 1월 장애인 보장구 건강보험적용(지체, 시각, 청각, 언어장애)
○ 1997년 12월 건강보험법 개정(12차)
  • 요양급여기간 연장(연간 270일→300일)
○ 1997년 12월 국민건강보험법 제정
○ 1998년 6월 건강보험법 개정(13차)
○ 1998년 10월 국민건강보험관리공단 출범(지역조합과 공교공단의 1차 통합)
○ 1999년 2월 국민건강보험법 제정
○ 2000년 7월 국민건강보험 조직통합(2차 통합), 의약분업실시
○ 2003년 7월 국민건강보험 재정통합(3차 통합)
○ 2008년 7월 노인장기요양보험제도 실시
○ 2013년 8월 장기요양기관의 운영질서 확립 및 관리 강화
○ 2018년 8월 장기요양 본인일부담금 감경대상자 확대

(4) 보험급여

① 급여의 의의

보험사고는 보험급여의 원인이 되며 이 보험사고에 대하여 급여를 제공하는 것을 보험급여라 한다. 보험사고의 종류로는 질병, 부상, 폐질, 노령, 사망, 실업 등 여러 가지가 있을 수 있으나 건강보험에 있어서는 질병, 부상, 분만, 사망 등 4종류의 사고에 대하여 보험급여를 하는 것이 일반적이다.

건강보험에 있어서 급여란 질병 · 부상 · 폐질 · 사망 · 출산 등의 사회적 위험으로 피보험자나 피부양자가 보건의료서비스 또는 수당의 지급을 필요로 하는 경우에 발생했을 때 공급되는 것을 말하며, 보험급여의 종류와 범위는 그 나라의 사회적 · 경제적 · 정치적 · 문화적 제 조건에 따라 다르다.

그 나라의 경제적 여건이 허락한다면 급여의 종류와 범위와 수준이 커질수록 좋을 것이

다. 또한 국민도 최고의 의료서비스를 받고자 한다. 그러나 국가재정이 한정되어 있을 뿐만 아니라 의료분야의 가용자원도 제한적이기 때문에 급여에는 한계가 있을 수밖에 없다.

브라이언트(Bryant)는 보건의료서비스 제공의 우선순위로 첫째, 모든 사람에게 최소한의 보건의료서비스가 제공되어야 하며, 둘째, 그 이상의 자원은 욕구에 따라 분배되어야 하며, 마지막으로 보건의료자원이 분할 불가능하거나 필연적으로 불균등한 경우에는 최소 수혜자에게 이익이 되는 분배가 이루어져야 한다고 하였다.

인간의 생명의 문제를 다루고 있는 보건의료서비스에 있어서 급여의 최저수준(basic minimum care)이나 최고수준(maximum care)을 논한다는 것은 결코 바람직하지 못하다. 급여는 필요한 최적의 의료(optimum medical care)가 기준이 되어야 할 것이다.

보험급여는 정적이 아니다. 보험급여는 내외적 변화에 따라 계속해서 조정되어야 하는 역동적 가치이다. 보험급여가 역동성을 상실할 때에는 본래적 기능을 상실하게 된다. 보험급여의 역동성은 국민들의 주관적 조건의 변화에 대한 정확한 평가 능력을 요구하며 사회보험의 내외적 조건의 변화에 대한 꾸준한 관찰과 이에 따른 보험급여의 적정한 변동을 추진할 수 있는 능력이 요구된다.

② 급여의 성격

민간보험이든 사회보험이든 보험에 있어서 급여는 보험사업의 성패를 결정하는 주요한 요소이다. 급여는 보험재정과 직접적으로 연계가 되어 있고 보험가입자 역시 급여에 대해 매우 민감한 반응을 보이기 때문이다.

사회보장제도는 소득보장과 이료보장이라는 2가지 축으로 구성되어 있다. 따라서 소득보장이 제도적으로 갖추어져 있고 충실히 시행되고 있다면 건강보험제도는 의료보장을 중심으로 전개하면 된다. 의료급여, 즉 현물급여만 제공하면 된다. 그러나 소득보장제도가 충분히 발달되어 있지 못하면 장제비나 상병수당과 같은 제한적 성격을 지닌 소득보장도 고려하지 않으면 안 된다.

건강보험제도의 보험급여내용은 의료서비스를 중심으로 하는 요양급여 및 분만급여와 장제비, 상병수당 등과 같은 소득보장급여의 2가지로 구성되어 있다.

모든 사회보장제도와 마찬가지로 건강보험 역시 급여수준이 높을수록 또한 급여종류가 다양할수록 좋다. 그러나 급여수준이 높고 종류가 다양할수록 보험료부담은 가중되며 보험재정은 취약할 수밖에 없다. 급여수준을 향상시키기 위해서는 보험료를 인상하거나 국고부담률을 높여야 한다.

또한 보험재정을 생각하여 건강보험급여를 최저수준에 머물게 할 수도 없다. 의료는 그 특성상 상병의 증상 및 경중에 따라 적정수준의 개념이 도입되어야 한다. 따라서 건강보험급여는 다른 사회보장제도에서 흔히 사용되고 있는 최저보장제도와는 다른 특성을 지니고 있다.

급여수준이 적정하지 못하고 보험료부담이 사회적으로 가중되면 건강보험제도의 존립 자체에 문제가 생긴다. 결국 건강보험급여는 많은 딜레마 속에서 사회적 공감대를 형성하는 범위 내에서 결정될 수밖에 없다. 건강보험이 사회보험이라 해서 수지상등의 원칙에서 완전히 벗어날 수는 없다.

③ 급여의 범위와 한계

건강보험제도의 형태나 내용은 그 나라의 이념적 사회경제적 상황에 따라 각기 상이하다. 건강보험의 급여란 피보험자와 그 부양가족이 질병, 부상, 분만, 사망과 같은 위험에 직면하였을 때 그들을 보호하고 건강으로의 회복을 위하여 보험자가 지급하는 각종 형태의 급여를 말한다.

급여의 수준이나 범위는 최대급여가 행해지는 것이 바람직하지만 급여의 기준은 그 나라의 사회적 특성에 따라 다르다. 즉 급여수준은 국가의 재정상태나 국민의 소득수준에 따른 보험료 부담능력과 상호 함수관계에 있다.

보험급여의 최대, 최적, 최저의 개념은 나라에 따라 상이할 수 있다. 국민최저(national minimum)의 개념은 자유주의와 보완적 복지모델에서, 국민최적(national optimum)의 개념은 민주사회주의와 제도적 복지모델에서, 국민최대(national maximum)의 개념은 마르크스주의와 규범적 복지모델에서 적용되고 있다.

우리나라의 지배적 이데올로기가 자유주의이고 사회정책의 성격이 보완적 모델의 범주에 있다면 건강보험 급여 역시 최저개념이 적용된다. 그러나 다양한 기준을 적용하는 것이 바람직하다. 현재는 최적, 최저의 급여기준이 혼합되어 있다고 본다. 의료비의 본인부담이 높을수록 건강보험의 이념적 성격과 급여기준은 자유방임적인 최소의 개념을 적용하는 것이 된다.

건강보험에서 급여의 범위와 수준은 보험재정에 결정적인 영향을 끼치기 때문에 매우 중요하다. 건강보험의 기본개념 및 철학, 국민 또는 국가의 의료에 대한 인식 및 국민의 료비의 지불능력 및 의지 등을 고려하여 급여의 적정수준과 범위를 결정하여야 한다.

④ 적정급여의 범위와 수준

일반적으로 보험가입자의 최대 관심은 보험료와 급여수준이다. 급여수준이 기대에 미치지 못하면 보험에 가입하지 않거나 탈퇴하게 된다. 민간보험은 본인이 받고자 원하는 급여수준에 따라 보험을 가입할 수 있으나 건강보험은 사회보험이기 때문에 강제적용을 받는다면 급여의 수준과 범위는 가입자의 선택밖에 있다.

가입자는 적은 부담으로 많은 혜택을 받고 싶어 하고 보험자는 보험재정수지에 관심을 가지고 되도록 낮은 수준의 급여를 제공하려고 할 것이다. 급여를 더 많이 받기 위해서는 보험료가 상향조정되어야 하며 보험료를 더 많이 부담하지 않으려면 급여수준을 축소할 수밖에 없다.

인간의 생명과 직결되는 서비스이기 때문에 환자는 누구나 최고의 진료(Maximum Care)를 받고자 한다. 의료서비스의 경우 최소진료(Basic Minimum Care)나 최대진료(Maximum Care)란 있을 수 없다. 왜냐하면 의료보장이란 다른 사회보장제도와는 달리 보장의 효과를 정확히 계량화 할 수 없을 뿐만 아니라 모든 질병을 치료하고 건강을 회복하는 것이 주목적이므로 필요한 최적의료(Optimum Medical Care)를 제공해야 하기 때문이다.

따라서 건강보험은 재원이 사회보험방식으로 조달되고 있고 사회적 균형을 유지하고 언제나 모든 국민에게 의료를 보장하기 위해서는 어느 정도의 한계를 두는 것은 필연적이다.

건강보험의 급여수준은 기본진료(basic minimum care)가 원칙으로 환자의 기능을 회복하는데 주인점을 두고 있다. 즉 건강보험의 급여는 통상적이며 합리적인 수준에서의 진료비(usual, customary, reasonable charge)를 벗어나서는 안 된다.

건강보험의 급여수준과 범위를 결정할 때 몇 가지 고려해야 할 사항은 다음과 같다.

첫째, 급여수준과 범위는 보험료부담 수준과 능력을 일차적으로 고려해야 한다. 급여는 그 나라의 경제, 사회, 문화 등의 여러 여건에 의해 좌우된다. 보험료 부담수준과 소득수준이 급여수준을 충분히 뒷받침해주지 못한다면 건강보험의 존립자체는 위협을 받을 수밖에 없다.

둘째, 의료전달체계를 합리적으로 활성화시키는 역할을 수행할 수 있도록 전개되어야 한다. 우리나라의 경우 의료전달체계가 존재하지만 유명무실한지 오래 되었다. 각각의 의료기관 수준에 맞는 진료가 이루어지도록 건강보험의 급여방법을 개선할 필요가 있다. 대형종합병원이나 대학병원으로 환자가 몰려 그 나름대로의 고유기능이 제대로 수행되지 못하고 있고 중소병원이나 동네의원은 존폐의 위기에 놓여있는 것이 현실이다.

셋째, 장기 재난적 성격을 띤 장기진료 또는 고액진료에 대해서는 정부가 별도의 방안을 마련해야 할 필요가 있다.

넷째, 가계지출적 성격을 지닌 의료비를 국민이 스스로 부담하게 한다. 이러한 의료비를 가계에서 부담하면 건강보험의 청구업무나 기타 건강보험의 관리상 업무의 복잡성을 줄이고 재정적으로 절감이 된다.

다섯째, 건강보험의 혜택을 받고 있다 할지라도 일부 국민은 보다 높은 수준의 의료서비스를 원한다. 국민계층간의 위화감을 조성한다는 비난이 있을 수 있겠지만 이들의 욕구를 충족시키기 위해서는 민간보험의 도입 등 보완적 제도가 필요하다.

급여범위는 비용과 효과의 문제를 고려하면서 건강을 유지 · 증진하는데 필요한 수준과 종류의 의료서비스여야 한다. 급여범위를 결정할 때 고려해야 할 사항으로 재정자원의 이용가능성, 기존의 하부구조와 서비스의 질, 보건의료서비스의 우선순위 평가, 급여대상자의 보건의료 이용률, 비용분담의 형태와 수준, 보건의료서비스의 비용, 국민의 질병과 상해양상과 건강보험 가입자의 의료요구의 보장여부, 보건의료급여 제공방법 등이다.

⑤ 급여의 종류

의료보장의 대상자에게 제공되는 제반의 혜택을 급여라고 할 수 있다. 급여에는 현물급여(benefits in kind)와 현금급여(benefits in cash)의 형태로 구분할 수 있으며, 시행근거별로는 법정급여와 부가급여 등이 있다.

㉠ 현물급여

민간보험이나 다른 사회보험의 급여는 현금급여(cash benefit)가 원칙이지만 건강보험의 경우는 현물급여(benefit in kind)가 주를 이루고 있다. 현물급여란 피보험자나 피부양자의 질병, 부상 또는 분만의 경우에 받는 보건의료서비스를 말한다.

건강보험에서 현물급여의 정당성과 타당성은 의료의 특성에 기인한다. 즉 보험사고인 질병과 상병의 종류, 정도, 치료, 소요기간, 치료비, 치료결과 등의 불확실성 때문이다. 현물급여를 함으로써 의료수준의 상승과 더불어 급여수준도 상승한다.

그러나 현물급여는 보험재정에 부정적인 영향을 준다. 필요이상의 진료를 하지 못하도록 현물급여에 대한 규제를 하지 않는다면 보험재정은 적자에서 벗어나지 못할 것이다.

현물급여의 옹호자는 집합주의적 가치관을 가지고 있는 사람들이다. 이들은 현물급여는 현금급여보다 비용면에서 더욱 유리하다고 주장한다. 즉 서비스 생산에 있어서 규모의 경제, 서비스의 표준화, 대량생산, 정부에 의한 집중적인 분배 등이 가능하므로 현대 경쟁적 시장경제의 낭비적인 속성을 제거할 수 있다는 주장이다. 따라서 제도적으로 사회통제가 용이한 반면에 개인에게 선택의 여지가 없어서 서비스가 공적으로 통제되는 경직화의 경향을 띠고 있다.

또한 현물급여가 보다 효과적이라고 한다. 만약 수혜자들의 소득이 존재하지 않을 경우 현물급여는 중대한 문제에 봉착하게 될 것으로 생각된다. 따라서 현물급여의 전제는 수혜자의 소득이 어느 정도 존재해야 한다는 것이다.

그러나 현물급여의 반대자들은 현물급여는 개인에게 선택의 기회를 주지 못하고 또한 복지정책의 대상인 고객들은 표준화될 수 없으며, 시장의 속성인 경쟁을 더욱 조장함으로써 혁신을 유발시켜 비용을 감소할 수 있다고 강조하고 있다. 또한 급여의 종류가 현금급여일 때보다 현물급여의 경우 소비자의 선택권을 박탈하기 때문에 사회적 낙인감의 문제가 대두된다.

의료보장에서 현금급여보다 현물급여의 타당성이 인정되고 있는 것은 첫째, 보험사고의 특수성에 있다. 즉 보험사고인 질병과 상해의 예측불가능성이다. 우리는 질병과 상해의 종류, 정도, 치료, 기간, 의료비 등에 대해서 예측을 한다는 것은 불가능하다. 이러한 예측불가능성으로 인해 사전에 비용을 확정하여 두는 것은 불가능할 뿐만 아니라 실익이 없다고 본다.

둘째는, 의료의 미발달과 보긴의료통계의 미비, 셋째는, 현물급여에 의하면 의료수준이 상승함에 따라 급여의 수준도 같이 향상된다는 장점이 있기 때문이다. 마지막으로 피보험자가 현물급여방식이 더 편리하다고 생각하고 선호하고 있기 때문이다.

㉡ 현금급여

현금급여란 장제비, 분만비, 상병수당, 고액진료비 보상금 등으로 지급되는 현금의 급여를 말한다. 현금급여를 주장하는 사람들은 개인주의적 가치관에 근거하고 있으며 현금주의는 개인의 선택의 자유와 소비자주권(consumer sovereignty)을 극대화시킬 수 있다고 주장한다. 일반적으로 소비자주권이 실현되기 위해서는 4가지의 조건이 존재하여야 한다.

첫째, 소비자의 수요가 재화와 서비스의 생산과 공급을 결정해야 한다.

둘째, 소비자는 제품과 서비스의 질, 효용, 안전도를 평가하는데 필요한 정보를 가지고 있어야 한다.

셋째, 소비자는 최소의 비용으로 최대의 효용을 가져다주는 제품과 서비스를 선택해야만 한다.

넷째, 소비자와 공급자는 시장에 자유롭게 접근할 수 있어야 한다. 이러한 조건은 보건의료부문에 있어서는 상당한 제약이 뒤따르고 현실적으로 불가능한 것도 있으므로 보건의료부문에서 소비자주권은 다른 부문에 비해 제약점이 많다고 보겠다.

또한 현금급여를 선호하고 있는 자유주의 경제학자들은 현물보다는 현금에 의해 만족과 행복의 최고점, 즉 복지의 극대화(welfare maximization)를 이룰 수 있다고 한다.

현금지급의 전제조건은 첫째, 소비자는 합리적이며 또한 무엇이 자기에게 가장 이익이 되는가를 정확히 판단할 수 있다는 것이고,

둘째, 소비자가 자신의 행복을 극대화하기 위해 선택한 것은 공동의 복지를 증진시키는 것이며, 이러한 관점에서 개인의 만족이 그 개인이 속해 있는 집단의 복지를 손상시키는 것이 아니라는 것이다. 따라서 국가복지정책은 집단의 선호에 따르기보다는 개인 수혜자를 우선적으로 위해서 수립되어야 한다.

셋째, 소비자는 받은 현금을 선의의 의지에 기초하여 합리적으로 소비한다는 것이다.

현금급여의 최대의 약점은 타목적에로의 남용의 제한, 즉 사회적 통제(social control)가 어렵다는 점이다.

현물급여와 현금급여의 문제는 개인적인 권리와 사회적 통제간의 잠재적 갈등이라기보다는 정부의 책임체제를 지지하는 통합된 부분으로서 개인의 선택의 기회를 극대화하는데 있다. 따라서 현물 · 현금급여의 균형을 달성하기 위해서는 소비자주권과 사회통제간의 상호보완을 고려해야 한다.

㉢ 법정급여와 부가급여

법정급여란 법에 의하여 당연히 지급해야 할 기본급여로써 요양급여, 분만급여, 요양비, 분만비를 말하며 부가급여(fringe benefit)는 기본급여 이외에 부수적으로 지급되는 급여로 건강보험조합의 정관에 의하여 임시로 지급하는 것을 말한다. 부가급여라는 용어는 임금제도와 관련되어 사용되었지만 현재는 사회보장급여에도 적용되고 있다. 법정급여도 마찬가지겠지만 부가급여의 수준이나 종류는 보험재정과 함수관계에 있다.

따라서 조합의 재정적 여유에 따라 부가급여는 각각의 조합마다 다를 수 있다. 우리나라의 부가급여에는 장제비 · 분만수당 및 출산전 임신부 지원비가 있다.

의료보장의 급여수준과 종류는 다양할수록 바람직하다. 그러나 사용자 및 피보험자의 보험료부담능력, 국가의 재정상태, 보험재정에 미치는 영향을 충분히 고려하지 않으면 안 된다. 모든 것을 고려하여 급여수준과 종류를 결정해야 한다. 급여수준과 종류의 확대와 보험대상자의 확대간의 딜레마에 빠질 경우 후자를 선택해야 할 것이다. 왜냐하면 사회보장이란 수혜자에 대한 완벽한 보장(사회보장에 의한 보장 이상의 것은 민간보험의 영역에 의존) 보다는 보다 많은 사람이 혜택을 받을 수 있도록 정책의 방향이 설정되어야 한다. 그러나 보장이 너무 미비할 경우에는 제도 자체의 존재가치가 상실하게 된다.

표 8-3 급여의 종류와 형태

급여의 종류	법정급여	부가급여
현물급여	요양급여 건강검진	없음
현금급여	요양비 장애인보조기기	임신 · 출산 진료비 장제비 상병수당

(5) 우리나라의 건강보험급여

보험급여의 수준은 피보험자의 보험료 부담능력, 보험재정 상태 등을 감안하여 보험료 부담수준과 균형을 이루는 수준에서 결정되어야 할 것이다. 건강보험의 급여형태는 의료비의 상환제도인 현금급여와 의료 그 자체를 보장하는 현물급여 두 가지 형태가 있으며, 우리나라는 현물급여를 원칙으로 하고 있다.

보험급여의 종류는 가입자 및 피부양자의 질병, 부상 등의 보험사고에 대하여 급여하는 요양급여, 요양비, 분만급여, 분만비, 장제비, 본인부담액보상금, 장애인보조기기급여비 등이 있다.

가입자 또는 피부양자가 요양급여나 분만급여를 받는 때에는 그 진료비용의 일부를 본인이 부담하여야 하며, 그 내용은 입원의 경우 진료비총액의 100분의 20이고 외래의 경우에는 요양기관 종별에 따라 30~65%를 차등적용하고 있다.

① 요양급여

가입자 및 피부양자의 질병 · 부상 · 출산 등에 대하여 실시하는 요양급여에는 진찰 · 검사, 약제(藥劑) · 치료재료의 지급, 처치 · 수술 및 그 밖의 치료, 예방 · 재활, 입원, 간호, 이송(移送) 등이 있다.

② 요양비

공단은 가입자 또는 피부양자가 보건복지부령이 정하는 긴급 기타 부득이한 사유로 인하여 요양기관과 유사한 기능을 수행하는 기관으로서 보건복지부령이 정하는 기관에서 질병 · 부상 · 출산 등에 대하여 요양을 받거나 요양기관 외의 장소에서 출산을 한 때에는 그 요양급여에 상당하는 금액을 보건복지부령이 정하는 바에 의하여 그 가입자 또는 피부양자에게 요양비로 지급한다.

가입자나 피부양자는 보험자가 지정한 요양취급기관에서 치료를 받는 것이 원칙이다. 그러나 요양취급기관으로 지정되지 않은 의료기관에서 치료를 받을 수밖에 없는 경우가 생길 수도 있는데 이럴 경우 수진자는 금전적 손해를 입게 된다.

현물급여원칙인 요양의 급여를 행하지 못한 경우 이를 보상하여 주는 방법으로 현금급여인 요양비를 지급하는 것이다. 따라서 요양비의 지급은 요양급여의 보완적 역할을 하는 것으로서 가입자나 피부양자에게 현물급여와 현금급여와의 선택의 자유를 주는 것이 아니고 긴급하거나 부득이한 사유로 요양취급기관 이외의 요양기관이나 약국에서 치료나 약제의 투여를 받았을 때 보험자가 그 필요성을 인정할 때 한하여 지급하게 되는 후불제이다.

③ 임신 · 출산 진료비

요양취급기관 이외의 장소에서 분만하였을 경우 일정액을 분만비로 지급하고 있다. 즉 분만의 사실이 있으면 어디서 분만을 하였던 간에 분만급여를 받지 못하였을 경우에는 분만비를 지급한다.

일반적으로 분만은 임신 4개월 이상의 경우를 말한다. 따라서 임신 4개월 이상의 경우에는 사산을 하였다 하더라도 요양취급기관에서 사산에 대한 요양급여를 받지 못하였으면 그 사실을 증명할 수 있는 서류를 첨부하면 분만비를 지급받을 수 있다.

④ 장제비

장제비는 가입자나 피부양자가 사망한 경우에 지급하는 정액제이다.

자살의 경우 고의로 사고를 발생하였기 때문에 급여대상에서 제외시켜 장제비를 지급하지 않아야 한다는 견해가 성립할 수 있겠지만 유족들은 예상치 못한 지출을 해야 하며 또한 인도적인 차원에서 장제비를 지급하는 것이 타당하다고 본다. 현재 우리나라에서는 시행하지 않고 있다.

⑤ 건강검진

공단은 가입자 및 피부양자에 대하여 질병의 조기발견과 그에 따른 요양급여를 하기 위하여 건강검진을 실시한다.

건강진단이 질병의 조기발견에만 있는 것이 아니고 조기치료에도 그 목적이 있는 만큼 유병환자에 대한 치료여부, 병의 진전 상황 등을 추적하여 적절한 조치를 취할 수 있도록 개인별 병력관리를 해야 한다.

질병의 조기발견과 그에 따른 보험급여를 하기 위하여 2년마다 1회 이상 실시하되, 사무직에 종사하지 않는 직장가입자에 대해서는 1년에 1회 실시한다.

⑥ 본인부담상한액

본인부담상한액은 피보험자 또는 피부양자가 큰 수술을 받았거나 장기 진료로 인해 많은 병원비가 발생했을 때 가계의 부담을 덜어주고자 본인부담금 일부를 보상해 주는 제도이다. 요양급여를 받는 자는 비용의 일부(본인일부부담금)를 본인이 부담하되, 본인이 연간 부담하는 본인일부부담금의 총액이 대통령령으로 정하는 금액(본인부담상한액)을 초과한 경우 국민건강보험공단이 그 초과 금액을 부담하여야 하고, 본인부담상한액은 가입자의 소득수준 등에 따라 정한다. 본인부담상한액을 초과한 경우에는 공단이 그 초과금액을 부담하여야 한다. 본인부담상한액은 지역가입자의 세대별 보험료 부담수준 또는 직장가입자의 개인별 보험료 부담수준(상한액기준보험료)에 따라 그 금액을 달리한다. 이 경우 상한액기준보험료의 구체적인 산정 기준 · 방법 등에 관하여 필요한 사항은 보건복지부장관이 정하여 고시한다.

(6) 비급여

비급여는 합리적이지는 않지만 현실에 비추어 급여를 하지 아니한 것이다. 즉 사회 심리적 측면을 고려하지 않고 신체적 측면만 고려하여 일상생활에 지장이 없거나 미용을 목적으로 하는 의료와 안경 · 보장구에 대해 급여를 하지 아니한 것을 의미한다.

비급여는 사회보장의 최소한의 보장정신에 비추어 급여가 제공되어서는 곤란한 특실료, 특진료 등에 대해 급여를 하지 아니한 것을 말한다.

비급여 대상 중 일부는 급여대상이 될 수도 있다. 예컨대 안면의 커다란 흉터와 같이 수치감이나 공포감으로 인하여 대인관계에 현저한 장애를 초래한다면 이는 보험급여 대상이 되어야 한다. 건강의 개념은 단지 신체적 측면을 고려할 것이 아니라 사회 심리적 측면까지도 고려해야 하기 때문이다.

그러나 비급여 대상을 급여 대상화할 경우 특별제도를 지향하게 되어 자원배분이 비효율적으로 되고 사회적 이중구조가 형성될 가능성이 높기 때문에 계속 비급여 대상으로 존재해야 한다.

요양급여를 함에 있어 질병 · 부상의 치료목적이 아니거나, 업무 또는 일상생활에 지장이 없는 질환, 기타, 요양급여의 원리에 부합되지 아니한 다음 사항은 보험급여대상에서 제외한다.

(7) 급여의 제한

보험료에 대한 반대급부로서 보험사고에 대해 급여를 받는 것은 피보험자의 당연한 권리이다. 그러나 보험질서를 문란하게 하거나 고의적으로 보험사고를 발생하게 하는 경우는 사회적으로 용납되지 못한다. 보험의 기본전제를 흔들리게 한 경우에는 보험의 정상적인 운영과 보험자의 이익을 위하여 급여를 전부 또는 일부를 제한한다.

피보험자의 비난 가능한 행위는 일반적으로 3가지가 있다.

첫째, 피보험자가 최소한의 기본적 의무인 보험료 납부의무를 이행하지 않는 경우이다.

둘째, 보험자 혹은 건강보험급여 전달기관, 즉 요양취급기관의 치료행위가 효율성을 가질 수 있기 위해서 필요한 지시에 따를 피보험자의 협조의무를 성실히 이행하지 않는 경우이다.

보험급여를 받을 자가 정당한 이유 없이 보험자나 요양기관의 지시에 따르지 아니할 때에는 보험자는 보험급여의 전부 또는 일부를 실시하지 않을 수 있다. 물론 피보험자는 요양급여가 효율성을 갖기 위해서 필요한 보험자 혹은 요양기관의 지시를 따라야 할 의무가 있으며, 이에 대한 제재는 정당화 될 수 있다. 그러나 이 경우 엄격한 비례의 원칙이 존중되어야 한다. 먼저 지시 자체가 수급권자의 신체 및 의사의 자유를 과도하게 침해하여서는 안된다.

셋째, 피보험자가 사회적 위험을 스스로 방지할 의무를 게을리 하거나, 혹은 더 나아가서 스스로 사회적 위험을 야기하는 경우이다. 즉 질병의 발생에 피보험자의 자기책임이 인정되는 경우이다.

보험급여를 받을 자가 자신의 범죄행위에 기인하거나 또는 고의로 사고를 발생시킨 것일 때에는 건강보험급여를 하지 아니한다. 즉 질병 또는 부상이 보험급여를 받을 자의 범죄행위에 기인하거나, 혹은 보험급여를 받을 자가 고의로 사고를 발생시켜, 그것을 원인으로 하여 질병 또는 부상이 발생했을 때에는 보험급여를 지급하지 않는다. 결국 질병이 수급권자 자신에게 책임 있는 사유로 발생한 때에는 건강보험급여를 제공하지 않는 것이 원칙이다.
공단은 보험급여를 받을 수 있는 자가 다음에 해당하는 때에는 보험급여를 하지 아니한다.

① 고의 또는 중대한 과실로 인한 범죄행위에 그 원인이 있거나 고의로 사고를 일으킨 경우
② 고의 또는 중대한 과실로 공단이나 요양기관의 요양에 관한 지시에 따르지 아니한 경우
③ 고의 또는 중대한 과실로 보험급여 확인 문서와 그 밖의 물건의 제출을 거부하거나 질문 또는 진단을 기피한 경우
④ 업무 또는 공무로 생긴 질병 · 부상 · 재해로 다른 법령에 따른 보험급여나 보상(報償) 또는 보상(補償)을 받게 되는 경우

(8) 급여의 정지

보험급여를 받을 수 있는 자가 ① 국외에 여행 중인 때 [삭제 〈2020.4.7.〉], ② 국외에 체류하는 경우, ③ 현역병, 전환복무된 사람, 군간부후보생에 해당하게 된 경우, ④ 교도소, 그 밖에 이에 준하는 시설에 수용되어 있는 경우에는 그 기간 중 보험급여를 하지 아니한다.

해외 여행 중이거나 외국에서 근무시 외국 의료기관을 이용할 수밖에 없는데 이때에는 외국 의료기관의 비용 산정에 국내의 기준을 적용하기가 곤란하여 급여를 정지하고 있으나 해외여행과 근무가 이제는 보편화되어 있고 세계화시대에 이에 대한 대비책이 마련되어야 한다.

2) 의료급여

의료급여란 생활유지의 능력이 없거나 일정수준 이하의 저소득층을 대상으로 국가재정에 의하여 기본적인 의료혜택을 제공하는 공공부조 방식의 사회보장제도이다.

우리나라 의료급여의 효시는 1961년에 제정된 생활보호법을 근거로 저소득자, 무능력자 및 무의 · 무탁자 등과 같은 취약계층에 대해 무료진료 형태의 진료사업을 실시한 것으로

볼 수 있는데, 그 수혜대상이 무능력자로 한정되었고 진료 제공기관도 보건소 및 국 · 공립 의료기관 등 일부 진료기관에 국한되는 등 의료 사업적 성격을 지니고 태동되었다.

이와 같은 상태를 거쳐 오다가 실질적인 사회보장제도의 하나로 발전하게 된 계기는 1970년대 중반에 들어 그간의 경제성장위주의 정책으로 빈부의 격차가 심화되고 계층 간 의료수혜의 불평등이 사회적 갈등으로 표출됨에 따라 저소득층에 대한 의료보장 문제가 사회적 쟁점으로 부각됨에 따른 것이라 할 수 있겠다.

이러한 의료급여제도는 건강보험과 함께 의료보장의 2대 지주로서 주로 생활무능력자 및 일정수준 이하에 있는 저소득층을 대상으로 하여 그들이 스스로 의료문제를 해결할 수 없는 경우에 국가재정으로 의료를 제공하는 공적부조제도의 한 방법이다. 취약인구계층에 대해 1961년에 제정된 생활보호법에 따라 1976년까지 무료진료 형태의 의료사업을 실시해 오다 1977년 1월부터 의료급여사업이 본격적으로 실시되어 오늘에 이르고 있다.

의료급여제도는 헌법 및 사회보장기본법상 생활유지능력이 없거나 생활이 어려운 국민의 최저생활을 보장하고 자립을 보장하는 제도인 공공부조제도를 의료보장분야에서 구체적으로 실현한 것으로 주요 연혁을 살펴보면 다음과 같다.

1977. 1. 의료보호 확대방안 제시(의료보호에 관한 규칙 제정)
1977. 12. 의료보호에 관한 독자법 제정(의료보호법)
1979. 1. 의료보호법에 의한 의료보호 실시
1984. 1. 3종 의료보호를 2종으로 통합
1986. 1. 의료부조 실시
1994. 1. 의료부조 폐지 2종에 통합, 2종 외래본인금 적용
1996. 컴퓨터단층촬영, 백납, 체외충격술을 급여에 포함
1997. 1. 진료기관의 종별가산율 적용(의원 3%, 병원 5%, 종합 7%, 3차 10%)
1998. 장애인보장구 급여범위 확대 및 절차 간소화(지팡이, 목발, 흰 지팡이)
1999. 7. 진료기관 지정제 폐지 및 지정취소처분→업무정지처분으로 완화
2000. 12. 종별가산율 확대(의원 11%, 병원 15%, 종합 18%, 3차 22%)
2001. 5. 의료보호법→의료급여법으로 제명 변경 등 전면개정(2001.10.1 시행)
2001. 10. 진료비 지급업무를 시 · 군 · 구에서 건강보험공단으로 위탁
2002. 1. 급여일수를 365일로 정하되, 정신질환 등 11개 질환군에 대해 30일 추가
2002. 3. 1종수급권자 식비 중 일부를 본인부담

2007. 7. 의료급여 1종 대상자에게 진료비 본인부담제가 실시, 건강생활유지비 지원, 본인부담금 보상금제 본인부담금 상한제가 동시 실시

2008. 1. 요양병원형 일당 정액수가제 도입

2009. 4. 의료급여 차상위 2종 건강보험 전환

2010. 12. 의료급여 희귀난치성 질환자 등록제 실시

2011. 7. 의료급여 보장기관을 시 · 군 · 구에서 시 · 도까지 확대

2012. 의료급여관리사 자격 및 업무 등 법적 근거 마련 : 의료급여법 시행규칙 개정

2016. 의료급여수급자 의료이용 실태조사

2017. 의료급여관리사 636명으로 확대 배치

2019. 「재가의료급여사업」 시범 운영

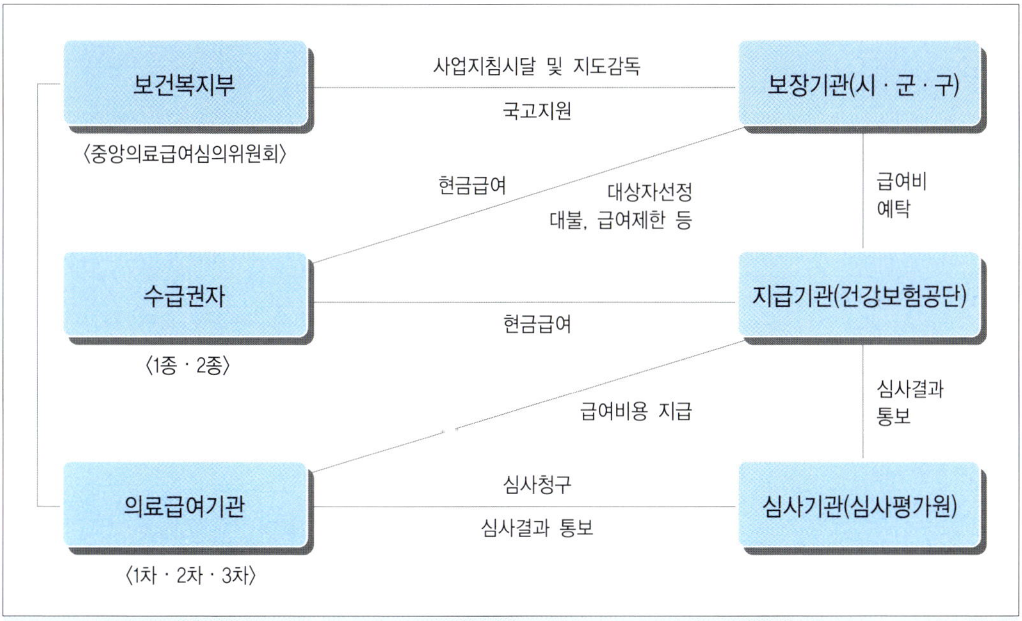

그림 8-2 의료급여제도의 기본구조

현재 수급권자는 175만 명으로 전 국민의 3.7%를 차지하고 있다. 수급권자에 대한 의료급여는 원칙적으로 세대(가구)별로 행하되, 보장시설수급권자 및 의료급여특례수급자는 개인을 단위로 행하고 있다. 수급권자는 국민기초생활보장 수급권자 155만 명(88%)과 기타 수급권자(국가유공자, 인간문화재, 광주민주화운동관련자, 북한이탈주민, 의사상자, 이재

민 등) 20만6천명(12%)으로 구성되어 있다. 기초생활보장 수급권자 중 근로능력 유무에 따라 근로능력이 없는 세대인 1종(53%)과 근로능력 있는 세대인 2종(47%)으로 구분하여 차등 급여하고 있다. 특히, 2종수급자 및 소득 · 재산기준을 초과하는 의료급여 특례수급자의 경우에도 희귀난치성질환일 경우에는 1종수급자로 선정하여 급여혜택을 주고 있다. 의료급여제도 운영에 있어서 문제점은 대상자 선정 및 범위의 객관성을 확보, 만성적 체불의 상존, 만성적 재정불안, 수급자 및 공급자의 도덕적 해이 등이 지적된다.

(1) 우리나라의 의료급여제도

① 개념

국민보건의 향상과 사회복지의 증진에 이바지함을 목적으로 생활유지 능력이 없거나 생활이 어려운 저소득 국민의 의료문제를 국가가 보장하는 공공부조제도로 건강보험과 함께 국민 의료보장의 중요한 수단이 되는 사회보장제도이다.

② 의료급여 수급권자

1종	2종
• 국민기초생활보장법에 의한 수급권자 중 근로 무능력자 • 희귀난치성 질환자 • 이재민 • 의상자 및 의사자 유족 • 독립유공자 • 중요무형문화재의 보유자 및 그 가족 • 북한이탈주민 • 광주민주화운동 관련자 • 기타 생활유지의 능력이 없거나 생활이 어려운 자	• 국민기초생활보장법에 의한 수급권자 중 1종 수급권자에 해당하지 않는 자(근로 능력자)

③ 수급권자의 본인부담금

종별	외래		입원
	1차(의원급)	2, 3차(병원급)	
1종	1차(1,000원), 2차(1,500원), 3차(2,000원)		전 액 무 료
2종	본인부담(방문당 1,000원)	본인부담 15%	본인부담 10%

④ 진료체계

㉠ 응급시나 특수 상황을 제외하고는 1차,2차,3차 진료기관 후송체계(3단계)이다.

㉡ 의료급여수급권자는 원칙적으로 제1차 의료급여기관(의원, 보건소 등)에서 진료를 받을 수 있고, 제2차(병원, 종합병원) 또는 제3차(지정병원) 의료급여기관 진료가 필요한 경우 의료급여의뢰서를 발급받아 1차, 2차, 3차 단계적 진료를 수행한다.

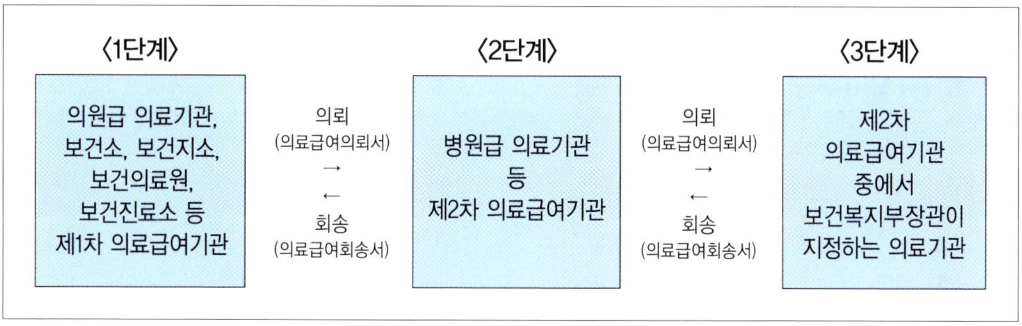

⑤ 의료급여상한일수 및 연장승인 등

㉠ 의료급여수급권자가 의료급여를 받을 수 있는 상한일수는 다음과 같다.

ⓐ 107개 희귀 난치성질환 각 질환별과 11개 만성 고시질환 각 질환별 연간 365일

ⓑ 그 외 기타질환에 대해서는 모두 합산하여 연간 365일

㉡ 급여상한일수(365일)를 초과하여 계속 급여를 받아야 하는 경우 의료급여상한일수를 초과하기 전에 시 · 군 · 구청에서 연장승인을 받아야 한다.

ⓐ 107개 희귀난치성 질환, 11개 만성 고시질환 : 90일(1회)

ⓑ 그 외 기타질환 : 90일(1회) + 90일(1회)

3) 산업재해보상보험

산업재해보상보험 사업을 시행하여 근로자의 업무상의 재해를 신속하고 공정하게 보상하며, 재해근로자의 재활 및 사회 복귀를 촉진하기 위하여 이에 필요한 보험시설을 설치 · 운영하고, 재해 예방과 그 밖에 근로자의 복지 증진을 위한 사업을 시행하여 근로자 보호에 이바지하는 것을 목적으로 시행한다.

4) 기타 보건의료서비스

사회적 취약계층이나 특정 질환에 대한 의료서비스가 다양하게 제공되어야 한다. 모자보건, 노인보건, 학교보건 등이나 성병, 결핵, 감염병, 정신병 등에 대한 의료서비스는 국가적 차원에서 이루어지고 있다.

3 의료보장제도의 유형

의료보장이란 의료분야에 있어서의 사회보장으로 국민들의 의료서비스 접근을 국가가 보장하는 제도이다. 의료보장은 개인의 기여를 전제로 하는 사회보험방식과 개인의 기여와 무관하게 국가재정으로 운용되는 조세방식으로 대별된다.

의료보장제도는 각국의 고유한 문화와 전통을 배경으로 하는 역사적 산물로서 이를 단순히 분류하기는 어렵다. 일반적으로 3가지, 즉 공적 의료보장제도로 국민건강보험방식(NHI : National Health Insurance, 독일 · 프랑스 · 일본 · 대만 · 한국 등)과 국민보건서비스방식(NHS : National Health Services, 영국 · 스웨덴 · 이탈리아 등), 민간보험방식(Consumer Sovereignty Model) 등으로 분류할 수 있다.

의료보장을 실시하는 국가 중 70% 가량이 사회보험방식(한국, 독일, 프랑스, 일본 등)을 채택하고 있으며 20% 정도는 일반 조세방식에 의한 국가보건서비스제도(영국, 이태리, 스웨덴, 뉴질랜드 등)를 운영하고 있다. 사회보험방식은 국민들의 기여금이 주된 재원이며 국가보건서비스방식은 일반 조세에서 부담한다.

사회보험방식은 재원의 안정적 확보가 용이하며, 양질의 의료서비스가 제공될 수 있다. 국가보건서비스방식은 철저한 의료보장이 구현되며 의료비의 통제가 용이하다.

국민보건서비스방식(NHS)을 채택하든 국민건강보험방식(NHI)을 채택하든 의료보장을 위한 사회적 부담은 이제 한계에 달한 것 같다. NHS를 채택하고 있는 국가의 경우 국가재정의 압박이 심하여 복지국가 해체론까지 등장하고 있으며, NHI를 채택하고 있는 국가에서도 보험료인상을 계속해서 할 수 없는 상황에 놓여있다.

의료수요의 증대, 기대수준의 상승, 불안한 재정, 경기침체, 인구의 노령화 등 상황변화에 대한 대응은 세계 공통의 과제가 되고 있다.

1) 공공의료보장제도

(1) 국민보건서비스(National Health Services : NHS)

국민보건서비스 방식에서는 재원의 대부분이 국세 및 지방세로 조달되고 의료공급체계도 국가의 책임 하에 조직화되어 있어, 전 국민이 동등하게 이 제도의 혜택을 받고 있다. 영국은 Beveridge Report에 근거하여 1948년 제정된 국민보건서비스법에 의해 대부분의 병원을 국유화하였고 이를 통해 의료의 사회화를 이룩하였다. 스웨덴에서는 2차 세계대전 후 의료공영제를 실시하여 공비(특히, 주부담)를 중심으로 한 재원을 마련하였고 이를 통해 전 국민을 일률적으로 적용시키는 국민건강보험제도를 창설하여 오늘날에 이르고 있다.

국민보건서비스 방식의 경우 국가에 의해 의료자원 및 재원의 배분이 관리되며 전 국민 수준에서 효율적인 의료공급을 한다. 따라서 의료비가 국민소득에서 차지하는 비중은 낮다. 반면에 의료의 경직화 현상이 나타나며, 치료를 위해 장시간 대기하여야 하며 의료의 질이 비교적 떨어지는 문제를 안고 있다. 의사들은 공무원 또는 이에 준하는 신분으로 보수는 봉급제가 주종을 이루고 있다.

(2) 국민건강보험(National Health Insurance : NHI)

역사적으로 보면 공적 의료보장의 첫걸음은 사회보험방식에서 비롯되었다. 오늘날에도 대부분의 국가에서 보험방식을 통해 의료를 보장하고 있다.

이 방식은 사회적으로 어떤 동질성을 갖는 국민이 보험집단을 형성하여 보험료를 갹출함으로써 질병으로 인한 경제적 손실을 방지하고자 한 것이다. 처음에는 노동자를 중심으로 보험집단이 형성되었으나 제도가 성숙되면서 점차 그 적용이 국민전체로 확대되어 오늘에 이르고 있다.

독일은 수공업, 광산, 공장의 노동자를 대상으로 사회보험방식의 공제제도가 19세기 후반에 성립되었고, 2차 세계대전 후에는 노동자를 비롯한 국민 각계각층을 대상으로 한 사회보장제도의 일환으로서 의료보장제도가 정비되어 오늘날에 이르고 있다.

프랑스에서는 19세기부터 직업별 상호공제제도가 있었고 2차 세계대전 후 피용자를 대상으로 한 사회보험방식의 일반제도가 창설되었고 자영자, 농업자는 별도의 제도를 구성하여 60년대부터 전 국민이 건강보험의 혜택을 보게 된 것이다.

그러나 미국은 전국민건강보험을 채택하지 않고 있기 때문에 원칙적으로 65세 이상의 고령자 등을 대상으로 하는 메디케어(Medicare)와 부조방식으로서 정부의 예산으로 운영되는 빈곤자를 대상으로 한 메디케이드(Medicaid) 제도가 있다.

국민건강보험에서는 각 보험집단별로 보험료를 갹출하여 재원을 마련하고 이에 따라 피보험자에게 직접 또는 계약을 체결하는 의료기관을 통해 보험급여를 실시하고 있다. 이 경우에 국가는 보험제도의 전반적인 체계를 결정하지만 실제운영은 각 집단의 자율에 맡기고 있다.

국민건강보험방식은 자유의료제도를 전제로 하며 사회적 동질성을 가진 국민이 보험집단을 형성한다. 보험료를 징수하여 이에 알맞은 급여가 피보험자에게 직접 제공되거나 계약된 의료기관을 통해 제공된다. 건강보험의 경우 국가는 보험제도의 기본 틀을 결정하지만 실제 운영은 직접 관여하기보다는 각 보험집단에 위임하고 있으며 약간의 국고보조를 제공한다.

국민건강보험방식을 채택하고 있는 국가들이 공통적으로 겪고 있는 문제는 의료비의 폭발적인 상승이다. 의료비의 증가는 보험료율의 인상은 환자부담의 증가를 수반하지 않을 수 없다.

(3) NHI와 NHS의 비교

NHI와 NHS는 국민의 의료를 보장하는 방법인 점에서는 동일하나 재원조달방법, 의료의 소유형태(사유화 · 공유화)에 따른 의료공급의 방법 등에서 차이가 있다.

표 8-4 NHI와 NHS의 비교

구 분		NHI	NHS
적용대상관리		• 국민을 임금소득자, 공무원, 자영자 등으로 구분 관리(의료급여대상자 제외)	• 전 국민을 일괄 적용(집단 구분 없음)
재원조달		• 보험료, 일부 국고지원	• 정부 일반조세
의료기관		• 일반 의료기관 중심 • 의료의 사유화 전제	• 공공의료기관 중심 • 의료의 사회화 전제(의료비:공무원)
급여내용		• 치료 중심적	• 예방 중심적
의료보수 산정방법		• 의료기관과의 계약을 위한 행위별 수가제	• 일반 개원의는 인두제 • 병원급은 의사 봉급제
관리기구		• 보험자(조합 또는 금고)	• 정부기관(사회보험청 등)
대표국가		• 독일, 프랑스, 네덜란드, 일본 등	• 영국, 스웨덴, 이탈리아, 캐나다 등
장단점	기본철학	• 의료비에 대한 국민의 1차적 자기 책임의식 견지(국민의 정부의존 최소화)	• 국민의료비에 대한 국가 책임견지, 전 국민 보편 적용(국민의 정부의존 심화)
	국민의료비	• 의료비 억제기능 취약	• 의료비 통제효과 강함

장단점	보험료 형평성	• 보험자간 보험료 부과의 형평성 부족, 보험자간 재정 불균형 파생	• 조세에 의한 재원조달로 소득재분배 효과(선진국) • 조세체계가 선진화 되지 않은 경우 소득역진 초래
	의료서비스	• 상대적으로 양질 의료 제공 • 첨단 의료기술 발전에 긍정적 영향	• 의료의 질 저하, 입원 대기환자 급증(대기시간 장기화, 개원의의 입원의뢰 남발) • 민간보험 가입경향 증가로 국민의 2중 부담 초래
	관리운영	• 조합중심 자율운영 상대적으로 관리운영비 많이 소요(보험료 징수 등)	• 정부기관 직접관리(가입자의 운영참여 배제) • 관리운영비 절감(보험료 징수인력 불필요)

출처 : http://www.nhic.or.kr/index1.html(의료보장제도의 유형)

NHI 보험원리에 의해 1차적으로 국민의 보험료에 의해 재원을 조달하고 국가는 2차적 지원과 후견적 지도기능을 수행 · 관리하는 방식으로 민간자율기구(조합 또는 금고) 중심의 자치적 운영을 근간으로 하며, 의료의 사유화를 전제로 의료공급자가 국민과 보험자간에서 보험급여를 대행한다. 국민의 1차적 부담의무가 전제되므로 비용 의식적 제도이며 국민의 정부 의존을 최소화할 수 있다.

NHS는 국가의 일반조세에 의해 재원을 조달하며, 국가가 직접 관리운영을 전담(주로 사회보장청 또는 사회보험청 등)한다. 의료의 사회화를 전제로 국립의료기관에서 직접 보험급여를 제공하며 부분적으로 사유화(개원의 중심)를 인정, 병행하는 예도 많으나 이 경우에도 병원급 이상은 대부분 공공화된 것이 일반적이다. 정부의 일반재정에서 의료비를 부담하므로 국가의 막대한 재원이 소요된다.

(4) 산재보험

① 산업재해보상보험제도의 의의

㉠ 근로자가 업무상의 사유로 부상, 질병, 신체장해 또는 사망한 경우에 그 피재근로자 또는 유족을 보호하기 위하여 마련된 제도이다.

㉡ 우리나라 근로기준법 제8장에서는 사용자에게 근로자들의 업무상 재해에 대한 보상책임을 규정함으로써 사용자의 무과실책임제도를 확립하여 직접보상방식을 채택하고 있다.

㉢ 업무상 재해를 당한 피재근로자 등에게 신속 · 공정한 보상을 해주는 반면에 사업주의 위험을 분산 경감시켜 줄 수 있는 사회보험제도인 산업재해보상보험법에 의하여

사회보험방식으로 보상할 수 있도록 1963년 산업재해보상보험법을 제정하여 실시하고 있다.

② 특성

㉠ 자진신고 및 자진납부를 원칙으로 하고 있다.

㉡ 타 사회보험은 개별보험자 단위의 관리가 이루어지고 있으나, 산재보험은 사업장 중심의 관리가 이루어지고 있다.

㉢ 사업주의 고의 · 과실의 유무를 불문하고 업무상의 재해에 대하여 사용자에게 무과실책임을 부과한다.

㉣ 산재보험에 의한 재해보상은 일반 법원을 통한 권리구제와 달리 산업재해로부터 입은 피해를 시급히 복구하여 보호하며, 행정행위에 의한 재량 또는 담당직원의 자의에 따라 좌우되지 않은 공정한 보상이 이루어지고, 업무상 재해를 당한 근로자를 적기에 확실히 보상해준다.

㉤ 사업자가 자금난으로 보상을 행하지 못하거나 피재근로자에 대해 손해배상청구포기를 유도하는 경우 공정한 보상이 이루어지지 못한다는 점을 감안하여 평소에 보험관장자가 사업주로부터 일정액의 보험료를 징수하고 이를 재원으로 하여 재해보상을 하게 되는 사회보험방식을 채택하고 있다.

③ 산재보험급여의 종류

㉠ 요양급여

근로자가 업무상 부상을 당하거나 질병에 걸려 4일 이상의 치료를 받아야 할 경우 산재지정 의료기관에서 완치 또는 상병상태가 고정되어 더 이상 치료효과를 기대할 수 없을 때까지 치료비 전액을 공단에서 지급함이 원칙이다.

㉡ 휴업급여

재해근로자가 치료를 받는 동안에 일하지 못한 기간이 4일 이상인 경우 매 1일마다 평균임금의 70%에 해당하는 금액을 보상받을 수 있다.

㉢ 상병(傷病)보상연금

재해근로자가 2년 이상 치료를 계속하여도 완치되지 않고 질병등급이 1-3급에 해당하는 경우에는 그 등급에 따라 휴업급여 대신 평균임금의 90.1% - 70.4%에 해당하는 보험금을 지급하여 장기환자의 생활안정을 도모한다.

㉣ 장해급여

재해근로자가 부상 또는 질병이 완치된 후 신체에 대하여 후유장해가 남아 있을 때 그 장해정도에 따라 장해급여를 받게 되며 지급형태는 장해보상일시금과 장해보상연금으로 나누어 지급되는데

ⓐ 중장해자(1급 - 3급) - 장해보상연금

ⓑ 중경장해자(4급 - 7급) - 장해보상일시금과 장해보상연금

ⓒ 중경장해자(7급 - 14급) - 장해일시보상금

ⓓ 연금으로 지급받을 수 있는 장해자 중 연금의 최초 1년분에서 2년분까지 선급을 받을 수 있다.

ⓔ 중장해자(1급 - 3급)는 최초의 1년분에서 4년분까지 선급을 받을 수 있다.

㉤ 유족급여

근로자가 업무상 재해로 사망하는 경우에는 유족급여를 받게 되고 지급형태는 유족보상일시금(평균임금의 1,300일분)과 유족보상연금(평균임금의 52%~67%)으로 나누어지며 유족의 선택에 따라 지급받을 수 있다.

㉦ 장례비

재해근로자가 사망한 경우 장례비로 평균 임금의 120일분을 지급받을 수 있다.

표 8-5 산업재해보상보험제도

산업재해보상보험제도	
산업재해보상 보험제도란?	• 업무상 재해를 당한 근로자에게 신속하고 공정한 보상을 제공하고 재해근로자의 재활과 사회복귀를 촉진하기 위한 사회보험제도 • 산업(업무상)재해란 업무상의 사유에 의한 근로자의 부상, 질병, 신체장해 또는 사망 등의 재해

<table>
<tr><td>산재보험의 성격</td><td>• 근로자를 보호하기 위한 제도
• 사업주의 손해보상보험제도
• 정부 주도의 강제보험</td></tr>
<tr><td>산재보험 변천과정</td><td>• 1963. 11. 5. 산업재해보상보험법 제정
• 1964. 7. 1. 상시 500인 이상의 광업, 제조업에 시행
• 1989. 4. 1. 상시 5인 이상 사업장으로 확대
• 1999. 12. 31. 근로자를 사용하는 모든 사업자에 확대 적용</td></tr>
<tr><td>적용대상</td><td>
<table>
<tr><th>연도</th><th>적용기준</th><th>업종관련 비교</th></tr>
<tr><td>1964</td><td>500인 이상</td><td>광업, 제조업</td></tr>
<tr><td>1965</td><td>200인 이상</td><td>전기가스업, 운수보관업 추가</td></tr>
<tr><td>1972</td><td>30인 이상</td><td>제조업(5인 이상)</td></tr>
<tr><td>1992</td><td>5인 이상</td><td></td></tr>
<tr><td>1996</td><td>5인 이상</td><td>교육서비스업, 사회복지사업 추가</td></tr>
<tr><td>2000</td><td>1인 이상</td><td>농업, 임업, 어업, 수렵업은 5인 이상</td></tr>
</table>
• 산재보험급여를 받기 위한 조건
첫째, 산재보험 가입사업의 근로자, 둘째, 업무상재해로 인정받는 것</td></tr>
<tr><td>재원
(보험료)</td><td>• 사업주가 전액 부담
• 보험료=임금총액×업종별 보험료율
• 2007년 현재 최저 보험료율 6/1000(금융보험업, 컴퓨터운용 및 법무회계관련 서비스업, 보건 및 사회복지사업), 최고 522/1000(석탄광업)</td></tr>
</table>

표 8-6 의료보장제도의 비교

구분	건강보험	의료급여	산업재해(공상)	자동차보험
기본 성격	• 질병 및 부상 치료, 분만, 사망관련 보험급여	• 일정수준 이하의 저소득층에게 모든 질병이나 부상에 의료혜택 부여	• 업무상 재해보상, 재해예방, 재활 및 각종 복지사업	• 인적 · 물적 피해를 약관이 정한 바에 따라 보상(대인배상, 대물배상)
관리대상	• 전 국민	• 의료급여대상자	• 산재보험가입자	• 자동차보험가입자
보험료 부담주체	• 사업주, 국가 또는 지방자치단체, 사립학교를 설립 운영하는 자, 세대원	• 정부	• 사업주	• 가입자
보험료 부과기준	• 임금, 재산, 소득 등	–	• 임금, 업종	• 급여 내용 및 위험 정도

급여내용	• 진찰 · 검사, 약제(藥劑) · 치료재료의 지급, 처치 · 수술 및 그 밖의 치료, 예방 · 재활, 입원, 간호, 이송(移送)	• 진찰 · 검사, 약제(藥劑) · 치료재료의 지급, 처치 · 수술과 그 밖의 치료, 예방 · 재활, 입원, 간호, 이송과 그 밖의 의료목적 달성을 위한 조치	• 요양급여, 휴업급여, 장해급여, 간병급여, 유족급여, 상병(傷病)보상연금, 장례비, 직업재활급여	• 사망(위자료, 장례비, 상실수익액), 후유장해(위자료, 상실수익액), 부상(위자료, 휴업손해, 치료관계비 등)
급여제한	• 범죄행위로 인하여 사고를 유발했을 때 및 다른 법령에 의하여 급여를 받게 되는 자	• 다른 법령에 의하여 국가로부터 보호를 받고 있는 경우 • 기타 의료보험법 제8조 제2항의 규정에 의한 의료보호기준에서 정하는 진료 • 가해자가 있어 진료비 보상이 가능한 경우	• 업무상 부상 또는 질병의 치료목적이 아닌 진료 또는 투약, 상급병실 사용료 차액, 지정진료료, 국민건강보험법의 규정에서 정하지 않은 요양급여	• 자동차사고와 인과관계가 없는 상병, 지정진료료, 상급병실료 차액, 의료기관의 퇴원 또는 전원 지시에 불응하는 경우
수가	• 의료보험수가	• 의료보험수가 3/4 수준	• 의료보험수가(할증)	• 의료보험수가(할증)
진료기관	• 모든 요양기관 (단, 의료전달체계가 있음)	• 진료권별로 순차적으로 진료	• 산재보험 의료기관 지정	• 본인이 희망하는 의료기관
본인부담	• 입원 20% • 외래 : 요양기관종별로 틀림	• 1종 : 무료 • 2종 – 입원 : 20% – 외래 : 포괄수가(방문당) – 약국 : 처방전당 일정금액	• 없음	• 없음 • 보험회사의 지불보증만으로 진료 • 단, 가해자나 피해자가 진료비를 지불한 경우 영수증을 제출하여 환불
진료비 심사	• 건강보험심사평가원	• 건강보험심사평가원	• 근로복지공단	• 자체단독, 자체심사, 외부심사
진료비 지급	• 국민건강보험공단	• 지방자치단체	• 근로복지공단	• 보험회사

(5) 노인장기요양보험제도

① 개념

㉠ 고령이나 노인성 질병 때문에 일상생활을 혼자 수행하기 어려운 노인 등에게 신체활동 또는 가사활동지원 등의 장기요양급여를 사회적 연대원리에 의해 제공하는 사회보험제도이다.

㉡ 대상자의 심신 상태와 부양여건에 따라 시설 또는 가정 등 다양한 형태의 서비스 공

급자를 포괄하며, 대상 노인에 대한 현물서비스 제공과 함께 예외적으로 가족요양비, 휴식서비스(Respite Care)와 같은 부양가족 지원서비스도 포함된다.

② 가입자 및 신청 대상

㉠ **가입자** : 건강보험 가입자와 동일하다.

㉡ **신청대상** : 65세 이상 노인, 노인성 질병을 가진 65세 미만자이다.

㉢ **수혜대상** : 65세 이상 노인, 그리고 65세 미만의 치매 · 중풍 등 노인성 질병을 가진 자 중 6개월 이상 혼자서 일상생활을 수행하기 어렵다고 인정된 경우 수발서비스를 받을 수 있다.

③ 재원 조달

장기요양보험료 + 정부지원 + 이용자 부담이다.

④ 장기요양보험료

㉠ 건강보험료액×장기요양보험료율

㉡ 건강보험료와 통합징수

㉢ **정부지원** : 장기요양보험료 예상수입액에 20%

㉣ **본인부담** : 재가급여는 15%, 시설급여는 20%

㉤ 기초생활보장수급자는 본인부담 면제, 의료급여수급자 등은 본인부담금 50% 감경

⑤ 관리운영기관

국민건강보험공단이 보험자가 된다.

⑥ 장기요양급여의 종류

시설급여, 재가급여(방문요양 등), 특별현금급여(가족요양비 등)

⑦ 시행일

㉠ 장기요양급여 제공 및 장기요양보험료 징수 : 2008. 7. 1

㉡ 장기요양인정 신청 : 2008. 4. 15

⑧ 노인장기요양보험 서비스 내용

㉠ 재가급여

ⓐ 방문요양 : 장기요양요원이 집을 방문해서 목욕, 화장실 이용, 옷 갈아입기, 머리감기, 취사, 생필품 구매, 청소, 주변정돈 등을 도와준다.

ⓑ 방문간호 : 장기요양요원인 간호사 등이 의사, 한의사 또는 치과의사의 지시에 따라 가정 등을 방문하여 간호, 진료의 보조, 요양에 관한 상담 또는 구강위생을 제공한다.

ⓒ 주 · 야간보호 : 하루 중 일정한 시간 동안 요양기관에 보호하여 신체활동 지원과 심신기능의 유지, 향상을 위한 교육, 훈련 등을 제공한다.

ⓓ 단기보호 : 부득이한 사유로 일시적으로 가족의 보호를 받을 수 없을 때, 일정기간 동안 장기요양기관에 보호하여 신체활동 지원과 심신기능의 유지 · 향상을 위한 교육 · 훈련 등을 제공하는 장기요양급여이다.

ⓔ 기타재가급여 : 수급자의 일상생활 · 신체활동 지원에 필요한 용구를 제공하거나 가정을 방문하여 재활에 관한 지원 등을 제공하는 장기요양급여이다.

㉡ 시설급여

장기요양기관이 운영하는 노인복지법에 규정한 노인복지시설(노인전문병원은 제외) 등에 장기간 동안 입소하여 신체활동 지원과 심신기능의 유지 · 향상을 위한 교육 · 훈련 등을 제공하는 장기요양급여이다.

㉢ 특별현금급여

ⓐ 가족요양비 : 장기요양기관이 현저히 부족한 지역(도서 · 벽지)에 거주하는 자, 천재지변 등으로 장기요양기관이 실시하는 장기요양급여의 이용이 어렵다고 인정된 자, 신체 · 정신 · 성격 등의 사유로 가족 등으로부터 장기요양을 받아야 하는 자이나.

ⓑ 특례요양비 : 수급자가 장기요양기관이 아닌 노인요양시설 등의 시설에서 재가 또는 시설급여에 상당한 장기요양급여를 받을 경우에 한해 장기요양급여 비용 일부를 수급자에게 지급한다.

ⓒ 요양병원간병비 : 수급자가 노인복지법상의 노인전문병원 또는 의료법상 요양병원에 입원한 때 장기요양에 소요되는 비용의 일부를 요양간병비로 지급한다.

⑨ 노인장기요양보험제도 의의

65세 이상의 노인 또는 치매 · 뇌혈관성질환 등으로 거동이 불편하여 혼자서 일상생활을 하기 어려운 어르신 등의 가정을 전문 수발요원이 방문하여 식사, 목욕, 가사지원 및 간호서비스 등을 제공하고 시설입소가 필요한 노인의 경우 요양시설에 입소토록 해 전문 서비스를 제공함으로써, 노인 생활의 안정과 가족의 부담을 덜어 주기 위한 제도로 국민들이 부담하는 보험료를 주요재원으로 운용되는 사회보험제도이다.

⑩ 노인장기요양보험제도의 예상 효과

㉠ 노인의 삶의 질 크게 향상 – 가족의 부양부담을 경감한다.

㉡ 여성 등 비공식적 수발자의 경제활동 증가 – 사회서비스 직종 일자리 창출을 도모한다.

㉢ 고령 친화사업 및 지역경제 활성화로 노인의료비의 사용을 효율화시킨다.

표 8-7 노인소득보장제도

직접적 소득보장		간접적 소득보장	
1. 사회보험	공무원 연금(1960), 군인연금(1963) 사립학교교직원연금(1975), 국민연금(1988)	1. 비용 할인	공영시설 이용요금 할인(1980) 버스승차권 지급(1990)
2. 공공부조	생활보호(1961) → 국민기초생활보장(2001) 노령수당(1991) → 경로연금(1997.7) → 기초 노령연금(2008.1) 노인결연사업(1989)	2. 취업증진	노인능력은행(1981) 노인공동작업장(1986) 고령자취업알선센터(1992)
3. 사회수당	노부모 봉양수당(1986)	3. 생업지원	매점설치 우선지원(1989) 전매품 판매인 우선지원(1989)
4. 개인연금	퇴직금(1953), 개인연금신탁 등	4. 세제혜택	상속세 공제(1986) 소득세 공제(1986)

2) 민간의료보험제도

구미제국의 의료보장에서 민간의료보험이 차지하는 역할은 매우 크다. 특히 미국의 경우 공적 건강보험이 노인 등의 특정집단에게만 한정되어 있어서 대부분의 의료보장은 민간의료보험에 의존하고 있다. 공적 건강보험이 발달되어 온 유럽에 있어서도 민간의료보험이 차지하는 비중은 무시할 수 없다.

미국의 민간의료보험은 생명보험회사나 손해보험회사 등 영리보험회사와 지역주민의 의료보장을 목적으로 하는 Blue Cross와 Blue Shield 등 비영리단체, 그리고 HMO, PPO 등의 새로운 체제도 있다.

유럽에서도 민간의료보험의 역할은 국가에 따라 그 비중이 약간씩 다르다.

독일은 총인구의 약 7%가 민간보험에 가입하고 있는데 이들의 대부분은 고액소득자이다. 공적 건강보험이 일정이상의 소득이 있는 자를 임의로 가입시키고 있기 때문에 이들 고소득자 등을 대상으로 하여 포괄적인 건강보험상품이 개발되고 있다.

프랑스에서는 국민의 거의 100%가 공적 건강보험에 가입하고 있으나 공적제도의 급여율이 낮기 때문에 환자 본인부담분을 대상으로 하는 민간보험이 성행하고 있다. 이처럼 민간의료보험은 공적보험의 보완적 역할을 담당하고 있기 때문에, 민간보험의 급여는 공적보험의 급여가 실시된 후에야 비로소 제공되어야 하는 것과 민간보험의 급여는 공적제도에 있어 환자부담의 존재의의가 상실되지 않도록 환자부담 전액을 급여하는 것을 법으로 금지하고 있다.

영국에서는 BUPA(영국 최대의 보험회사 및 병원그룹)로 대표되는 비영리단체에 의해 민간보험제도가 운영되고 있으며 국민의 약 7%가 가입하고 있다. 보험대상은 순수한 사적보장과 NHS병원의 유료병상(pay bed)이다. NHS제도 하에서는 의료서비스의 질 저하가 문제되고 있으며, 특히 입원에 있어 장기간 대기해야 하는 문제 등으로 민간보험을 이용하고 있다는 것이 그 존재이유가 되고 있다.

그러나 민간의료보험이 국민의 건강을 보장하는 비중은 낮아지고 있으며 단지 보완적 급여를 보장하는데 그치고 있다. 공적 건강보험이 제공하지 못하는 보다 높은 의료서비스를 보장하기 위한 민간의료보험의 도입은 검토해 볼만하지만 민간의료보험은 공적 건강보험제도의 기능과 목적을 손상하지 않는 범위 내에서 그 역할을 하여야 한다.

민간의료보험(Private insurance)은 미국에서 가장 많이 발달하였다. 65세 미만 인구의 의료보험 가입률(2001년)은 민간보험 71.5%(직장가입률 67.0%), Medicaid 10.3%, 미가입 16.2%이다. 반면 65세 이상 인구 의료보험 가입률(2001년)은 민간보험 62.7%(직장가입률 36.1%), Medicare(FFS) 17.9%, Medicare(HMO) 12.9%, Medicaid 8.1%이다. 미국 의료비지출의 54.5%가 민간의료비 지출이다.

(1) Blue Cross, Blue Shield

① 각 지역별로 형성되는 비영리(non-for-profit)조직이다.

② 의사와 병원과 계약된 지불방법인 현물급여가 대부분이다.

③ 행위별 수가제(fee-for-service)를 사용하기도 한다.

(2) 건강유지기구(Health Maintenance Organization : HMO)

① 목적

㉠ 의료보험제도 모순과 비효율적 운영 시정, 의료비 상승억제 목적이다.

㉡ 포괄적 보건의료(Comprehensive health service) 제공을 한다.

② 발전 과정

㉠ 1971 Nixon 행정부 구상

㉡ 1973 HMO 법에 의해 실시

㉢ 1978 Carter 행정부시 법개정 : 정부 보조금의 보조조건 완화

㉣ 1979 HMO 추진 10개년 계획 발표(215개, 820만명 가입)

㉤ 2002 500개 조직(7,610만명 가입 : 인구대비 26.4%)

③ HMO 원리

㉠ 관리된 의료(Managed care) : 경쟁 의료계획(Competitive medical plans)

㉡ 의료전달(Delivery system)의 조직화 : 1차 보건의료 의사(Primary care physician/ Gatekeeper)

㉢ 포괄적 서비스(Comprehensive service) : 포괄적 서비스의 제공(provide of full range health services)

㉣ 건강유지(Health maintenance) : 의료의 질(Quality of care)

㉤ 비영리(Non-profit) : 현재 30% 정도(영리 for-profit가 69%; 가입자 비율은 57.8%)

㉥ 선불체계(Prepayment system) : 회원당 고정봉급제(fixed monthly premium, per- member fee)

④ HMO 유형

㉠ Staff model : HMO에서 의사 고용 직접서비스 : 봉급제(salary)

㉡ Group model : 독립된 병의원 집단과 계약 : 인두제(capitation)

㉢ IPA(Individual Practice Association)

ⓐ 개업하고 있는 독립된 의사협회와 계약 : 인두제(Capitation)

ⓑ 2002년 500개(IPA model 229개, Group model 100개, Mixed model 171개)

(3) 선택전 의료제공조직(Preferred Provider Organizations : PPOs)

① 보험가입자의 의료기관 선택의 자유를 어느 정도 제한하여 의료기관에 일정수의 환자를 확보해 주는 대신 의료비를 할인받는 의료플랜 내지는 보험계약을 한다.

② HMO가 확대되는 추세에 대응하여 전통적 민간의료보험을 개량해서 만든 새로운 보험계약방식이다.

③ 대체로 행위별수가제를 채택하기도 한다.

④ 공식적으로 가입한 독립된 의사들의 network를 이루어 할인가격으로 의료서비스를 제공하기로 동의한 의사가 대부분이다.

㉠ 조직망(network) 내에서의 수진 유도 : PPO가 비용전부 혹은 대부분 지불한다.

㉡ 조직망 외부(out-of-network) 의사에 진료 : 본인부담이 많다.

⑤ 1,036개 조직에 5,020만명 가입(1997)

⑥ HMO보다 의료비가 평균 6~8% 정도 높고 입원일수도 길다고 한다.

(4) 경쟁의료계획(Competitive Medical Plan) : 1982년 법제정을 하였다.

① Medicare 대상자의 관리된 의료조직(Managed care organization)

② HMO와 비슷하다.

(5) Medicare와 Medicaid

① Medicare(노인 및 장애인 건강보험)

1966. 7. 1 사회보장 18조(Title XVIII of the Social Security Act): 노령자와 장애인 의료보험(Health Insurance for the Aged and Disabled)에 의해 시작하였다.

㉠ **대상** : 65세 이상의 노인과 신체장애자를 대상으로 한다.

㉡ 급여내용

ⓐ 입원보험(Hospital Insurance; HI) : Part A

- 입원비, 퇴원 후 연장요양 서비스 비용(home health, hospice service)
- 3,960만명(2001) : 노인 3,440만명, 장애인 520만명

ⓑ 보충의료보험(Supplementary Medical Insurance; SMI) : Part B

- 임의가입 : Part A 가입자의 87% 정도 가입(3,760만명)
- 외래 비용 등 입원보험에서 제외되는 치료비의 80% 급여

ⓒ Part C(1998년 도입) : Medicare + 선택프로그램(Choice Program)

- 민간부문 의료서비스 계획(Health Care Plan)에 참여 가능하다.

㉢ 재정

ⓐ 입원보험 : 65세 미만자가 부담하는 사회보장제(payroll tax)로 충당

- 사용자 · 근로자가 1/2 씩 부담(보수의 1.45% 씩)한다.
- 자영자는 전액 본인부담(소득의 2.9%)한다.

ⓑ 보충의료보험 : 가입자가 지불하는 보험료와 연방정부 부담금(정액)

- 1996년 본인부담 : 월 $42.5(정부부담: 노인 $127.3, 장애인 $167.7)

ⓒ 지출 : 2001년 $2,448억(의료조직 Managed Care Org. 17.4%, FFS 82.6%)

㉣ 관리운영

ⓐ 의료서비스 센터(Center for Medicare & Medicaid Services) ← 의료재정관리청 [Health Care Financing Administration : HCFA(DHHS 내 1977년 설치)]

- 사회보장관리(Social Security Administration) : 보조역할
- 이사회(Board of Trustees) : 기금의 재정운영 감독
- 재무부(Department of Treasure) : 피신탁인(trustee) 관리

ⓑ 보건부(State Health Departments) : Medicare 참여기관 및 시설조사 확인 · 감독

㉤ 진료비 결정과 지불방법

ⓐ DRG에 근거한 예상 정액지불방식(PPS)이다.

ⓑ 기타는 적정요금 방식(성과불)이다.

② Medicaid(의료보호)

㉠ **대상** : Social Security Act에 의한 특정 저소득 국민 : 4,280만(2000)

– 2001년 65세 미만 인구의 Medicaid 적용률 : 10.4%

㉡ **급여내용** : 입원 및 외래서비스 – 각 주마다 상이하다.

㉢ **재정** : 연방정부(50 – 80%)와 주정부(수입세, 물품판매세 등)

㉣ **관리운영** : 의료재정관리청 및 주정부에서 총괄 관장한다.

㉤ **진료보수지불방식** : 각 주가 독자방식으로 지불한다.

– 행위당 수가제 및 정액요금 방식 등이다.

표 8-8 국민건강보험과 민간의료보험의 비교

구 분		국민건강보험	민간의료보험
운영 주체	제도의 목적	기본적 보장	개인적 필요에 따른 보장
	운영주체	국가/공공기관	민간보험회사
	국가부양성	있음	없음
운영 목표	단기	재정균형 유지	이윤추구
	장기	사회적 편익 확대	상업적 이윤 확대
운영 원리	수급권	법적 수급권	계약적 수급권
	보험가입대상	• 강제가입 • 가입대상자 비선택 • 위험배제 없음	• 임의가입 • 가입대상자 선택 • 위험배제 있음
	급여	균등급여	차등급여(계약된 급여내용 제공)
	보험료 산정원리	• 집단적 등가성 원리 • 능력비례 • 상호위험 보험	• 개인적 등가성 원리 • 위험률 비례 • 개인별 위험보험

출처 : 김창보, 보험업계와 민간의료보험, 2001.

4 우리나라의 의약분업

1) 의약분업의 목적

2000년 7월 1일 의약분업의 목적은 첫째, 의약품 오 · 남용 방지, 둘째, 약화사고 예방,

셋째, 과잉투약방지, 넷째, 불필요한 의약품의 소비감소, 다섯째, 국민의료비용의 대폭 절감에 목적을 두고 실시하였다.

2) 의약분업의 역사

2000년 7월 1일 의약분업 정책 도입 후 이를 수정하여 합리적이고 국민들에게 불편함이 없는 제도로 발전시켜나가기 위해 노력하고 있다.

우리나라 의약분업의 역사를 살펴보면 다음과 같다. 국가재건최고회의에서 1963년 약사법 전문개정안에 의약분업을 명시하여 의약분업의 원칙을 규정하였으나 민정이양 이후 국회에서 여건미비로 법 개정이 유보되었다. 1982년에서 1985년 사이 전국민건강보험을 앞두고 약국경영이 어려워질 것으로 예상한 약사회의 요구로 의약분업을 목포시에서 시범적으로 실시하였으나 의약간의 마찰로 시범사업은 중단되었다. 1989년 농어촌 건강보험 실시를 앞두고 약사회는 다시 의약분업의 실시를 주장하였으나 여건의 미비로 인하여 약국의 임의조제에 대하여 건강보험을 적용하기로 1989년 5월 1일 결정하였다. 또한 한약분쟁 이후 개정된 약사법에 의약분업을 1999년 7월까지 시행하기로 부칙에 명시하였다.

이와 같은 의약분업의 역사적 고찰을 통해서 알 수 있는 것은 첫째, 의약분업의 정책실시 과정이 국민들의 입장에서 입안되고 실행된 것이 아니라는 것이며, 둘째, 약사들의 약국경영과 직결된 의미로서 의약분업을 생각해 왔다는 것이다(정상혁, 2003).

한편으로 의약분업 정책 실시는 선진국으로 나아가기 위한 필연적 과정일 수밖에 없다는 학자들도 있었으며, 일부에서는 의료시스템의 정상화를 위해 의약분업의 실시를 강력히 지지하였다. 그 이유를 보면 과거 불법적으로 실시해 왔던 약사들의 임의진단 및 처방에 따른 약제의 조제 및 판매가 1989년 농어촌 건강보험의 확대와 함께 의료보험이라는 제도권 안으로 들어오게 된 데에 대하여 심히 우려하였기 때문이었다.

의약분업 정책 집행에 대해서는 1988년 국민의료정책심의위원회에서나 1997년 의료개혁위원회에서도 3단계 의약분업을 제안하였다. 1단계로 항생제, 스테로이드제, 습관성의약품 등 제한적 전문의약품을 대상으로 실시하여, 2단계에서 주사제를 제외한 전문의약품을 대상으로 하고, 이후 3단계에서 모든 전문의약품을 대상으로 하는 것을 정책의 실시단계로 제안하였다(의료개혁위원회, 1997).

이러한 제안에도 불구하고 2000년 7월에 의약분업을 전면적으로 실시하게 된 이유를 크게 두 가지로 살펴볼 수 있겠다.

첫째, 정부는 1977년 의료보험 출범 이후부터 의료보험수가 인상을 억제하면서 원가 이하로 유지되던 의료보험수가의 보충으로 약가마진을 정책적으로 사용하였으며, 이는 병의원 경영의 수입원으로서 결정적인 역할을 담당하고 있었다. 그러나 이러한 약가마진이 의료계 일부에서는 음성적인 수입원으로 사용되는 등 몇 가지 문제가 발생하여 국민의 정부가 들어서면서 의료개혁의 차원에서 근절시키고자 하였다.

둘째는 의약분업에 대해 정부가 외적으로 표방한 여러 정책목표가 있었으나 근본적으로는 약사들의 임의진단 및 처방에 근거한 무분별한 약제의 조제 및 판매를 근절하여 국민의료를 정상적인 의료제도권 안으로 전환시키는 중요한 목적이 내재되어 있는 제도로 해석할 수 있을 것이다.

3) 의약분업 정책의 문제점

의약분업 정책에 대한 평가에 들어가기 전에 지금까지 의약분업 정책과 관련하여 그동안 지적된 주요한 문제점으로 정상혁(2003)은 다음과 같이 들고 있다.

첫째, 의약분업 정책은 국민의 동의를 얻지 않고 시행하였으며, 그 결과 또한 효과성은 없고 비용과 불편을 더하게만 한 제도이다.

둘째, 의료제공자에게는 각종 규제조치가 시행됨으로 인하여 의료의 자율성과 전문성을 억압한 제도이다.

셋째, 관련 공무원에게는 상명 하달식 의사결정으로 정책이 집행되었음에도 불구하고 정책실패로 인한 결과에 대한 책임부담을 전적으로 책임지게 한 제도이다.

넷째, 보건정책 관련 학자들의 입장에서는 의약분업이라는 정책수단과 정책목표 달성과의 인과관계가 모호할 뿐더러 실증규명이나 평가를 위한 아무런 준비없이 시행한 제도이다.

다섯째, 이미 오랜 연구를 통하여 제시된 의약분업 정책집행 단계가 있었음에도 불구하고 이를 무시하고 정치적으로 정책이 집행된 제도이다.

여섯째, 정책집행 부서와 정책평가 부서가 동일함으로 인하여 올바른 평가가 수행되지 못하였다.

4) 의약분업 정책방향

의약분업 정책이 지향하는 바의 의미를 한 번 더 새겨볼 필요가 있다. 어떤 정책이던지

정책이 거두는 실효성이 없다고 평가될 때는 그 정책을 수정 · 보완해야 한다.

의약분업을 실시하면서 국민과 의료계, 정부는 재정적인 측면이나 생활에서의 불편 등 너무나 많은 문제점이 야기되고 있다. 국민의료비용의 대폭 절감 등 다섯 가지 목적을 가지고 시작한 의약분업이 정착하기 위해서 가져야 할 필수적인 기본 선결과제로 정상혁(2003)은 다음과 같이 들고 있다.

(1) 약사법 개정을 통한 의약품 오용 근절

현재 약사법 상에서 조제나 판매라는 모호한 용어를 사용하여 법망을 피해가는 형태의 약사들의 임의진단 및 처방에 따른 의약품 조제나 판매를 근절하지 않고는 의약분업이라는 제도의 실효성을 갖기 힘들다. 따라서 약사법에 있는 벌칙조항을 폐지하고 약사들의 불법 의료행위를 의료법에 준하여 관리 감독하여야 할 것이다.

고광욱 등(2002)의 조사에 의하면 약국에서 설사환자에게 주는 약품의 종류가 140가지나 된다고 하였다. 대부분의 약들이 한방제제를 중심으로 처방 판매되었다고 한다.

(2) 가정상비약품의 슈퍼판매 허용

국민들의 불편을 해소하고 약사들의 불법적 의료행위를 근절하기 위해서는 가정상비약품의 슈퍼판매 허용이 전격적으로 단행되어야만 한다. 대부분의 선진국들에서 시행하고 있는 가정상비약품의 슈퍼판매 허용은 의약분업의 조속한 정착을 위해 필수적인 과정이다. 가정상비약품들에 대한 재분류 작업을 거쳐 국민들이 손쉽게 가정상비약품을 구매할 수 있는 시스템이 마련되어야 할 것이다. 국민들이 가정상비약품들에 대한 가격과 성분을 비교 검토하여 살 수 있도록 슈퍼에서 진열 판매하여야 할 것이다. 또한 의사단체에서는 국민들이 가정상비약품을 적절하게 이용할 수 있도록 적절한 지침서를 만들어 정부에 제출하여야 할 것이다. 정부에서는 국민들에게 가정상비약품에 대한 대대적인 교육을 통하여 오 · 남용하지 않고 적절히 이용할 수 있도록 노력하여야 할 것이다.

'국민들 스스로 건강지킴이'라는 책임의식을 국민들에게 갖게 하지 않는 한 국민들은 자신들의 건강문제에 대하여 점차 의존적으로 변하게 될 것이며, 이는 향후 국민의료비 증가에 심각한 영향을 줄 수 있다. 현재 정부에서 추진하고자 하는 외래 본인부담금의 상향 조정과 함께 가정상비약품을 슈퍼에서 판매하게 한다면 국민들은 가벼운 질환을 스스로 자가치료할 것이고, 그래도 낫지 않을 경우 의료기관을 방문하게 될 것이다. 가정상비약품의 슈퍼판매는 일단 감기와 같은 가벼운 질병의 초창기에 겪을 수밖에 없는 발열이나 통증, 불편

문제를 일차적으로 또한 즉각적으로 건강문제를 해결함으로써 국민의 불편을 줄일 수 있을 것이며, 이차적으로 의료보험재정에 긍정적인 영향을 줄 수 있다. 따라서 세계 여러 선진국들에서 대부분 실시하고 있는 가정상비약품 판매시스템을 국내에 조속히 도입하여야 할 것이다(정상혁, 2003).

5) 의약분업 정책 대안

기본적 선결과제의 정책실현 없이는 어떠한 의약분업 정책도 제자리를 잡기 힘들 것이다. 의약분업의 기본적 접근이 약제의 오용의 근절에 있음에도 불구하고 이 문제를 정책적으로 해결하고자 하는 의지가 없다면 의약분업 정책의 실시는 무의미하기 때문이다. 더 나아가 국민의료비를 줄이고 국민들의 불편을 최소화하기 위한 가정상비약품의 단계별 슈퍼판매가 선행되어야만 의약분업이 더 발전된 모습으로 탄생될 수 있을 것이다.

(1) 대안 검토의 기본원칙

의약분업의 정책 대안을 검토할 때 고려되어야 할 점은 첫째, 의약분업의 본질적인 면이라고 할 수 있는 의사와 약사간의 직능 전문화가 유지되어야 한다는 것이다. 의약분업은 그 단어가 의미하고 있듯이 의사는 진료 및 처방을 전담하고 약사는 조제를 담당하여 각 직능의 전문성을 최대로 살림으로써 의사와 약사의 분업을 통한 생산성 증가를 꾀하고자 하는 정책이다(정우진, 2002). 따라서 의약분업의 대안을 검토함에 있어서 이러한 개별 직능의 전문성이 유지될 수 있는가 하는 점은 가장 중요하게 고려되어야 할 원칙이라고 하겠다.

둘째, 건강보험 재정을 포함한 국민의료비를 증가시키지 않아야 한다는 점이다. 이는 앞서 살펴본 평가 결과에서 알 수 있듯이 현재의 의약분업 정책이 건강보험 급여비용을 엄청나게 증가시켰으며 이로 인해서 우리 사회가 경험하고 있는 많은 문제들을 고려할 때 바람직한 대안은 이러한 문제들을 해소시키거나 경감시킬 수 있어야 하기 때문이다. 따라서 최소한 현재의 재정보다 더 많은 재정이 요구되는 대안은 채택될 수 없을 것이다.

셋째, 국민의 불편을 최소로 하여야 한다는 것이다. 앞서도 언급하였듯이 건강수준의 향상이나 국민의료비 절감과 같은 장기적인 지표들은 국민 개개인이 체감할 수 없는 지표라는 측면에서 국민들은 의약분업이 본인들에게 별다른 편익을 제공하고 있지 못하면서 불편을 초래하고 있다고 인식하고 있다. 따라서 국민들의 편익을 도모해야 하는 공공정책의 기본 개념에 입각하여 새로운 대안은 국민들의 불편을 최소로 할 수 있어야 할 것이다.

넷째, 대안이 정책의 이해 당사자인 의료계와 약계에서 수용할 수 있어야 한다는 점일 것이다. 물론 의료계 내부에서도 개원가와 병원의 입장이 다를 것이고 약계에서도 의료기관 주위의 대형약국과 동네약국의 입장이 다를 것이므로 이러한 세부적인 입장의 차이도 고려되어야 할 것이다(김한중, 2002).

(2) 의약분업 정책 대안

현재 논의되고 있는 의약분업 정책의 발전방안 중 대안으로 제시되고 있는 선택분업 안은 크게 두 가지가 있는데 하나는 '국민선택분업' 안으로 의사가 처방전을 발행한 뒤, 환자의 선택에 따라 의사에게 조제 받을 수도 있고 약사에게 조제 받을 수도 있도록 하는 안이다(김한중, 2002). 현재 일본의 경우가 이와 유사한 형태의 의약분업 제도가 시행되고 있다.

다른 하나는 직능에 기초한 '직능분업'으로 의료기관에 근무하는 약사의 외래환자에 대한 조제를 금지하는 기관분업에 기초한 현재의 의약분업 정책과 달리 약사를 고용하고 있는 의료기관의 경우 환자의 선택에 따라 이들 약사에 의한 조제를 허용하도록 하여 의사 직능과 약사 직능의 고유한 전문성을 살리도록 하자는 안으로 의약분업의 본질을 보다 잘 반영하는 안이라고 할 수 있다. 다시 말해 앞의 임의분업이 모든 의료기관에 대해 국민의 선택에 의해 조제를 허용하자는 안인 반면 후자는 약사를 고용하고 있는 의료기관에 한해 국민의 선택에 의해 조제를 허용하자는 안이다.

(3) 국민선택분업

국민의 선택에 의해서 의사의 조제를 허용하는 임의분업 안은 의사와 약사의 직능 전문화를 유지한다는 대안 검토의 첫 번째 기본원칙에 부합하지 않는다. 그러나 보험재정의 측면에서는 환자들이 의사에 의한 조제를 선택하는 양만큼의 재정절감효과를 기대할 수 있을 것이고 국민불편 측면에서는 현재의 의약분업 안이 가지고 있는 근본적인 불편을 본인의 선택에 따라 회피할 수 있으므로 바람직하다고 할 것이다. 그러나 수용성의 측면에서 의료계의 입장에서는 적극적으로 찬성의 의사를 표할 것으로 판단되나 약계가 이 안을 수용할 가능성은 거의 없어 보인다.

(4) 직능분업

직능에 기초한 직능분업은 앞의 임의분업과 달리 직능 전문화의 원칙에 부합한다. 그러나 보험재정의 측면에서는 앞의 임의분업에 비해 재정절감 효과가 크지 않을 것으로 판단되는데 병원에 소속된 약사의 조제료와 약국 약사의 조제료를 어떤 수준으로 결정할 것인지에 많이 좌우될 것이다. 국민 불편의 측면에서는 현재의 제도보다는 국민들에게 수용성이 높을 것이다. 수용 가능성에서 살펴보면 의료계 내부적으로는 약사를 고용하고 있는 병원급 의료기관에서는 적극적으로 지지를 할 것이나 의원급 의료기관 의사들은 크게 반대할 것으로 예상된다. 또한 약사 입장에서도 반대할 것으로 보이나 앞의 임의분업보다는 수용가능성이 클 것으로 판단된다(정상혁, 2003).

6) 정책 대안 평가

의약분업 정책 대안들을 대안 검토의 기본원칙에 입각해서 종합적으로 평가하면 '직능분업'이 평가기준에 그나마 더 부합하는 대안으로 판단된다. [표 8-9]는 의약분업 정책 대안의 비교이다.

표 8-9 의약분업 정책 대안의 비교

구분	국민선택분업	직능분업
직능전문화	−	++
보험재정	++	+
국민불편감소	++	+
수용성	−	+

출처 : 정상혁, 의약분업발전방향, 의료제도발전을 위한 정책과제 자료집, 의료제도발전특별위원회, 2003. 2. p. 289.

7) 의약분업 제도 개선방향

(1) 의약분업으로 인하여 불편이 많은 환자들에 대한 배려

주사제를 의약분업 예외 항목으로 설정하였듯이 환자들의 불편도를 감소시켜 주기 위한 적극적인 정책이 추가적으로 마련되어야 할 것이다. 정책이라는 것은 국민들의 불편을 최소화하는 방향에서 제공되어야 하겠다.

(2) 의약분업 예외지역의 축소

우리나라에는 무의면이란 존재하지 않음으로 의약분업 예외지역이 필요 없으며 단지 약국이 없는 의원이나 보건지소 등 의료기관에서 약품을 환자들에게 직접 조제해 줄 수 있는 그런 법률 규정만 가지고 있으면 된다. 의약분업 예외지역이라는 것이 약사들의 임의 진단 및 처방에 따른 약품의 조제 및 판매를 허용하는 그런 지역을 의미하는 것은 분명 아니어야 한다. 법의 목적과 취지를 분명히 정부는 인식하여 매년 의료기관의 개설 등과 관련한 실태조사를 하고, 도로포장 등 의료기관과의 접근성 등을 따져 의약분업 예외지역을 가능한 조속히 없애나가야 한다.

(3) 양 · 한방에 대한 동일한 법적용

의약분업은 양의사와 양약사들 사이에만 적용하는 것처럼 법률 내용이 구성되어 있다. 그러나 국민의 건강을 보호하는 차원에서 보면 이는 한의사와 한약조제 및 판매자 간에도 이루어져야 할 문제로 평가된다. 가장 큰 이유는 그동안 실태조사의 결과를 보면 전문의약품에 속하는 양약에 대한 약사의 조제금지가 이루어지자 약사들은 한약제재 또는 유사 한약제재와 같은 것으로 조제를 하여 국민들에게 공급하고 있다. 따라서 의약분업은 양한방 약제에 대하여 동일하게 적용하는 법률을 조속히 제정하여 국민들의 건강을 보호해야 할 것이다.

제9장

보건기획

학습목표

보건기획의 중요성을 인식하고 실제로 적용할 수 있는 기술을 터득한다.

1. 보건기획의 개념을 정립한다.
2. 보건기획이 지향하는 방향을 설정한다.
3. 보건기획의 특성을 이해한다.
4. 우리나라 보건기획방향에 대해 파악한다.

1 보건기획의 정의

1) 보건기획의 정의

기획은 관리에서 가장 중요한 기능으로 이는 모든 관리의 기능이 기획에 따라 이루어지기 때문이다. 즉 조직, 인사, 지휘, 통제의 활동은 세워진 관리기획에 따라 이루어지는 것이다.

기획은 조직의 목표설정 뿐만 아니라 이를 효과적으로 달성하기 위한 수단으로서의 행동과정도 포함한다. 다시 말하면 기획은 무엇을 어떻게, 언제 누가 할 것인가를 사전에 결정하는 것이다. 의사결정은 관리활동의 기본적인 기능이다. 특히 기획은 여러가지 대안 중 하나의 대안을 선택하는 행위이므로 의사결정과 밀접한 관련성을 갖는다.

미국 국가자원기획위원회는 기획의 정의를 “인간이 가지고 있는 최선의 가용지식을 공공분야 내에서 공통성을 띄고 있는 사업을 추진하는데 체계적이고 계속적이며 선견성 있게 적용하는 것”이라고 정의하고 있다.

그러므로 보건기획은 당면하고 있는 여러 가지 문제를 해결하여 보건복지를 증진시키기 위한 합리적인 보건정책의 수립과 보건의료자원의 균등한 배분을 효과적으로 하기 위한 제반활동이라고 할 수 있다.

2) 보건기획의 특성

행정에 있어서 기획이란 행정이 성취하고자 하는 목표를 설정하고 그것의 실행, 성취에 이르기까지의 제 수단 및 방법을 행동개시 전에 충분한 연구와 원칙에 입각하여 선택하고 결정하는 과정을 의미한다.

기획은 행정조직, 관리, 평가, 조정에 선행해서 이루어져야 할 목표, 방침, 절차, 과업 등을 고안하고 규정하며 준비하는 것이다. 따라서 보건기획은 보건행정과정을 사전에 설계하는 것이라고 할 수 있다. 이러한 보건기획의 특성은 다음과 같다.

① 목표지향적이어야 한다.

② 목표달성을 위한 최적의 수단을 선택하는 과정이다.

③ 미래지향적이어야 한다.

④ 질서정연해야 한다.

⑤ 동적인 것(적응성을 가진 것)이어야 한다.

3) 보건기획의 목적

기획의 목적은 보건프로그램이 지향하는 이상적이며 장기적인 달성점이라고 할 수 있다. 미국공중보건협회 기획위원회에서는 기획의 목적을 다음과 같이 제시하고 있다(김운신 외, 2006).

① 보건사업을 위한 조직의 개선이다.

② 새로운 사업의 발전 촉진과 기존 사업의 강화 및 그 활용을 추진한다.

③ 보건사업의 질적 향상이다.

④ 지역사회의 불필요한 사업계획을 중지한다.

⑤ 정부와 민간의료기관간의 사업의 중복을 회피한다.

⑥ 보건사업의 지역간 배분을 개선한다.

⑦ 신규 사업계획의 우선순위 결정과 보건사업기획의 균형 있는 발전을 도모한다.

⑧ 부족한 보건인력의 효율적인 이용이다.

⑨ 보건요구와 문제를 파악한다.

⑩ 새로운 보건지식의 신속한 적용이다.

⑪ 지역사회 발전을 위한 경제적, 물리적 계획과 보건수요의 조정 등이다.

4) 보건기획의 필요성

(1) 자원의 효과적인 배분

기관의 사업별로 요구되는 인력, 시설 및 예산 등의 자원을 충족시키기 위하여 자원의 효과적인 배분이 필요하다.

(2) 합리적 의사결정

보건정책 과정과 희소자원의 효과적인 배분을 위한 합리적인 의사결정을 하기 위해서는 상황분석과 장래추이분석, 우선순위 및 목표설정 등을 통한 효율성의 원리가 기초가 되어야 한다.

(3) 상충되는 의견조정

각 정책간에는 목표달성을 위한 방법과 수단의 결정과정에서 상호 상충되는 가치와 의견을 가질 수 있으므로 이러한 갈등을 사전에 해결하기 위하여 기획이 요구된다.

(4) 새로운 지식과 기술개발

현대 정보사회와 같이 정보가 급속도로 발전하는 사회에서는 보건정책에 필요한 새로운 지식과 기술을 필요로 한다. 따라서 사전에 검토나 조정없이 새로운 지식과 기술만 도입한다면 지역사회 발전에 장애가 될 수 있다.

(5) 조직관리 통제의 용이성

기획은 보건의료조직의 목표와 그에 필요한 직무가 수행되어야 할 일정 등을 명시함으로써 구성원의 직무를 통제하는 기준으로 삼을 수 있다. 조직경영에 있어서 기획의 예상목표를 기준으로 삼아 제반활동이 수행되는 과정을 판단할 수 있고 문제가 있을 경우 필요한 조치를 취할 수 있다.

2 보건기획의 과정(Planning Process)

기획이란 행동하기 전에 무엇을 어떻게 해야 하는지를 결정하는 것이며, 미래를 예측하는 것이라고 할 수 있다. 기획과정에는 전제를 세우며, 예측을 하고, 목표를 설정 또는 재설정하고, 구체적 행동계획을 전개하는 과정을 거치게 된다.

1) 전제(premises : planning assumption)

전제란 내적이나 외적 환경에 대하여 가정하는 것을 말한다. 기획의 본질은 장래에 대한 종합적인 전망과 합리적인 기획과정(planning premises)에 입각하고 있다. 즉, 대상주민의 건강상황에 직접 또는 간접적으로 영향을 미치는 결정요인을 규명하고 요인간의 상호관계를 파악하여 대상주민들의 건강상태를 향상시키기 위한 보건사업 설계에 소요되는 기초자료를 얻는 과정이다.

2) 예측(forecasting)

예측이란 과거와 현재에 대한 정보를 수집하고, 그것을 분석하여 미래에 대하여 추정하는 것을 말한다. 양질의 보건행정 서비스를 위해서는 적절한 시설과 인력, 장비, 물자 등을 준비해야 되기 때문에 미래 보건행정 수요에 대한 예측은 중요하다. 예측은 상황분석과 장기추세분석 등을 통하여 이루어질 수 있는데, 상황분석은 기획대상에 대한 상황진단 및 문제의 성격파악 등 지역사회진단(community diagnosis)을 통하여 이루어진다. 상황분석을 위해서는 주어진 상황을 올바르게 파악하여야 하며, 관계되는 자료를 과학적으로 분석해야 하고 조사연구나 전문가의 의견을 참고해야 한다. 상황분석을 위해서 사용되는 자료들로는 인구분석자료(인구증가율, 인구추계) 및 건강실태분석자료(사망률, 유병률, 발생률, 평균수명, 활동제한일수 등) 등이 있다.

예측에는 여러 가지 방법이 있는데 첫째, 지속성 예측, 추세, 또는 투사적 예측, 순환적 예측, 관련성 예측, 유추예측이 있으며, 둘째, 관리자, 전문가들에게 미래를 예측해 보도록 하는 델파이기법(delphi technique), 회귀분석(regression analysis) 등 통계학적 방법을 사용하는 것 등이 있다.

3) 목표설정(objective formulation)

목표설정 및 재설정을 포함하는 것으로 기획의 가장 기본적인 활동으로 조직이 달성하여야 할 목표를 설정하는 것이다. 목표는 조직의 모든 노력이 집중되는 표적이다.

현황분석 및 장래추세의 예측에서 파악된 문제점과 자료의 제약 등을 고려하여 전반적인 보건행정의 정책목표를 설정하고 보건정책의 기초방향을 정립하여 정책수단을 발전시키는데 지침으로 삼도록 한다.

4) 행동계획의 전개

조직이 달성하려는 바가 결정되었을 때 기획과정의 활동과정을 어떻게, 언제, 누구에 의해서 달성할 것인가를 구체화한다. 즉, 보건의료서비스를 생산 · 공급함으로써 보건부문의 목표를 달성하는데 직접적으로 기여하는 사업들의 목표, 발전방법, 소요자원, 예산, 인력계획 등을 구체화시키는 작업이다.

5) 계획의 검토와 확정

계획의 검토는 사업의 실현가능성, 그 사업의 예견되는 성과와 능률을 분석하고 확정하여 내용을 충실히 하는 과정이다. 보건부문계획의 검토에 있어서도 보건의료의 발전뿐만 아니라 국가발전이라는 차원에서 접근해야 한다.

(1) 보건계획의 검토기준

① 보건과학적 타당성

보건학적 문제점을 충분히 파악했는지, 그 문제점들을 해결하기 위한 수단은 기술적으로 가능하며 효과가 있는지 등을 검토한다. 이 때 보건의료체계의 기술적 과정에 관한 기준과 규범을 주요 검토기준으로 삼는다.

② 경제적 타당성

경제적 타당성은 능률의 제고, 즉 자원 대 성과비의 극대화 내지 적정화에 초점을 맞춘다. 경제적 타당성을 분석하는 방법으로는 비용편익분석(benefit-cost analysis)과 비용효과분석(cost-efficiency analysis)이 이용된다.

③ 사회적 타당성

보건의료의 제공에 관여하는 개인이나 조직, 개별이용자나 조직들 사이의 관계나 역할 및 발전에 계획된 사업이 미칠 영향과 이로 인한 변화가 계획의 집행과정 및 결과에 주게 되는 영향을 검토한다.

④ 정치적 타당성

보건계획이 집행이 됨으로써 혜택을 입은 것은 누구이며, 손해를 보는 것은 누구인지 그리고 집행과정에서 주도권은 누구에게 주어져야 하는지를 검토대상으로 삼는다.

(2) 기술적 · 행정적 검토의 내용

보건기획에서는 기술적 관점, 정치적 관점에서 기획을 검토하는데 정치적 기준은 상황에 따라 가변적인데 반해, 기술적 기준과 행정적 기준은 어느 정도 보편성이 유지되므로 기술적 · 행정적 관점에서 검토내용을 살펴보면 다음과 같다.

① 사업의 필요성과 의의 검토

㉠ 사업이 해결하려고 하는 문제점의 존재 여부이다.

㉡ 문제점에 관해서 옳게 이해했는지 여부이다.

㉢ 계획된 활동을 전개함으로써 문제점의 완화 또는 해결될 수 있는지의 여부이다.

㉣ 계획된 사업의 효과적 확정이다.

㉤ 문제점의 중대성에 비해 계획된 사업의 비용이 정당한지 여부 등을 검사하여 계획한다. 각 사업이 필요하고 추진할 가치가 있는지를 판단하는데 기준으로 삼는다.

② 대체방안의 검토

사업의 의의와 필요성이 발견되면 보다 효과적이며 능률적인 방안이 있는지 검토할 필요가 있다. 이 때 시간, 비용 등의 제약을 고려하여 사업기술, 사업자원, 사업대상 및 사업주체에 관한 각 대안을 결정하여야 한다.

③ 사업대상지역의 특성을 감안한 실현가능성

대안의 검토 후 계획의 타당성이 인정되면 그 사업을 전개할 지역사회의 특성들 즉, 대상지역사회의 사업수용성 여부, 동기조작 가능성 및 자원상태 등을 고려하여 실현가능성을 검토해야 한다.

④ 사업수행능력의 검토

사업수행능력의 검토를 위해서는 첫째, 자원의 질, 양, 구성 및 분포, 둘째, 집행과정의 합리성, 셋째, 물자와 정보의 적합성, 넷째, 관리인과 체계의 통합성 등을 고려함으로써 사업을 집행할 능력이 있는지의 여부를 판단할 수 있다.

⑤ 사업의 경제적 효율성 검토

경상예산의 추산, 자본예산의 추산, 단위사업 성과를 얻는데 드는 비용 및 단위비용의 적합성 등을 고려함으로써 사업의 경제적 효율성을 판단할 수 있다.

⑥ 관리정보체계와 평가방법의 검토

관리정보체계와 평가방법의 검토에서 타당성이 인정된 사업이 전개되는 과정에서 계속적으로 검토와 수정이 필요하다. 그러므로 계획초기부터 사업에 관해서 수시로 파악할 수 있도록 항상 정보체계에 유의하여야 하며, 그 정보에 기초하여 평가방법도 마련해야 한다. 이를 위해서는 첫째, 평가를 위한 접근이 충분히 구체적인지의 여부, 둘째, 문제점과 사업활동의 측정방법, 셋째, 평가기준의 구체적 설정, 넷째, 정보 및 자료의 수집방법, 다섯째, 자료의 처리 및 활용 방안 등을 검토할 필요가 있다.

6) 계획의 집행

행정관리과정에서 계획의 집행은 기획, 조직, 지휘, 조정, 통제와 같은 각 요소별 절차를 밟는데, 이들을 크게 집행계획과 실제 시행으로 나눌 수 있다. 집행계획이라 함은 예비단계를 거쳐 계획추진방안을 구상하며 추진계획을 작성하는 작업이다. 계획추진을 구상할 때 고려할 점으로는 첫째, 계획추진으로 인해 영향을 받는 일반소비자들이 계획활동을 어떻게 받아들일 것인지 하는 점이 있고, 둘째, 어떻게 보건요원들이 계획에 표현되어 있는 지원사항을 그대로 준수하고 이행할 것인가 하는 점이다.

그리고 추진계획을 작성하는데 있어서도 이미 계획안이 상세하고 구체적으로 작성되어 있는 경우에는 계획안을 시행(execution)이라는 관점에서 재고해야 하며, 계획이 너무 광범위하고 산만하게 작성되었거나 전혀 계획이 작성된 바 없는 경우에는 상황분석과정과 계획입안과정에 따라 전반적으로 재고할 필요가 있다.

한편, 시행이라 함은 집행계획을 보건사업화하여 실제적으로 추진(동작화)하는 것을 의미한다. 이러한 과정에서 사업의 궁극적 목적을 달성하기 위하여 각 행정수준에서의 각종 보건사업체들간의 협조와 기능적 분업이 요청된다. 이 단계에서 가장 문제가 되는 것은 업무조정 및 통제 그리고 구체적인 자원동원계획을 수립하는 일이다. 계획의 시행과정도 예비단계, 세부사업기획 및 실시의 세 부분으로 나눌 수 있다.

7) 평가

사업평가에 대한 정의는 사업목적의 달성이 효과적으로 이루어지고 있는가를 분석하는 과정이라고 할 수 있다. 사업평가가 가능하려면 우선 사업의 목적과 가정이 타당한지를 검

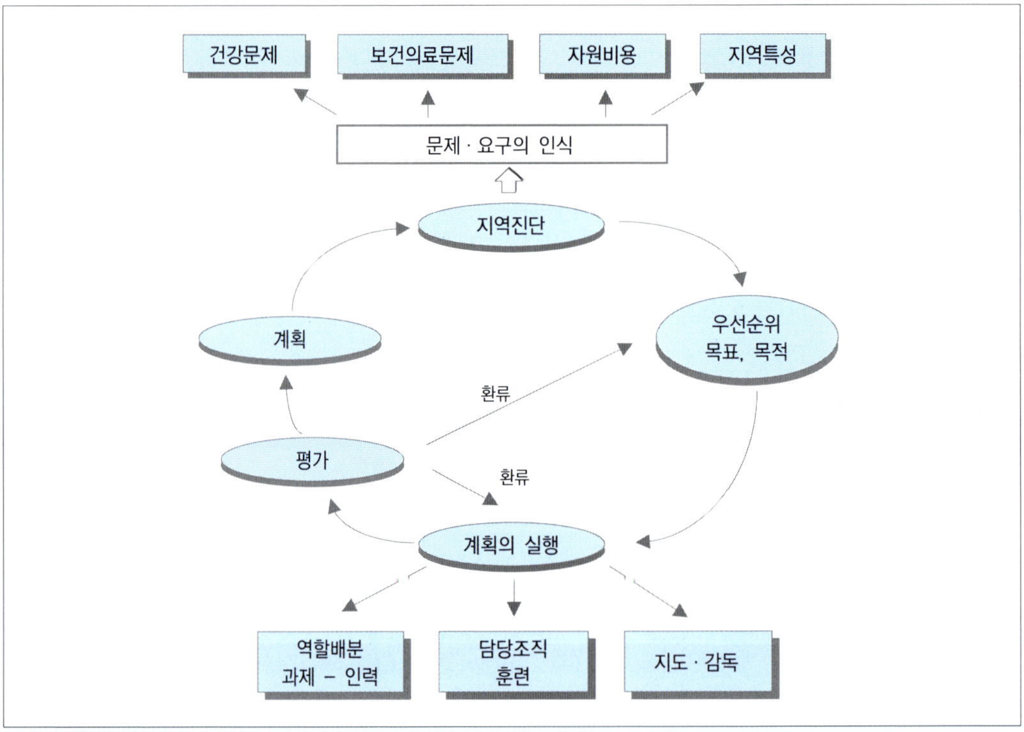

그림 9-1 평가의 흐름도

토해야 한다. 즉, 사업의 목적이 무엇인가?, 사업의 대상은 누구인가?, 사업의 효과가 나타나는 시기는 언제인가?, 기대하는 효과의 크기는 어느 정도인가?, 목적달성을 위한 접근법은 무엇인가? 등을 파악하여 사업의 목적과 가정의 타당성 여부를 검토하게 된다.

8) 지역사회 보건계획 우선순위 결정 요인

(1) 영향을 받는 인구집단의 범위
(2) 문제의 심각성(중요성)
(3) 자원동원가능성
(4) 주민의 관심도
(5) 정책과의 연관성
① 핸론(Hanlon)의 결정요인 3요소 : 다수범위, 심각성, 사업효과성
② 브라이언트(Bryant)의 결정요인 4요소 : 유병률, 심각성, 주민 관심도, 관리 난이도

3 보건기획의 원칙

1) 목적성의 원칙

보건기획은 그 실시과정에 있어서 비능률과 낭비를 피하고 그 효과를 높이기 위해 명확하고 구체적인 목적이 제시되어야 한다.

2) 단순성의 원칙

보건기획은 간명하여야 하며 가능한 난해하고 전문적인 술어는 피해야 한다.

3) 표준화의 원칙

보건기획의 대상이 되는 예산, 서비스 및 사업방법 등의 표준화를 통하여 용이하게 보건기획을 수립할 수 있으며 장래의 보건기획에도 이바지할 수 있다.

4) 신축성의 원칙

유동적인 보건행정 상황에 대응하여 수정될 수 있도록 작성되어야 한다.

5) 안전성의 원칙

보건기획은 소기의 목적을 달성하기 위하여 고도의 안전성이 요구된다. 즉 빈번한 보건기획의 수정은 피해야 한다.

6) 경제성의 원칙

보건기획의 작성에는 막대한 물적 · 인적자원과 시간이 소요되므로 가능한 한 현재 사용가능한 자원을 활용하도록 한다.

7) 장래예측성의 원칙

보건기획에 있어서 예측은 그 달성 여부에 결정적인 영향을 미치므로 그것은 어디까지나 명확할 것이 요구된다.

8) 계속성의 원칙

보건기획은 조직의 계층을 따라 연결되고 계속되어야 하며 구체화되어야 한다.

4 보건기획의 대상과 범위

보건기획은 국민의 건강수준을 향상시켜 인적 자원을 보전하는데 있으며, 국민 개개인이 건강하게 살아야 한다는 것은 국민의 권리이고 의무로서 보건의료는 의 · 식 · 주 다음의 제

4의 생활필수품이라 해도 과언은 아니다.

그러므로 국민건강수준을 효과적으로 증진하는데 관련된 모든 사회적 활동영역이 보건기획의 대상과 범위라 할 수 있다. 이와 관련된 사항을 크게 나누어 보면 다음과 같다.

1) 인적자원기획(Man power resource planning)

각종 보건의료 인력을 양성하고 관리하며 의료인력의 지역적 분포 및 활용목표에 대한 기획이 인적자원기획이다.

2) 물적자원기획(Physical resource planning)

물적자원기획은 각종 보건의료 시설과 의료장비 및 소모품의 생산, 분배 및 처리에 관한 사항과 관련된 기획을 말한다.

3) 행정조직기획(Administrative organization planning)

보건행정조직 기획은 보건의료전달체계의 발전과 재원의 조달, 분배 및 산업정보체계의 개발 등이 포함된다.

4) 환경기획(Environmental planning)

쾌적한 생활환경의 확보에 관련되는 보건사업, 즉 기본환경관리, 공해관리 및 상하수도관리 등이 여기에 속한다.

5) 보건교육기획(Health education planning)

보건교육기획은 예방보건사업과 건강한 생활을 영위하기 위한 국민보건교육 및 홍보에 관한 것이 포함된다.

6) 조사 및 연구기획(Survey and research planning)

국민보건실태를 분석하기 위한 제반 활동과 보건과학 및 의학기술의 향상에 관련된 조사연구에 관한 것이 포함된다.

5 의사결정의 종류

1) 브레인스토밍(Brainstorming)

(1) 브레인스토밍의 개념

① 집단문제 해결과정에서 창의성을 높이기 위하여 광고가인 오스본이 개발한 기법이다.
② 여러 명이 아이디어를 무작위로 개선하여 그 중에서 최선책을 찾아내는 방법이다.

(2) 브레인스토밍의 규칙(4원칙)

① 판단과 비판은 아이디어 기록이 끝날 때까지 유보하여 비판을 금지한다.
② 제안은 자유롭게 이루어져야 하므로 자유분방한 기법이다.
③ 많은 수의 아이디어가 나올수록 좋으므로 대량발언을 한다.
④ 모든 아이디어들이 제안되고 나면 아이디어들을 결합하고 개발해야 하므로 최종대안은 수정 발언한다.

2) 명목집단기법(Nominal Group Technique)

(1) 명목집단기법은 보통 NGT법이라고 한다.
(2) 명목집단이란 말은 의사결정을 하는 과정에서 논의 및 대인간의 의사소통을 제한하여 명목상의 집단이라는 데에서 붙여진 명칭(비언어적 방법)이다.

(3) 명목집단기법의 장 · 단점

① **장점** : 타인의 압력이 전혀 없이 자유롭고 개방적인 토론과 의사결정이 가능하다.
② **단점** : 명목집단을 지휘하는 리더의 역할이 매우 커 리더의 자질과 능력이 제대로 갖추어져야 한다는 점과 오로지 하나의 의사결정만 가능하다.

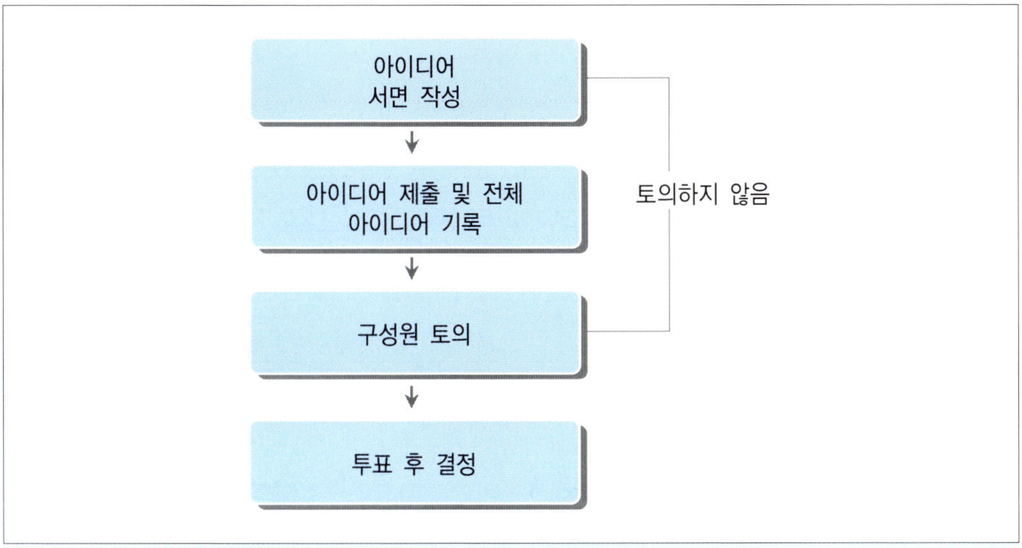

그림 9-2 명목집단기법 진행순서

3) 델파이기법(Delphi Technique)

(1) 개념

Delphi는 아폴로 신전이 있는 그리스의 지명으로 그리스의 성인들이 미래를 예측하던 곳이며, 이 기법은 1948년 미국의 랜드(Rand)연구소에서 개발 · 응용하였는데, 예측현상 관련 전문가의 의견을 우편으로 체계적으로 집약하고 통계적으로 분석하는 방법으로 어떤 문제를 예측 · 진단 · 결정함에 있어 의견의 일치를 볼 때까지 우편으로 전문가 집단으로부터의 반응을 체계적으로 도출하여 분석 · 종합하는 하나의 조사방법으로서, 회의나 세미나 등 전통적인 의견종합방식의 단점을 보완하려는 데서 고안하였다.

(2) 특징

① 익명성이다.

② 결과를 통합해서 다시 돌려줌으로써 먼저 의견을 수정할 수 있게 한다.

③ 전문가들의 합의를 구하는 방향으로 운영한다.

④ 주관적이다.

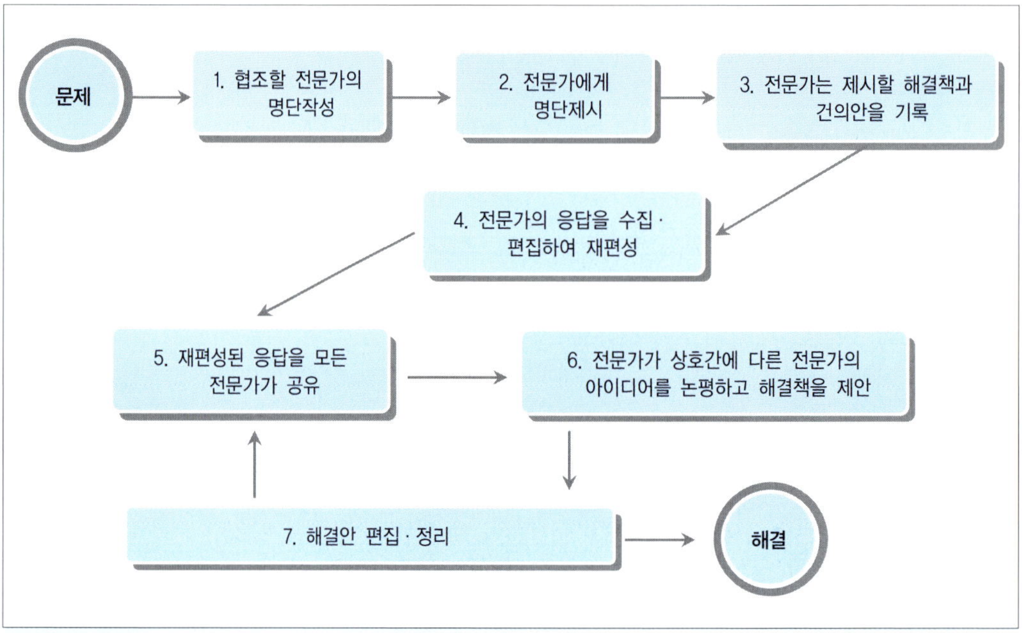

그림 9-3 델파이기법 과정

(3) 장·단점

① 장점

㉠ 구성원인 전문가들을 집단을 소집하여 한 장소에 모이게 할 필요가 없다.

㉡ 명목집단기법과 마찬가지로 의사결정과정에서 타인의 압력이 배제된다.

㉢ 여러 명의 전문가들을 모으는 데 소요되는 많은 비용이 감소한다.

② 단점

㉠ 특정 분야 전문가는 전공영역 집착으로 거시적인 전망과 예측이 어렵다.

㉡ 델파이 과정에서 응답이 불성실하거나 조작될 가능성이 있다.

㉢ 설문 내용에 따라 응답이 크게 달라지는 경향이 있고 응답의 표현이 모호하여 처리 과정이 자의적(恣意的)으로 이루어질 가능성이 있다.

㉣ 시간과 비용이 과다 소요되고 소수의견이 경시될 소지가 있다.

4) 대기 모형(Queuing Model)

대기 문제를 풀기 위해 설정하는 수학적 모형으로 고객의 도착, 서비스 시간 등이 분명하지 않을 경우 최적의 서비스 시설 수, 도착률을 설정하여 고객의 정체 및 흐름의 상태를 알기 위한 모델이다.

5) 의사결정나무(Decision Tree)

의사결정문제를 나무에 비교하여 나무의 가지를 가지고 목표와 상황과의 상호관련성을 나타내어 최종적인 의사결정을 하는 방법으로 몇 개의 의사결정이 연속되는 경우, 첫 단계의 의사결정에 의하여 실제상황에 대한 정보를 입수한 후, 이 정보를 감안하여 다음 단계의 의사결정을 하는 다단계의사결정에 이용한다. 의사결정자의 통제 아래 있는 결정노드(decision nodes)와 의사결정자의 통제 밖에 있는 기회노드(chance nodes)로 구성된 의사결정 문제의 논리적 구조가 있으며, 의사결정자는 각 기회노드에서 초래될 불확실한 사상(事象)들과 그것이 가져 올 모든 가능한 결과에 대해 확률을 부여하는 방식으로 최적대안을 선택하여 부여되는 확률은 과거의 경험적 데이터, 의사결정자들의 주관적 판단, 전문가의 견해 등을 토대로 여러 가지 기법과 절차를 혼합적으로 사용하는데, 의사 결정수는 불확실한 상황하의 의사결정 분석방법이다.

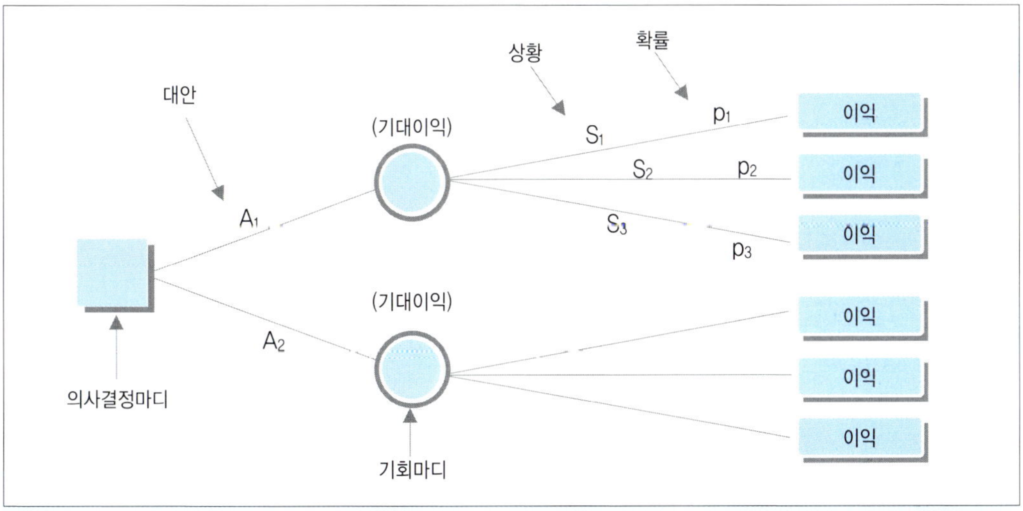

그림 9-4 의사결정나무의 구조

6) 간트차트(Gantt Chart)

1919년 미국 간트가 창안한 방식으로 작업계획과 실제의 작업량을 작업일정이나 시간으로 견주어서 평행선으로 표시하여 계획과 통제기능을 동시에 수행할 수 있도록 설계된 막대도표(bar chart)로 '막대그래프 차트'라고도 명명하였다. 생산관리 · 재고관리 · 원가관리 등에 응용하여 기계설비로 제품을 생산하는 생산공정에서의 관리에 많이 이용하였으며, 계획과 실적을 도표상에 동시에 기록하여 간단명료하게 나타낼 수 있어 1950년까지 간단한 사업이나 생산계획에 널리 이용되었으나 현대적 제조기업의 등장과 함께 그 용도가 점차 감소하였다.

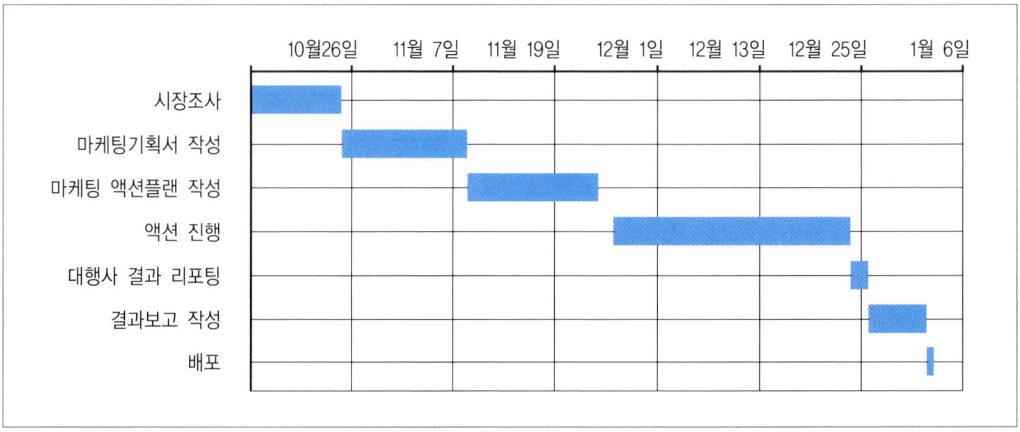

그림 9-5 간트차트

7) 불확실성하의 의사결정기준

(1) Maximax(최대극대화)기준 – 낙관적 기준

상태의 발생확률을 모를 경우 적용되는 비확률적 의사결정기준으로, 미래의 상황이 자신에게 유리하게 전개될 것이라고 가정하고, 유리한 상황에서의 이익(각 대안의 최대값) 중에서 최대값을 갖는 대안을 선택한다.

즉, Ⅰ:4, Ⅱ:2, Ⅲ:8, Ⅳ:6이 나타날 것이라고 낙관적으로 생각하고, 최대값 8을 갖는 Ⅲ의 대안을 선택한다.

대안 \ 상황	S1	S2	S3	S4
Ⅰ	4	4	0	2
Ⅱ	2	2	2	2
Ⅲ	0	8	0	0
Ⅳ	2	6	0	0

(2) Maximin(최소극대화)기준 – 비관적 기준

미래의 상황이 자신에게 불리하게 전개될 것이라고 가정하고, 불리한 상황에서의 이익(각 대안의 최저값) 중에서 최대값을 갖는 대안을 선택(Rawls 정의론에서 무지에 베일에 있는 당사자들이 선택하는 의사결정규칙, 안전제일주의적 입장) → 각 대안의 최저이익 0, 2, 0, 0 가운데, 최대값이 2인 Ⅱ의 대안을 선택한다.

(3) 라플라스(Laplace)기준 – 기대효용극대화 기준

모든 장래의 가능성은 같은 확률을 갖는다고 가정하여(상황별 발생확률을 1/N로 고정하여) 평균기대값이 극대화인 대안을 선택 → E(I)=4(1/4)+4(1/4)+0(1/4)+2(1/4)=2.5인 대안 I을 선택한다.

(4) 후르비츠(Hurwicz)기준

대부분의 의사결정자는 완전한 낙관주의자도 아니고 비관주의자도 아니므로, 낙관적 기준(맥시맥스)과 비관적 기준(맥시민)을 절충하여 낙관성의 정도를 나타내는 낙관계수(α: 1에 가까울수록 낙관적)를 선택하도록 하여, 실현치[= α(최대값)+(1−α)(최소값)]에 따라 의사결정한다.

(5) 세비지(Savage)기준 – Minmax regret(미니맥스후회)기준

불확실한 상황에서 얻을 수 있는 최대이익과 실제 의사결정의 결과로 얻는 실제이익의 차이(최대기회비용)를 표시하여, 최대기회비용(최대후회값)이 최소인 대안을 선택한다.

6 보건기획의 기법

1) 계획 - 사업 - 예산 - 체계(Planning - Programming - Budgetting - System : PPBS)

미국 국방성에서 만들어내어, 1965년에 모든 행정부서에 적용하도록 하는 예산과 계획을 하나로 결합함으로써 자원의 효율적인 배분을 중요시하고 경제적 합리성을 강조하는 계획 중심 예산제도이다.

2) 운영연구(Operation Research : OR)

제2차 세계대전 당시 군사작전상의 문제를 해결하기 위해 고안하였는데, 해당환경에서 살아있는 생물체와 같이 체계, 사업, 봉사, 집행, 운영 등의 전부 또는 일부를 조사연구하는 관리기법이다.

3) 사업평가

(1) 사업평가 및 검열기술(Programming Evaluation and Review Technique : PERT)

사업의 실천단계를 계획할 때에 유용한 것으로 집행계획을 모든 사람에게 일목요연하게 이행시키기 위한 방법으로 사업을 실제로 집행하는 데 유용한 방법이며 특히 비관, 낙관, 확률의 3가지 기능이 있다.

① PERT 네트워크 작성

㉠ 활동 A는 C의 선행활동

㉡ C는 A의 후행활동

㉢ 활동 ②→③은 가활동(dummy activity)

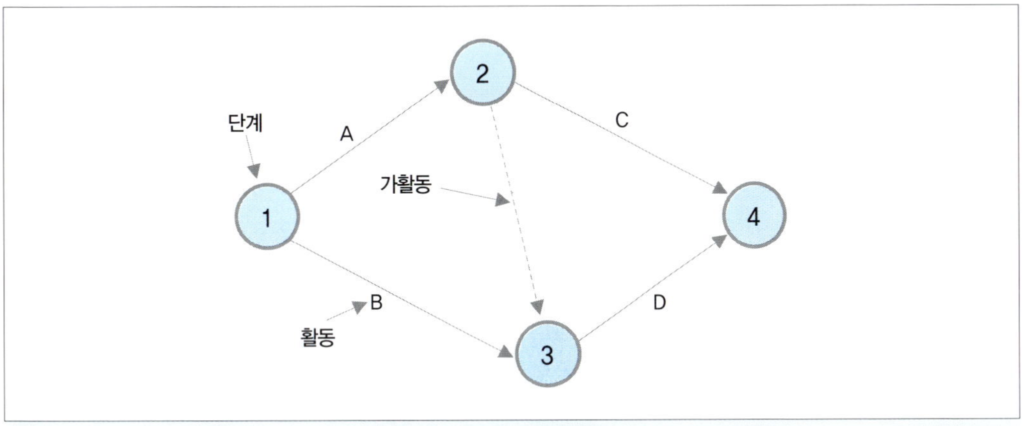

그림 9-6 PERT 네트워크의 구조

(2) 주경로 기법(Critical Path Method : CPM)

주로 정형적인 계획기법이다.

① 주공정 분석

㉠ 주경로(主經路 ; critical path) 또는 주공정(主工程) : 네트워크의 각 경로 중에서 가장 긴 시간을 요하는 경로

㉡ 단계에 관련된 시간

ⓐ 가장 이른 발생시간(TE)

ⓑ 가장 늦은 발생시간(TL)

② 활동에 관련된 시간

㉠ 가장 이른 시작시간(ESij)

㉡ 가장 이른 완료시간(EFij)

㉢ 가장 늦은 완료시간(LFij)

㉣ 가장 늦은 시작시간(LSij)

㉤ 총여유시간(TFij)

㉥ 자유여유시간(FFij)

③ **주공정** : 총 여유시간이 0인 활동들로 연결되는 경로

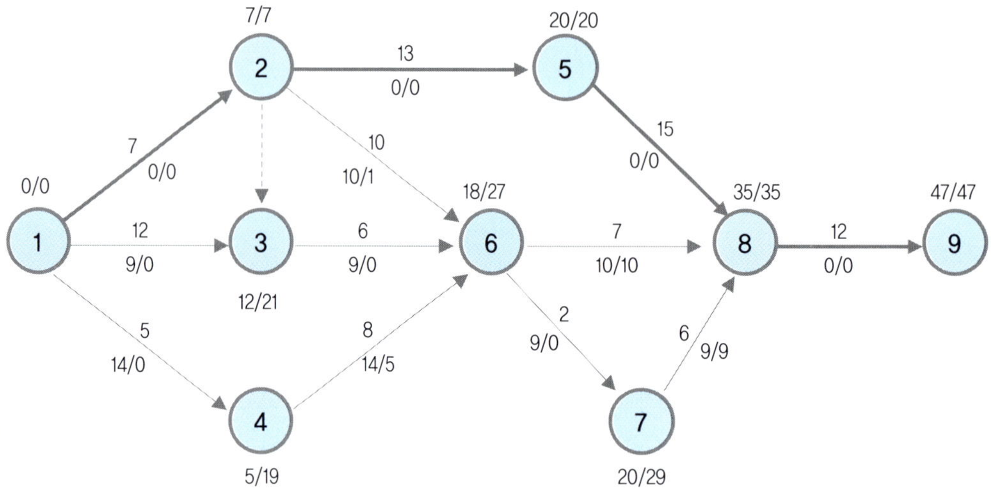

프로젝트 X의 단계시간 및 각 활동의 총여유시간과 주공정

그림 9-7 주공정 분석

4) 체계분석(System Analysis : SA)

정책결정 수립과정을 향상토록 하는 데 목적이 있는 것으로서 정책결정권자에게 각종 사업의 경비와 그 가치에 관하여 정확하고 신뢰할만한 정보를 제공하는 데 있다. PPBS나 OR의 1차 단계적 의미가 크다.

5) 비용편익분석(Cost Benefit Analysis)

(1) 필요성

보건의료부문에서는 가용자원의 제약 때문에 어떤 보건의료사업을 시행하는 데 있어서 그 사업의 기대편익과 사업의 수행에 드는 비용을 고려하여 자원의 배분을 가장 효율적으로 할 필요성이 크다(양봉민, 1993). 더구나 세계적인 관점에서 보았을 때, 보건의료부문에 대한 지출이 계속 증대되고 있고, 의료비 지출이 GNP에서 차지하는 비중이 점점 커지는 추세에 있는 오늘날에는 자원의 효율적인 활용이 중요한 관심의 대상이 될 수밖에 없다.

특히 산업안전 분야에 있어서는 산업안전사업의 결과로 나타나는 여러 효과들이 우리나라에서는 아직까지 제대로 평가받지 못하고 있다. 그러나 산업안전사업을 실시함으로써 얻게 되는 중요한 건강상의 편익이나 비용의 절감 등 산업안전사업의 효과에 대해 정확하게 평가할 수 있다면 사업주들이 산업안전사업에 투자되는 비용을 회수될 수 없는 비용으로 생각하지 않고 생산에 투자되는 비용과 동일한 효과를 나타내는 정당한 투자로 생각할 것이다. 이것이 보다 정확한 비용과 편익의 분석이 필요한 이유가 된다.

(2) 비용측정 방법

보건의료 부문에서 이루어지는 비용편익분석은 주로 질병과 관련된 비용을 측정해야 하는 것이기 때문에 인간생명의 가치에 대한 판단을 하여야 한다. 이와 관련된 접근방법은 크게 Societal valuation, 인적자본접근법(Human Capital Approach)과 지불용의 접근법(Willingness to Pay Approach)이 있다. Societal valuation은 시장가격을 추정의 근거로 삼는 방법이다. 그러나 이러한 시장가격이 존재하지 않거나 혹은 시장가격이 재화의 진정한 사회적 가치를 나타내지 못하는 경우 비용–편익 분석은 사회전체적인 영향에 관한 적절한 평가를 할 수 없게 된다. 이때 사용되는 방법이 인적자본접근법과 지불용의 접근법이다. 인적자본접근법과 지불용의 접근법을 자세히 설명하면 아래와 같다.

① 인적자본접근법(human capital approach)

인적자본접근법은 인간을 생산성을 가진 생산요소로서 간주하고, 그들의 생산성에 의해 사산으로서의 사람을 측정하는 방법이다. 즉 기대노동수입을 적정한 사회적 할인율을 사용하여 계산한, 할인된 현재가치가 노동시간의 감소 및 상실로 인한 생산손실량의 가치와 동일한 것으로 보는 방법이다.

일반적으로 인적자본접근법은 측정하기는 쉬우나 생명이 고유한 가치를 무시하고 인간을 사회 전체를 위한 기계와 같은 자본의 하나로 본다는 점에서 비난받아오고 있다.

이 방법에 의한 질병의 경제적 비용에는 질병의 예방, 진단, 치료 그리고 재활에 지출된 비용을 나타내는 직접비용과 질병으로 인한 작업시간의 감소 및 상실로 야기된 산출량의 손실을 나타내는 간접비용이 포함된다.

㉠ 직접비용

질병의 직접비용은 특정 질병으로 인한 직접적인 지출액을 말하는데, 여기에는 질병의 예방, 진단, 치료 그리고 환자의 재활 및 보호에 실제로 사용되는 인적 · 물적 자원이 포함된다. 만약 질병이 발생하지 않는다면, 이러한 자원들은 다른 용도의 상품과 서비스의 생산에 사용됨으로써 효용을 창출해 낼 수 있는 가치, 즉 질병의 기회비용을 나타낸다.

산업안전보건 분야에서의 직접비용은 그 프로그램을 계획하고 수행하는 데 필요한 모든 인적 · 물적 자원으로 이에는 직원의 시간과 기술, 물리적인 시설비용과 유지비용, 전화비나 수리비 같은 지원비용, 새로운 장비구입과 개조비용 등이 포함된다.

㉡ 간접비용

간접비용은 질병의 발생으로 인하여 불가피하게 감소할 수밖에 없었던 가치를 말한다. 즉 "어떤 질병으로 인하여 조기사망, 활동불능, 쇠약 등이 초래되는데, 이로 인한 노동생산성의 저하 및 상실 때문에 발생하는 개인 및 사회적인 관점에서 본 경제적 손실의 합"이라고 정의할 수 있다.

산업안전보건 분야에서의 간접비용은 감소된 노동력 생산성과 관련이 있는 비용이다. 이에 포함되는 것으로 아래와 같은 내용을 들 수 있다.

ⓐ 조기사망이나 상해를 입은 노동자의 퇴직
ⓑ 일하는 기간동안 치료를 위한 병가와 일을 쉰 시간
ⓒ 대체인력을 고용하고 훈련하는 데 소모된 시간
ⓓ 상해를 예방하거나 보상하기 위한 작업 방식의 변화
ⓔ 상해를 입은 근로자를 새로운 직무에 재훈련시키는 데 소모되는 시간
ⓕ 상호의존적인 작업집단내에서 동료 근로자들의 활동 중단
ⓖ 상해를 입은 근로자를 수송하거나 치료를 도와주는 가족과 친구들이 쉰 시간 등

이외에 이용비용(utilization cost)으로 분류되는 비용으로 필요한 치료를 받고 보건전문가들의 권고에 따를 수 있도록 하는 데 사용되는 자원들이 있는데, 보통 이는 간접비용에 포함시킨다. 이에 포함되는 비용은 아래와 같다.

ⓐ 치료를 받기 위한 입원
ⓑ 치료를 위해 의료기관을 방문하는 데 드는 교통비 등과 시간상의 손실에 대한 기회비용
ⓒ 특수한 의복과 보조용구에 드는 비용

ⓓ 집안 개조비용이나 거주공간을 변경시키는 데 드는 비용
ⓔ 육아나 가사업무들에 대한 도움을 받기 위한 비용 등

그 외에 간접비용에 포함될 수 있는 것들로는 환자나 그 가족들이 병원을 방문하는 데 드는 교통비 등과 시간상의 손실에 대한 기회비용, 간호, 문병 등으로 인한 노동시간의 감소로 인해 야기된 손실 등과 질병에 기인된 타의에 의한 전직 등에 의한 손실이 포함된다. 간접비용의 범주에 포함되는 상병으로 인한 시간손실, 생산성 감소 등의 경우 정확한 자료가 없다면 주관적 판단의 소지가 있기 때문에, 정확한 자료가 없는 한 보수적인 비용추계를 하는 것이 비용분석의 일반적 원칙이다(Luce, 1990).

그러나 앞에서도 언급했듯이 이는 산업안전사업을 시행함으로써 회피될 수 있는 비용이기 때문에 편익으로 보아도 무방할 것이다.

② 지불용의 접근법(Willingness to Pay Approach)

어떤 질병의 비용을 사람들이 그 질병에 걸릴 수 있는 확률의 감소에 얼마만큼 지불해도 좋다고 생각하는 금액에 의하여 계산하는 방법이다(양봉민, 1989).

지불용의 접근법을 측정하는 방법으로는 설문조사에 의하는 경우, 노동시장 관측에 의하는 경우, 일반의 소비행태를 관찰하는 경우의 세가지가 주로 사용되고 있다.

(3) 편익의 측정

① 편익의 유형

공공사업의 시행으로 발생하게 되는 편익은 크게 실질적인 편익과 화폐적인 편익으로 나눌 수 있다. 실실석인 편익은 다시 직접적인 편익과 간접적인 편익, 또 유형의 편익과 무형의 편익으로 다시 구분할 수 있다. 실질적인 편익은 공공사업의 최종소비자가 얻는 편익이며, 이는 사회복지의 증가를 반영한다. 화폐적인 편익은 공공사업에 의해 야기된 상대가격의 변화 때문에 발생한 것이며, 공공사업에 의한 어떤 부문의 이득이 사회전체의 이득을 의미하지는 않는다. 비용편익 분석에서는 실질적인 편익만 고려된다. 이를 그림으로 나타내면 [그림 9-8]과 같다(U. Laaser et al. 1990).

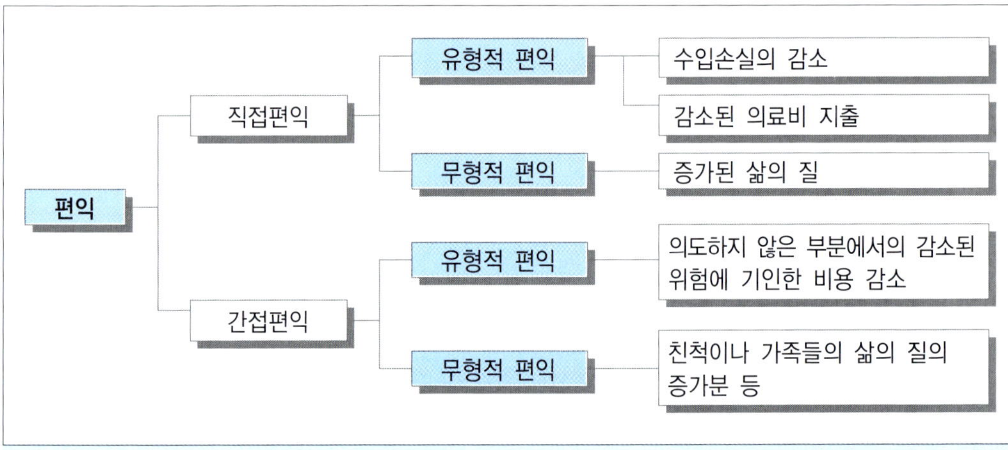

그림 9-8 편익의 분류

② 편익의 측정

직접편익은 보건의료사업의 목적과 직접적인 관련을 갖는 편익이다. 그리고 그 사업과 관련하여 부차적으로 발생하는 편익은 간접편익이 된다. 따라서 직접편익은 산업안전사업의 수행으로 인한 산재보상금 절감액, 치료비 절감액 등이 포함된다. 간접편익에는 산업안전사업을 실시함으로써 얻을 수 있는 질병이나 조기사망의 예방, 결근이나 작업과 관련된 상해의 예방 같은 것들이 포함된다. 보건의료사업의 간접편익을 머스킨(Muskin, 1962)은 다음과 같은 세가지로 구분하여 설명하였다.

첫째, 조기사망의 감소

둘째, 작업시간 상실의 방지, 즉 이환율의 감소분

셋째, 질병치료 후 다시 활동을 재개했을 때 발생할 수 있는 쇠약, 불능 등으로 인한 노동생산성의 감소를 방지하는 것 등이다.

이러한 간접편익은 단일의 확실한 평가방법이 없다. 그러나 일반적으로 보건분야에서는 중요한 분야이다(Thi D. Dao, 1985).

편익을 측정하는 데 있어 가장 오래되고 일반적으로 사용되고 있는 것이 앞에서 설명한 인적자본접근법이다. 이 방법에 따른 편익은 장애가 발생했을 때 손실되었을 수입에 의해 평가된다. 만약 사망이 회피되었다면 일생동안의 수입이 이러한 편익을 평가하는 기초로 사용된다. Watts(1995)는 산업보건프로그램들의 편익을 평가할 때 고려해야 할 점으로 증진된 근로자의 근로의욕(morale)과 직무만족도, 근로자들과 대중의 관점에서 본증진된 고용주의 이미지, 근로자와 가족들의 감소된 불안, 분노, 우울증 등을 들고 있다.

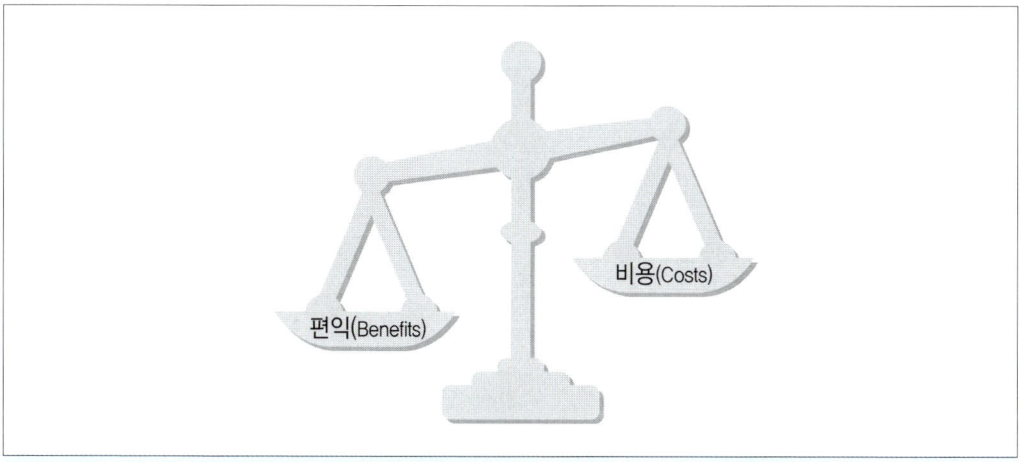

그림 9-9 편익의 분류

6) 비용효과분석(Cost Effectiveness Analysis)

(1) 비용효과분석 필요성

경제성 평가의 한 방법으로 투입과 산출을 각각 비용과 효과 단위로 측정 · 평가하는 방법이다(Drummond, 1987). 비용편익분석과는 달리 투입에 의해 발생되는 편익이 현금가치로 표현되는 것도 있지만, 그렇지 않은 것들도 있다. 따라서 이는 모든 편익을 화폐가치로 계량화시켜야 하는 비용편익분석과는 달리 비용은 계산이 되나 효과면에서 어떤 주어진 "목적 달성"을 위한 대안적인 여러 가지 개입방법들을 비교하여 그중 가장 효과가 큰 방법을 찾아내는 것이다.

전세계적으로 CEA는 정부, 산업체, 보험자, 자문회사, 대학들에 의해 수행되고 있다.

(2) 비용효과분석 특징

비용효과분석이 공공부문의 제안에 사용될 때는 다음과 같은 몇 가지 특징을 갖는다(나기산 등, 1994).

① 비용효과분석은 화폐단위로 측정하는 문제를 피하기 때문에 비용편익분석보다 훨씬 쉽게 적용될 수 있다. 예를 들어, 비용효과분석은 사업의 시행으로 인한 기대수명의 증가나 삶의 질 향상 등을 금액으로 환산하지 않아도 되는 큰 장점을 갖고 있다.

② 비용효과분석은 기술적 합리성을 요약해서 나타낸다.
③ 비용효과분석은 시장가격에 거의 의존하고 있지 않기 때문에 민간부문에서의 이윤극대화 원리에 덜 의존적이다.
④ 비용효과분석은 외부효과나 무형적인 것의 분석에 적합하다.
⑤ 비용효과분석은 최대한 허용되는 예산지출이 고정비용이 될 때, 효과성을 극대화시키거나 결과가 고정될 때 비용을 극소화시키는 방안을 채택한다.

비용효과분석의 장점은 적용이 비교적 용이하며 시장가격으로 그 가치를 측정할 수 없는 재화를 다룰 수 있다는 것이다. 또한 외부효과와 무형적인 것을 분석하는 데 적합하다.

7) 비용분석(Cost Analysis)

(1) 개념

① **조건** : 여러 사업 대안의 결과가 동일하다.
② **방법** : 사업시행의 제반 비용 추계 후, 최소의 비용이 드는 대안을 선택한다.

(2) 내용

① 산업보건사업에 대한 경제적 평가방법 중 가장 단순한 방식이다.
② 보통 비용최소화 분석(Cost Minimization Analysis)으로 명명하였다.
③ 만약 두 프로그램들이 모든 면에서 동일한 결과들을 가지면, 가장 비용효과적인 모델은 가장 비용이 적게 드는 것이 된다.
④ 예를 들면, 십이지장 궤양에 대한 외과 수술 대 약물치료와 같은 각기 다른 치료 형태를 가진 프로그램들을 비교하여, 가장 비용이 적게 드는 방법을 선택한다.
⑤ 여러 대안의 선택 문제가 편익보다는 주로 비용에 좌우되는 경우에 사용되는데, 사업에 투입되는 자원의 비용에만 관심이 있다.
⑥ **장점** : 대안의 비용만으로도 의사결정에 필요한 유용한 정보를 제공한다.
⑦ **단점**
㉠ 효율성이나 편익을 고려하지 않고 있다는 점에서 문제가 있다.
㉡ 특히 한계비용에 대한 검토 없이 평균비용만을 기준으로 삼기 때문에 사업의 규모가 조금만 확대되어도 다른 방안이 선택될 가능성이 매우 높은 것이 문제이다.

8) 비용효용분석

(1) 특징

① 조건

㉠ 산출물은 단수 혹은 복수이다.

㉡ 종류 및 양이 사업대안 간에 동일할 필요가 없다.

㉢ 효용은 건강일수(Health Days) 혹은 질보정수명(QALY)으로 측정한다.

② 방법

㉠ 건강일수 하루당 혹은 질보정수명 1년당 최소의 비용이 소요되는 방안이다.

㉡ 혹은 비용 한 단위당 최대의 효용을 갖는 대안 선택이다.

(2) 내용

① CEA를 좀더 세련화한 것이 Cost Utility Analysis이다.

② 비용효용분석은 비용효과분석과 마찬가지로 주어진 자원으로부터 얻는 편익을 극대화하는 것이 일반적인 목적이다.

③ 비용효과분석은 이질적인 산출물을 생성하는 여러 프로그램의 대안들을 비교하고 좀더 넓은 선택안들에 대해 비용효과분석의 적용을 확장시키기 위한 개발이다.

④ 산출(Outputs)로서 보정한 삶의 질(Quality Adjusted Life Years: QALY)을 사용함으로써, 삶의 양(감소된 사망률)의 증가와 삶의 질(감소된 유병률)의 증가를 동시에 분석하여 이용한다.

⑤ 전형적으로 전체적인 자원 배분보다는 개별적인 프로그램에 초점을 둔다.

⑥ 건강상태의 상대적인 가치나 효용(Utility)의 평가로 출발한다.

9) 비용효율분석

(1) 개념

① 산업보건사업에 투입된 자원의 양과 사업의 수행으로 만들어진 산출을 서로 비교하는 방법이다.

② 투입된 양에 비해 얼마만큼의 산출을 만들어 냈는가를 측정하는 것인데, 여기서 투입은 화폐가치로 측정되는 비용이고 산출은 실물단위로 측정되는 사업수행의 직접적 성과이다.

(2) 장단점

① **장점** : 투입된 자원의 효율성을 평가하거나 산업보건사업의 단기적 성과를 평가하는데 매우 유용하다.

② **단점** : 산업보건사업의 궁극적 목적인 건강증진 효과나 기타 간접적인 파급 효과를 반영하지 못하는 문제가 노출된다.

10) 보건기획의 구체적인 사례

(1) PATCH(Planned Approach To Community Health)

① 내용

㉠ 1980년대 미국 CDC에서 지역보건요원의 보건사업지침서로 개발

㉡ 지역사회 주인의식과 파트너십에 의한 주민참여

㉢ 종적, 횡적 네트워킹을 강조모형

② 5단계 절차 과정

㉠ 지역사회동원

㉡ 자료수집 및 분석

㉢ 우선순위 설정과 대상집단 설정

㉣ 중재 전략개발 및 실행

㉤ 평가

(2) 지역사회 보건 다단계 접근(Multilevel Approach To Community Health : MATCH)

① 1980년대 후반에 개발

② 질병과 사고 예방을 위한 행동 및 환경적인 요인이 알려져 있고, 우선순위가 정해졌을 때 적용

③ 요구도에 대한 충분한 자료가 있어 프로그램의 목적을 선택하고 기술하는 것부터 시작

④ 주로 정부나 보건 관련 정책 기관들이 포괄적인 건강증진 프로그램을 시행할 때 많이 사용

⑤ 개인의 행동과 환경에 영향을 주는 요인들을 개인부터 조직, 지역사회, 정부, 공공 정책 등 여러 수준으로 나누어 프로그램 기획

⑥ MATCH 기획 단계–5단계

㉠ 목적 설정(goal selection)

㉡ 중재 계획(intervention planning)

㉢ 프로그램 개발(program development)

㉣ 실행 준비(implementation preparation)

㉤ 평가

⑦ MATCH 기획모델의 사례

PATH(Promoting Action Toward Health, 2005)–캐나다의 한 중소도시
㉠ 시초 제2형 당뇨병을 예방하기 위해 중년을 대상으로 개인의 건강 위험요인 중재 → 지역 전체 인구를 대상으로 한 건강생활 실천으로 확장하기 위하여 MATCH 모델을 적용 ㉡ 목적 사회 경제적인 요인들이 건강행위 결정에 나쁜 영향을 미치지 않도록 하는 것 ㉢ 요구도 사정이 다시 실시

(3) MAPP 모형(Mobilizing for Action through Planning & Partnerships)

① 내용

㉠ 미국의 NACCHO와 CDC가 공동개발한 지역사회 보건사업의 기획지침서

㉡ 지역사회의 계획과 파트너십을 통한 지역사회 동원 과정으로 지역사회 건강증진을 위한 전략적 접근방법의 하나

㉢ 지역사회 자원을 효율적으로 이용하고, 효율적인 파트너십을 형성하여 지역주민의 최상의 건강수준과 삶의 질을 성취하는 방법 모색

② 6단계 절차 과정

㉠ 조직화와 파트너십 개발

㉡ 비전확립

㉢ 4 MAPP

ⓐ 지역의 건강수준평가 : 지역보건체계 평가

ⓑ 지역사회 관심과 장점 : 건강문제와 해결능력에 영향을 미치는 환경의 변화평가

㉣ 전략적 과제 파악

㉤ 목적과 전략 수립

㉥ 실행

제10장

보건정책

학습목표

보건정책의 중요성과 그 방향에 대하여 학습한다.

1. 보건정책의 개념을 정립한다.
2. 보건정책이 지향하는 방향을 설정한다.
3. 보건정책의 특성을 이해한다.
4. 우리나라 보건정책방향에 대해 파악한다.

1 보건정책의 개념

정책의 개념에 대해서는 사람마다 제각기 다른 다양한 견해를 제시하고 있다. 특히 사회가 복잡화되고 다양화 될수록 정책의 개념은 광의적 성격을 띠고 있기 때문에 더욱 혼란스러워 진다. 일반적으로 정책이란 정부 또는 공공기관이 공적 목표를 달성하기 위하여 준비한 행동지침이라고 정의할 수 있다. 따라서 정책은 목표와 수단의 결합이다.

정책이란 용어가 널리 사용되지만 실제 정책학의 연구대상으로 하는 것은 일반적 의미의 정책이라기보다는 공공정책(public policy)이다. 공공정책은 공공이익(public interest)과 공공사항(public affairs)을 내포한 개념이다. 공공정책(public policy)은 활동의 주체가 정부 및 지방자치단체 등의 공공기관인 경우를 말한다.

그러나 공공정책의 가장 대표적인 주체는 정부이기는 하지만, 꼭 정부만이 공공정책을 형성 집행하는 것은 아니다. 공공이익의 실현과 공적사항의 관리에 관한 많은 공공정책은 민간부문의 여러 기관조직에 의해서도 형성집행 평가되어질 수 있으며 또 오늘날에 와서 그 경향은 더 커진다고 할 수 있다.

또 정부정책이라고 하더라도 꼭 공익을 지향하는 것만은 아니다. 정치체계에 대한 다원주의적 시각은 정부정책이나 제도의 공익지향성을 암묵적으로 가정하고 있지만, 정치엘리트들의 사적 이해관계의 추구 결과라는 비판적 주장도 많다.

공공정책의 개념은 다음과 같은 요소를 포함하고 있다.

① 공공정책은 공공기관이 주체이기 때문에 정치 권력성을 띤다.
② 정책은 목표 지향적 활동이기 때문에 미래성과 방향성을 갖는다.
③ 정책은 목표와 함께 그 실현수단을 핵심으로 한다.
④ 공공정책은 비용과 편익의 배분을 통해 국민들의 이해관계에 영향을 미친다.
⑤ 정책은 의도적인 행위뿐만 아니라 의식적인 부작위, 즉 무의사결정(non-decision making)도 포함한다.
⑥ 정책은 일련의 선택이므로 일회의 선택을 의미하는 의사결정(decision making)과 구별된다. 정책은 공익을 표방하는 공공기관의 활동이라는 점에서도 의사결정과 구별된다.

정책은 서로 관련된 많은 의사결정들 간에 발생하는 상호작용의 결과인 경우가 많다.

정책은 공공문제를 해결하거나 어떤 목표를 달성하기 위하여 정부가 결정한 행동방침이라 할 수 있다. 정책에는 ① 정부가 주체, ② 권위 있는 결정의 산물, ③ 행동방침, ④ 공공문제 해결이나 목표 달성과 관련, ④ 미래 지향성의 개념이 내포되어 있다.

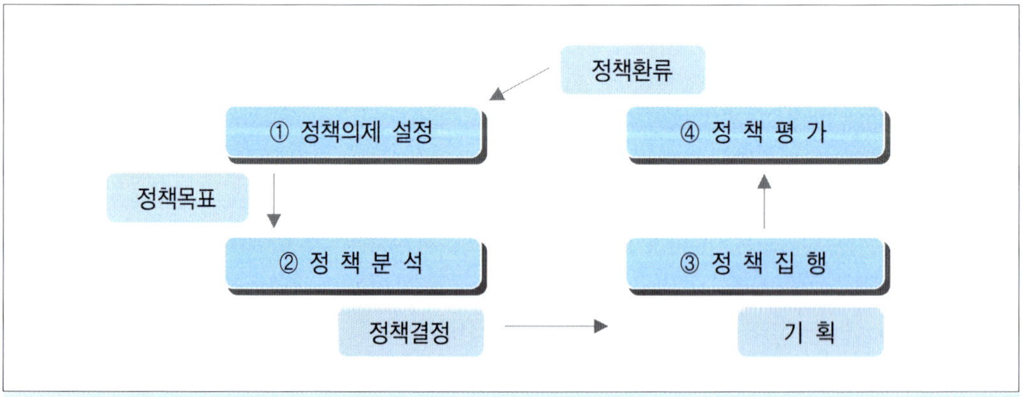

그림 10-1 정책의 순환과정

2 보건정책결정의 이론모형

1) 합리모형(rational model)

인간은 누구나 이성과 합리성에 따라 결정하고 행동한다고 보기 때문에 결정자는 결정대상의 문제를 모두 알고, 모든 대안들의 장 · 단점을 파악하고 그 중에서 가장 적합하고 합리적인 대안을 선택할 수 있다고 보는 모형이다.

2) 만족모형(satisfying model)

만족모형은 현실적으로 만족할 수 있는 수준에서 대안을 결정하는 모형이다. 최적대안보다 현실적으로 만족할 수 있는 만족대안을 선택한다는 현실적인 모형이다.

3) 점증모형(incremental model)

점증모형은 현실을 긍정하고 현재보다 약간 향상된 대안을 결정하는 모형이다. 점증모형은 정치적 실현가능성을 중시함으로써 단기정책에만 관심이 집중되며 점증적 결정은 보수주의를 초래하게 된다.

4) 혼합모형(mixed-scanning model)

혼합모형이란 합리모형과 점증모형의 혼합을 의미한다. 혼합모형을 혼합주사모형이라고도 한다.

5) 최적모형(optimal model)

정책결정에는 제한된 자원, 불확실한 상황, 지식 및 정보의 결여 등으로 합리성이 제약되므로 직관력 · 통찰력과 같은 초합리적 요인을 적용해야 한다는 이론이다. 투입보다 산출이 큰 최적화(optimization)를 추구한다.

6) 쓰레기통모형(Garbage Can Model)

쓰레기통모형은 Cohen, Olsen 등이 제시한 것으로 조직이나 집단의 응집성이 아주 약한 상태, 즉 '조직화된 혼란상태 또는 무정부상태(organized anarchies)'에서 이루어지는 비합리적인 의사결정의 측면을 강조하는 모형이다. 이러한 혼란상태에서는 의사결정들이 어떤 규칙에 따라 일어나는 것이 아니라 쓰레기통에 마구 집어넣은 쓰레기처럼 뒤엉켜 있다가 우연하게 그리고 불합리하게 일어난다는 것이다.

7) 공공선택모형

비시장적 과정을 통해 공공재 공급에 관한 집단적 의사결정이 이루어지는 메커니즘을 실증적으로 분석하는 분야로 정치과정 특히 투표행위를 개인의 선호가 정책결정자에게 전달되는 수단으로 간주하고, 주로 투표제도 및 주요 참가자의 행동에 대하여 분석한다.

8) 사이버네틱스 모형

합리모형과 가장 극단적이고 대립되는 이론으로서 인공두뇌학 또는 자동제어나 환류를 중시하는 모형으로 사이버네틱스 모형은 불확실성을 통제하며, 결과를 전혀 고려하지 않는다. 전통적, 관습적인 형태의 의사결정 모형으로 비합리적인 의사결정 모형이다.

표 10-1 의사결정 모형

	결정기준	학자	한계	집단모형
합리모형	• 경제적 합리성 • 인간의 전지전능성	SA(B/C)	• 이상적=비현실적 • 인간의 한계	• 공공선택모형 • Allison의 제1모형
만족모형	• 제한된 합리성 • 심리적 만족도	Simon March	• 주관적, 보수적 • 모형의 일반화곤란	• 연합모형, 회사모형 • Allison의 제2모형
점증모형	• 정치적 합리성 • 현재보다 나은 수준	Lindblom Wildavsky	• 보수적, 선진국형 • 개도국적용 곤란	• 쓰레기통모형 • Allison의 제3모형
혼합모형	• 기본적 결정 합리모형 • 부분적 결정–점증모형	Etzioni	혼합에 불과	
최적모형	• 합리모형+초합리성 • 환류	Dror	• 합리모형의 한계답습 • 초합리성의 개념모호	

3 보건정책 결정과정과 집행

정책결정과정은 ① 문제의 인지와 정책목표의 설정, ② 정보의 수집 · 분석, ③ 정책대안의 탐색과 평가, ④ 최적 대안의 선택 과정으로 설명할 수 있다.

정책집행이란 결정된 정책의 내용을 실천하는 과정이다. 정책집행활동은 정책의 성공적인 집행을 위해서 ① 정책지침 개발단계, ② 자원 확보단계, ③ 실현 활동단계, ④ 감독 · 통제단계를 거치게 된다.

4 정책의 성격

일반적으로 모든 정책은 목적지향성, 행동지향성, 변동지향성, 미래지향성 등의 성격을 공통으로 가지며, 특히 공공정책은 이에 공익지향성, 정치 관련성 등의 성격이 추가된다.

1) 목적지향성

정책은 개인 또는 단체가 의도하는 것을 실현시키기 위하여 선택한 행동의 지침이기 때문에 정책주체의 의지를 반영하고, 그 목적의지를 실현시키려는 성격을 지니고 있다. 오늘날 건강은 인간다운 삶을 영위하기 위한 필수적인 기본권으로 간주되고 있으며, 국민건강 보호는 국가의 의무이다. 따라서 보건정책의 목표는 의료의 질 향상을 통해 국민의 건강을 보호 · 증진하는 것이다. 지금까지의 우리나라 보건의료정책은 의료서비스의 접근도를 올리기 위해 의료 인력의 충원, 시설의 확충, 전 국민 건강보험의 실시 등에 우선순위가 주어져 왔으나 앞으로는 의료의 질 향상과 의료비의 안정이 주요 정책과제가 될 것이다.

2) 행동지향성

정책은 실천적 행동을 통하여 정책주체의 목적의지를 실현하려는 노력의 표현이다. 따라서 정책은 현실적으로 동원하고 이용할 수 있는 자원의 한계성내에서 능률적인 행동을 합리적으로 기획하고 실현하는 방안을 모색해야 한다. 보건정책에는 국민건강을 실현할 구체적인 수단과 방법이 내포되어 있어야 한다. 지금까지 보건정책은 의료수요의 양적 확대 및 이의 충족에 중점을 두었다. 향후 다양화 · 고급화된 의료수요의 충족이 주어진 과제로 등장하게 될 것이다. 따라서 의료의 질적 수준 제고와 더불어 의료이용상의 불편을 최소화하는 정책수단이 강구되어야 한다.

21세기 국민건강 욕구 충족을 통해 삶의 질을 향상시키기 위해서 보건의료 공급체계를 국민 수요에 부합하도록 개편하고 보건의료 행정의 중심이 공급자 위주에서 고객우선으로 전환되어야 한다. 결국 21세기는 국민 편의 중심의 효율적인 보건의료 공급체계 구축이 필수적으로 선행되어야 할 것이다.

3) 변동지향성

정책은 불만스럽고 바람직하지 않은 현실 또는 문제시되는 상황을 수정하고 소망스러운 것을 실현시키려는 의지의 표현이다. 정책이 초래하는 변화는 양적인 것만이 아니라 질적인 것을 물론 포함해야 한다. 소득 · 교육 · 의식수준 등의 향상으로 보건정책에 대한 국민들의 의식, 요구, 불만은 변하기 마련이다. 이러한 변화에 능동적으로 보건정책이 변화되어야 한다. 민간건강보험의 도입을 고려한 것도 보건정책이 가지고 있는 변동지향적 또는 변화대응적 성격을 반영한 것이다.

4) 미래지향성

정책은 소망하는 미래상을 실현시키는 의지의 표현이다. 정책이 지향하는 행동이 일어나는 시점은 현재이지만, 정책이 의도하는 변화가 일어나는 시점은 항상 미래이다. 따라서 정책은 미래를 설계하고 구축하는 미래지향성을 지닌다.

5) 공익지향성

정책은 많은 사람들에게 이익과 손해를 주는 것이기 때문에 비록 정도의 차이는 있으나 모든 정책은 여러 사람의 이익을 실현시키려는 성향을 보인다. 정책을 국민들이 권위 있는 것으로 생각하고 규범성과 당위성, 정당성, 강제성, 구속성을 지니게 된 것은 공익이 가지고 있는 공익지향성 때문이다.

6) 정치 관련성

정책은 정치적 관련성 안에서 형성 · 집행 · 평가된다. 즉 정책은 항상 협상과 타협 또는 권력적 작용과 연관되어 있다. 특히 공공정책은 가치 또는 이익을 강제적으로 배분하는 성질, 즉 가치배분 강제성을 지니기 때문에 정치적으로 대단히 민감하다. 또한 공공정책은 모든 사람들에게 이익과 손해를 균등하게 배분하는 것이 아니라 항상 편파적으로 불균등하게 배분하는 성질, 즉 부분이익 선택성(policy selectivity)을 지니기 때문에 정치적으로 매우 복잡한 갈등을 일으킨다.

5 보건정책의 특징

보건정책이라 해서 다른 일반정책과 크게 다를 바 없다. 그러나 보건정책은 보건 분야만이 가지고 있는 독특한 성격으로 인해 보건정책의 수립과 집행과정에서 몇 가지 특징을 지니고 있다.

1) 시장경제원리 적용의 한계

보건 분야는 일반정책과는 달리 시장경제의 원리가 항상 적용되는 것은 아니다. 수요와 공급의 법칙에 의해 의료인력이 과다 공급되면 전체 국민의료비가 절감되어야 하나 현실은 그렇지 못하다. 또한 보건의료인력이 과다 공급된다 하더라도 타 분야로의 전용이 불가능하여 국가적인 낭비를 초래하며, 공급부족 시에도 단기간에 인력을 공급할 수 없는 태생적 한계를 가지고 있다.

2) 국가 경제력과의 밀접한 관련성

국가정책에서 보건정책의 우선순위는 대체로 국가 경제력과 비례한다. 경제개발단계에서 보건정책은 우선순위가 그다지 높지 않다. 보건정책은 경제정책의 부산물 정도로 간주하는 경향이 있다. 따라서 보건정책은 경제발전 후의 과제로 미루어진다. 인간의 삶의 질 향상이 경제발전의 궁극적 목표이고, 양질의 노동력이 경제발전의 근간이라는 사실에도 불구하고 경제자체의 발전이 국가목표로 인식되었다. 경제발전의 상당기간 동안 보건정책에 대한 관심은 뒤로 밀려나 있다.

3) 정책파급효과의 광범위

보건의료서비스는 외부효과를 가지고 있기 때문에 보건정책은 국민 모두에게 지대한 영향을 준다. 보건정책의 대상은 국민 모두를 포함하고 있다고 해도 과언은 아니다. 이처럼 보건정책은 효과의 범위가 광범위할 뿐만 아니라 그 파급기간도 장기에 걸치기 때문에 국가의 적극적인 개입과 간섭이 정당화되고 있다.

4) 형평성 강조

일반정책과는 달리 보건정책은 효율성에 제한을 받는다. 즉 보건정책은 인간생명을 다루어야 하는 위험의 절박성 때문에 효율성보다는 형평성이 강조된다. 보건정책의 수립 시에는 특유의 형평성 문제로 인해 정책수단의 활용에 제한을 받는다.

5) 욕구폭발현상

소득과 의식수준의 향상으로 인해 보건의료서비스에 대한 국민들의 요구가 급속히 증가하고 있다. 또한 이러한 증가에 발맞추어 서비스 수준에 대한 요구도 급속히 변화하고 있다. 이러한 요구에 대한 정책 대처능력이 절실히 필요하고 있다.

6) 구조적 다양성

보건의료부문은 구조적 연결고리가 다양하다. 보건의료부문은 학교교육, 건강보험, 참여주체의 다양성이나 정책 · 재원관계 등을 총체적으로 고려해 보면 우리나라 정책 또는 사회경제부문 중에서 구조적으로 가장 복잡하고 해결하기가 힘들게 서로 얽혀져 있다. 이러한 복잡성과 다양성으로 인해 가치정의가 어렵다. 따라서 보건의료부문에서 다른 논리를 일방적으로 제압할 수 있는 그런 정확한 논리가 개발되지 못하고 있다.

6 보건정책평가

1) 정책평가의 개념

정책평가란 정책이나 사업계획의 집행결과가 의도된 정책목표를 달성하였는가, 정책문제의 해결에 기여하였는가, 어떤 파급효과 내지 부차적 효과를 가져 왔는가 등을 체계적으로 검토 · 판단하는 활동을 말한다.

2) 정책평가의 유형

(1) 평가대상에 따른 분류

① 과정평가(process evaluation)

과정평가는 형성평가(formative evaluation)라고도 하며 집행과정을 평가대상으로 하고 집행계획, 집행절차, 집행활동을 검토하며 정책집행과정에서 제기되는 문제점을 분석하여 보다 바람직한 집행전략이나 집행방법을 모색하기 위하여 행하여지는 평가를 말한다.

② 총괄평가(summative evaluation)

총괄평가는 결과평가(outcome evaluation) 또는 영향평가라고도 하며 정책이 집행된 후 당초에 의도하였던 정책효과가 발생하였는가 여부를 검토 · 확인하기 위한 정책의 영향 · 결과에 대한 평가를 의미한다.

(2) 평가주체에 따른 분류

① 내부평가(inside-evaluation)

② 외부평가(outside-evaluation)

(3) 정책평가의 기준

① 효과성(effectiveness) : 정책목표의 달성도를 의미한다.

② 능률성(efficiency) : 능률성이란 산출 대 투입의 비율을 말한다.

③ 적정성(adequacy) : 정책의 결과가 문제를 어느 정도 해결하였는지를 평가하는 것이다. 즉 문제의 해결정도를 의미하는 것으로 충족성이라고도 한다.

④ 형평성(equity) : 정책의 효과나 편익이 모든 사람에게 공정하고 공평하게 배분되었는지를 평가하는 기준이다.

⑤ 대응성(responsiveness) : 정책대상자의 요구, 기대, 가치 등을 충족시키는 정도를 의미한다. 즉 수혜자의 만족도를 평가하는 기준이 된다.

⑥ 적합성(appropriateness) : 적합성은 정책의 결과가 실제로 유용했는지, 가치가 있는 것인가를 평가하는 기준이다.

7 우리나라 보건정책의 문제점과 방향

1) 문제점

첫째, 국가 수준에서 정책의 기조와 철학이 불확실하고 불투명하다. 정책의 장기 목표가 뚜렷하게 정립되어 있지 않은 것은 물론, 정책결정의 기본적인 이념도 허약하기는 마찬가지이다. 우리나라의 건강보험제도는 장단기적인 발전계획 없이 성장해 왔으며 정책결정자가 바뀔 때마다 발전방향이 변경되는 경향이 있다.

둘째, 정부의 책임회피가 관성화되어 있다. 취약지나 취약계층에 대한 보완적 역할 이외에는 정부의 책임은 없는 것으로 생각하는 경향이 강하다. 따라서 보건의료의 공공성보다는 시장논리가 득세를 하고 있다.

셋째, 정부의 정책역량이 심각한 수준 미달 상태에 있다. 이해 당사자 사이의 갈등이 상시적으로 일어나고 있으나 이를 조정할 지도력이 없고, 정부 내 다른 부처와는 물론이고 한 부처 내에서도 정책을 조율하고 조정할 능력이 현저하게 떨어져 있다. 정책 담당자들의 역량부족과 비효율적인 업무처리도 문제이다.

넷째, 의약분업과 건강보험의 통합과정을 살펴보면 정부의 보건정책이 주로 권위적 관료주의와 사회 공학적 기획에 의해 이루어지고 있다. 지나친 계량적 분석과 공학적 기획은 의료공급자의 존재를 무시하는 보건정책을 수립할 가능성이 높다. 보건정책은 사소한 수정을 통해 쉽게 극복될 수 있는 단순한 정책이 아니며, 보건정책의 여하에 따라 사회통합을 위협할 수도 있기 때문에 관련자의 상호신뢰와 협동의 관계가 먼저 형성되어야 한다.

다섯째, 소비자, 공급자, 정부 모두가 보건정책 특히 의료보장정책에 대해 모두 불만족하고 있다. 소비자는 높은 본인부담금과 잦은 보험료 인상, 낮은 의료서비스 수준 등에 대해 불만이며, 의료공급자는 낮은 수가로 인해 의료기관 경영이 어렵다고 아우성이다. 보험료를 인상하는데 상당한 정치적 부담을 가지고 있고, 보험재정 적자의 끝이 보이지 않고, 의료공급자가 정부의 의도대로 움직여주지 않는 등 정부입장 역시 만족스럽지 못하고 있다.

2) 보건정책 방향

보건의료정책의 추구 이념을 살펴보면 다음과 같다.

① 국민은 양질의 의료서비스를 적시에 경제적으로 편리하게 제공받을 수 있어야 한다.

② 의료인 및 의료기관은 진료와 연구 등 의료관련 행위를 보장받을 수 있어야 한다.

③ 국가는 보건의료자원의 효율적이고 효과적인 활용으로 생산성과 국가 경쟁력을 높일 수 있어야 한다.

이러한 이념을 달성하기 위해서는 노인인구 증가 등 인구구조의 변화, 보건의료수요의 변화, 보건의료재정, 정보화의 진전 등 보건의료환경의 급격한 변화 추세에 적극 대응하는 보건의료정책의 추진이 필요하다. 오늘날 건강은 인간다운 삶을 영위하기 위한 필수적인 기본권으로 간주되고 있으며, 국민건강 보호는 국가의 의무로 당연시 되고 있기 때문에 근본적으로 보건의료정책의 목표는 의료의 질 향상을 통해 국민의 건강을 보호 · 증진하는 것이다.

지난 30년 동안 우리나라의 보건의료정책은 의료서비스의 접근도를 올리기 위해 의료인력의 충원, 시설의 확충, 전국민건강보험의 실시 등에 우선순위가 주어져 왔으나 앞으로의 기본정책 방향은 의료의 질 향상과 의료비의 안정이 될 것이다. 지금까지 보건의료정책은 의료수요의 양적 확대 및 이의 충족에 중점이 있었으나 향후 다양화 · 고급화된 의료수요의 충족이 과제로 주어질 전망이다. 따라서 의료의 질적 수준 제고와 더불어 의료이용상의 불편을 최소화하는 방향으로 정책이 구체화되어야 할 것이다.

우리나라의 보건의료정책의 개선방향은 다음과 같다.

① 의료의 철의 삼각해결(접근도, 비용절감, 의료의 질) 문제이다.

② 이익집단의 영향을 배제하여야 한다.

③ 정책의제 형성과정 다양화 · 공개화하여야 한다.

④ 정책집행의 일관성 유지이다.

⑤ 정책평가도구의 객관성 · 도구 확립한다.

⑥ 치료에서 예방 위주 정책으로 전환한다.

⑦ 보건의료산업의 경쟁력을 강화한다.

제4부

4

보건사업 및 보건사업평가

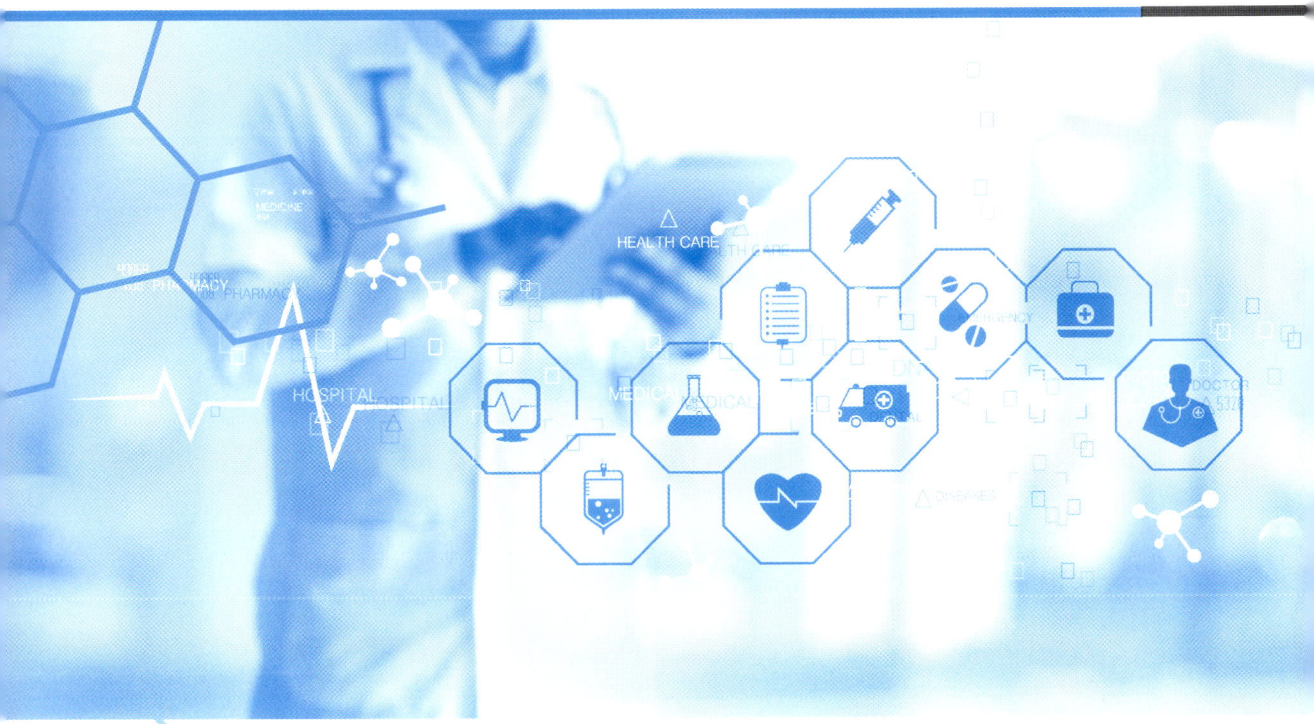

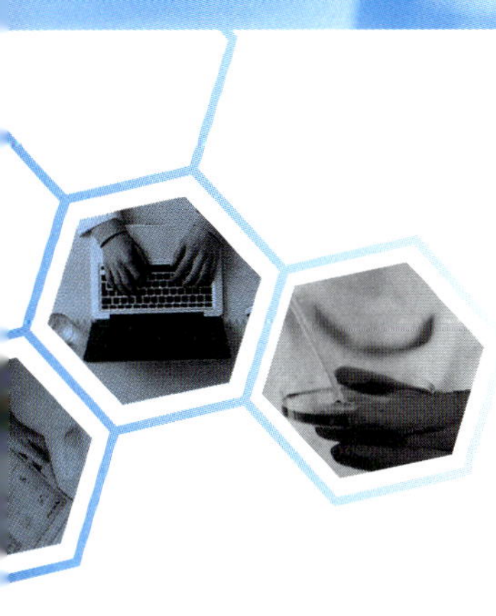

제11장

보건사업 및 보건사업평가

학습목표

주요 보건사업인 모자보건사업, 보건교육사업, 건강증진사업의 목적과 기본원칙, 방법을 이해하고 보건사업의 평가방법에 대하여 학습한다.

1. 모자보건사업의 의의, 내용을 파악하고, 관련지표를 이해한다.
2. 보건교육사업의 의의, 내용, 방법, 평가방법을 이해한다.
3. 건강증진사업의 개념, 국민건강증진 종합계획, 국민겅강기금에 대해 파악하고 건강증진의 국제적 흐름을 이해한다.
4. 보건사업평가의 목적과 방법론을 숙지한다.

1 모자보건사업

1) 모자보건사업의 의의

모자보건사업은 모성과 영유아에게 전문적인 보건의료서비스 및 그와 관련된 정보를 제공하고, 모성의 생식건강(生殖健康) 관리와 임신 · 출산 · 양육 지원을 통하여 이들이 신체적 · 정신적 · 사회적으로 건강을 유지할 수 있도록 하는 사업이다(모자보건법, 법률 제17007호).

(1) 모자보건의 중요성

① 대상

협의의 모자보건사업 대상은 임신, 분만, 수유기 여성과 영아이며, 광의로는 가임기 여성(19~49세)과 영유아를 말한다.

② 모자보건의 중요성

임산부와 영유아는 질병 이환 가능성이 높으며, 대상인구는 전체 국민의 60~70%을 차지하고 있다. 미래 사회를 이끌어갈 영유아의 건강은 사회발전의 필수요건이며, 이 시기는 사업효과와 예방 가능성이 높고 포괄적인 보건사업 도입이 가능하다. 또한 이 시기의 건강은 평생에 걸친 건강을 좌우하며, 다음 세대 보건에 영향을 주기 때문에 중요성이 크다.

③ 목적

모자보건사업의 목적은 모성의 생명을 보호하고 건강을 보호하고 건전한 자녀의 출산과 양육을 도모함으로써 국민보건향상에 이바지하는 것이며 모자보건사업은 임산부 또는 영유아에게 전문적인 의료봉사를 함으로써 신체적 · 정신적 건강을 유지하게 하는 사업이다.

④ 모자보건 주요 용어[1]

㉠ 신생아 : 출생 후 28일 이내의 영유아

㉡ 영유아 : 출생 후 6년 미만인 사람

㉢ 임산부 : 임신 중이거나 분만 후 6월 미만인 여성

㉣ 미숙아 : 임신 37주 미만의 출생아 또는 출생시 체중이 2.5kg 미만인 영유아[2]

2) 모자보건사업의 내용

(1) 표준모자보건수첩 제공

① 지원근거

모자보건법 제3조(국가와 지방자치단체의 책임) 및 제9조(모자보건수첩의 발급)에 의거하여 특별자치시장 · 특별자치도지사 또는 시장 · 군수 · 구청장은 신고된 임산부 또는 영유아에 대하여 모자보건수첩을 발급한다.

1 모자보건법 제2조

2 모자보건법 시행령 제1조의2

② 목적

표준모자보건수첩 보급으로 임신부터 영유아기까지의 각종 검사 및 건강관리 안내, 예방접종, 검진(검사) 등 의무기록 유지, 양육에 대한 필수 · 객관적 정보 제공으로 모성과 영유아의 건강증진 도모를 목적으로 한다.

③ 내용

㉠ 아기수첩(대분류)
  ⓐ 성장발달정보와 기록
  ⓑ 예방접종정보와 기록
  ⓒ 육아정보
  ⓓ 정부지원 사업 안내

㉡ 임산부수첩(대분류)
  ⓐ 임산부 기본정보와 기록
  ⓑ 임신 시기별 정보(초기, 쌍둥이임신, 중기, 말기 등)
  ⓒ 출산 이후 정보
  ⓓ 정부지원 사업 안내

(2) 임신 · 출산 · 육아 종합정보제공(아이사랑)

① 필요성

임신 · 출산 · 육아관련 종합정보 및 신뢰성 있는 상담서비스 제공으로 가임기 여성의 건강한 출산과 양육에 도움을 주고, 출산 친화적 사회분위기 조성으로 출산율 안성에 기여한다.

② 사업내용

㉠ 임신 · 출산 · 육아 등 종합정보제공(www.childcare.go.kr, 1644-7373)
  * '15년부터 아이사랑 사이트(www.childcare.go.kr)로 통합개설
㉡ 가임기 여성 특성에 맞게 동영상 · 웹툰 등 다양한 방식의 정보콘텐츠 개발 · 제공

㉢ 분야별 전문가에 의한 24시간 온라인 상담 및 상담원의 상담전화 활성화를 통한 임신출산육아 정보 접근성 제고

㉣ 여성장애인, 국제결혼이주여성, 다문화가족 등 정보 소외계층 대상 특성화 콘텐츠 개발 및 보급

㉤ 온 · 오프라인 정보 연계를 통한 사이트 내 임신 · 출산 · 육아 콘텐츠 활성화

㉥ 모유수유지원

ⓐ 수유시설 검색 사이트 운영을 통해 이용자 접근성 강화 및 수유 편의 증진

ⓑ 수유시설 실태조사를 통한 안전한 수유 환경 조성

ⓒ 모유수유 담당자 교육 및 강사파견을 통해 역량 강화 및 모유수유 인식 제고

③ 출산 친화적 환경조성

㉠ 임산부의 날(10월 10일)[3] 행사

임신과 출산의 중요성 재인식 및 임신 · 출산 친화적 환경조성을 위한 개인 및 사회의 적극적인 참여 분위기를 확산하기 위해 노력하고 있다.

㉡ 임산부 배려 캠페인

초기 임산부들은 유산의 위험, 입덧과 구토, 과다한 피로감 등 신체적 · 정신적 어려움을 겪음에도 외견상 표시가 나지 않고 사회적 인식도 부족하여 공공장소나 교통수단을 이용할 때 충분한 배려를 받지 못하고 있다. 임산부 배려 엠블럼을 활용하여 임산부배려 의식 제고를 위해 노력하고 있다. 지방자치단체별로 다양한 자체 추진방안을 적극 마련하여 추진 중에 있으며, 임산부임을 나타내는 상징 디자인을 소지물품이나 공공장소 안내문 등으로 다양하게 제작 · 보급하여 초기 임산부들이 공공장소에서 배려 받을 수 있는 사회 분위기를 조성 · 확산하고 있다.

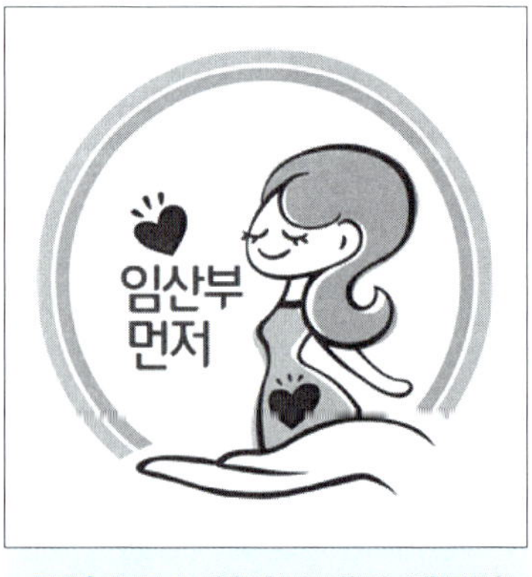

그림 11-1 임산부 배려 엠블럼

ⓐ 임산부 배려 엠블럼

• 의미 : '임산부 먼저'라는 문자와 임산부 배

3 모자보건법 개정('05.12.7) : 10월 10일을 임산부의 날로 제정

려를 뜻하는 '배려의 손과 원'을 결합하여, 강한 주목성을 나타냄으로 캠페인의 목적과 사회적 행동을 동시에 강조하고, 아이와 엄마의 사랑, 가족과 사회의 사랑을 나타내기 위해 분홍을 주조색으로 사용하였다.

④ 위기임신 상담 제도

㉠ 위기임신 전문상담센터(한국마더세이프)

ⓐ 임신 · 모유수유 중 감기약 등 약물복용 시 부작용 여부 및 안전한 약물사용에 대한 온 · 오프라인 무료 전문상담 제공한다.

ⓑ 안전한 피임방법, 사후피임약의 올바른 복용법, 임신 · 출산 건강관리 안내 및 무료 전문상담을 제공한다.

- 서울 중앙센터를 중심으로 대전, 대구, 광주, 부산, 울산 거점협력병원을 통한 중앙 · 지역 근접거리 상담 실시
- 상담전화 : ☎ 1588-7309, 사이트 : www.mothersafe.or.kr

ⓒ 의사 · 간호사 · 약사 등 대상 약물상담전문가교육, 임산부 대상 마더세이프 교육 제공

㉡ 위기임신 상담(☎ 129, 보건복지콜센터)

ⓐ 24시간 위기임신, 인공임신중절 상담제공 및 전문상담기관 연계

ⓑ 미혼모 시설 등 유관기관 및 출산 · 자녀 양육 정보 등을 제공하고 임신갈등 상담 서비스 연계

⑤ 산후조리원 감염 및 안전관리

산후조리원은 임산부 및 영유아의 집단관리로 감염위험에 쉽게 노출되고 있으며, 화재 등 사고발생시 대피에 취약해 감염 및 안전관리를 통해 안전하고 건강한 산후조리를 지원한다.

(3) 청소년산모 임신 · 출산 의료비 지원사업

청소년산모 특성상 사회적 노출 기피, 부모와의 관계단절 등으로 산전관리가 미흡한 실정이다. 산전관리가 취약한 청소년산모 대상으로 임신 · 출산 의료비를 지원함으로써 청소

년 산모와 태아의 건강증진을 지원하는 사업이다.

(4) 난임부부 시술비 지원사업

저출산 · 고령사회기본법 제10조(경제적 부담의 경감)와 모자보건법 제11조(난임극복 지원사업)에 근거하여 체외수정시술 및 인공수정시술 등 보조생식술을 받는 난임부부에게 건강보험 본인부담 및 비급여 일부를 보충적으로 지원하여 경제적 부담을 경감시킴으로써 난임부부가 희망하는 자녀를 갖도록 지원하고 있다.

(5) 영유아 사전예방적 건강관리

신생아의 선천성 장애 조기검진과 미숙아 등의 의료비 지원을 통한 장애 발생 예방 및 건강한 성장 발달을 도모하기 위해 도입되었다. 미숙아 및 선천성이상아 의료비 지원, 선천성 대사이상 검사 지원 및 환아관리, 선천성 난청검사 및 보청기 지원, 취학전 아동 실명예방사업(영유아 눈건강 이상 환아 관리 사업, 영유아 눈건강 홍보 및 상담 사업)을 실시하고 있다.

(6) 고위험 임산부 의료비 지원사업

고위험 임신의 적정 치료 · 관리에 필요한 진료비를 지원하여 경제적 부담 경감을 통한 건강한 출산과 모자건강을 보장하는 사업이다. 고위험 임산부의 적정 치료 · 관리에 따른 경제적 부담을 덜어줄 수 있도록 예산지원의 우선순위가 높은 19대 고위험 임신질환* 중심으로 지원하고 있다.

- 일반적인 임신 출산에 비해 추가로 소요되는 비급여 진료비 위주로 지원

  * **19대 고위험 임신질환** : 조기진통, 분만관련 출혈, 중증 임신중독증, 양막의 조기파열, 태반조기박리, 전치태반, 절박유산, 양수과다증, 양수과소증, 분만전 출혈, 자궁경부무력증, 고혈압, 다태임신, 당뇨병, 대사장애를 동반한 임신과다구토, 신질환, 심부전, 자궁 내 성장 제한, 자궁 및 자궁의 부속기 질환

(7) 저소득층 기저귀 · 조제분유 지원사업

저소득층 영아(0~24개월) 가정의 육아 필수재인 기저귀와 조제분유 지원을 통해 경제적 부담을 덜어주고, 아이 낳기 좋은 환경을 조성하기 위한 사업이다.

3) 우리나라 모자보건 관련 통계

(1) 모성사망

① 임신 또는 임신관련으로 인하여 임신 또는 분만 후 발생하는 산모 사망을 말한다.

② 모성사망률

2018년 우리나라 모성사망비는 11.3명으로 OECD 평균 7.8명 보다 높은 수준이었고 OECD 35개국 중 여섯 번째로 높았다.[4]

$$\text{모성사망률} = \frac{\text{임신, 분만, 산욕기 모성사망수}}{\text{연간 가임여성수}} \times 100{,}000$$

③ 사망빈도는 산욕기 > 분만 > 산전이다.

(2) 우리나라 모성사망 주요 원인[5]

① 우리나라 모성사망(2018년)

모성사망 중 직접 산과적 사망이 전체 모성사망의 62.2%, 간접 산과적 사망(임신의 생리적 영향에 의해 악화된 질병으로 인한 사망)은 37.8%였다. 직접 산과적 사망의 원인은 산과적 색전증 포함한 산후기 합병증으로 인한 사망이 가장 많았고(21.6%), 자궁무력증, 분만 후 출혈을 포함한 진통 및 분만의 합병증(18.9%), 부종, 단백뇨 및 고혈압성 장애(8.1%) 순이었다.

② 자간증[6]

㉠ 혈압이 정상이던 여성이 임신 20주 이후에 고혈압(수축기 혈압이 140mmHg 이상 또는 확장기 혈압이 90mmHg 이상)을 보이면서 단백뇨가 배출되는 경우를 전자간증(자간전증, 임신중독증)이라고 한다. 심한 경우 핍뇨, 대뇌 장애, 시력 장애, 폐부종, 상복부 통증, 간 기능 장애, 혈소판 감소증, 태아 발육 지연 등이 동반될 수 있다. 이러한 전자간증 산모가 임신 기간이나 분만 전후에 전신의 경련 발작이나 의식

4 OECD. OECD.Stat, Health Stauts Data. 2019
5 통계청. 2018년 영아사망 · 모성사망 · 출생전후기사망 통계. 2019
6 서울아산병원 질환백과(http://www.amc.seoul.kr/asan/healthinfo/disease)

불명을 일으키는 것을 자간증이라고 한다.

ⓛ 전자간증(임신중독증) 증상은 고혈압, 부종, 단백뇨, 체중 증가 등이 있으며, 자간증으로 진행될수록 두통, 상복부 통증, 시력 장애, 경련 등이 나타날 수 있다.

표 11-1 모성사망자수 및 모성사망비 추이, 2015-2018 (단위 : 명, 출생아 10만명당, %)

연도		모성사망자수	모성사망비	출생아수
2015		38	8.7	438,420
2016		34	8.4	406,243
2017		28	7.8	357,771
2018		37	11.3	326,822
17년대비	증 감	9	3.5	-30,949
	증감률	32.1	44.7	-8.7

표 11-2 사망원인별 모성사망자 수 및 구성비(2018) (단위: 명, %, 출생아 10만명당)

	사망자수	구성비
전 체	37	100.0
직접 산과적 원인	23	62.2
• 주로 산후기에 관련된 합병증	8	21.6
• 진통 및 분만의 합병증	7	18.9
• 임신, 출산 및 산후기의 부종, 단백뇨 및 고혈압성 장애	3	8.1
• 태아와 양막강 및 가능한 분만 문제와 관련된 산모관리	2	5.4
• 유산된 임신	1	2.7
• 주로 임신과 관련된 기타 모성 장애	1	2.7
• 달리 분류되지 않은 기타 산과적 병태(직접 산과적 원인)	1	2.7
간접 산과적 원인	14	37.8

(3) 영유아 관련 통계

① 출생아수, 조출생률 및 합계출산율

2019년 우리나라 출생아 수는 30만 2천 7백 명이었고, 조(粗)출생률은 5.9명, 일반출산율은 약 25명, 합계출산율은 0.92명으로 전년대비 모두 감소하였다.

㉠ 조출생률(보통출생률)

특정인구집단의 출산수준을 나타내는 기본적인 지표(가족계획 성과 지표)이다. 1년간의 총 출생아 수를 해당 연도의 연앙인구(7월 1일 기준)로 나눈 수치에 1,000을 곱해 인구 천 명당 조출생률로 사용한다.

$$\text{조출생률} = \frac{\text{1년간 총 출생아수}}{\text{당해 연도 인구}} \times 1{,}000$$

㉡ 일반출산율(일반출생률)

특정 1년간의 총출생아수를 당해 연도의 가임 여자인구(15~49세 여자인구)로 나눈 수치로 보통출산율을 의미한다.

$$\text{일반출산율} = \frac{\text{1년간 총 출생아수}}{\text{당해 연도 15~49세 여자인구}} \times 1{,}000$$

㉢ 합계출산율

한 여자가 가임 기간(15~49세) 동안 낳을 것으로 예상되는 평균 출생아 수를 나타내며, 특히 출산력 수준비교를 위해 대표적으로 활용되는 지표이다.

표 11-3 출생아 수, 조출생률 및 합계출산율, 2010-2019

(단위 : 천 명, %, 명, 인구 1천 명당 명, 가임 여자 1명당 명)

	2010	2011	2012	2013	2014	2015	2016	2017	2018	2019
출생아 수	470.2	471.3	484.6	436.5	435.4	438.4	406.2	357.8	326.8	302.7
조출생률	9.4	9.4	9.6	8.6	8.6	8.6	7.9	7.0	6.4	5.9
일반출산율*	35.2	35.7	37.0	33.6	33.7	34.3	32.0	28.6	26.5	25.0
합계출산율	1.23	1.24	1.30	1.19	1.21	1.24	1.17	1.05	0.98	0.92

[출처 : 통계청, 2019년 출생통계, 통계청 보도자료, 2020] *제공자료 이용 계산

② OECD 회원국 합계출산율

2018년 OECD 회원국의 평균 합계출산율은 1.63명 이었으며, 이스라엘 3.09명으로 가장 높았고, 우리나라는 회원국 중 가장 낮은 0.98명이었다.

③ 영아사망률

$$\text{영아사망률} = \frac{\text{연간 영아사망수}}{\text{연간 출생아수}} \times 1,000$$

④ 주산기 사망률

$$\text{주산기 사망률} = \frac{(\text{임신28주 이후 사산아} + \text{출생1주 이내 사망아})}{\text{연간출생아수}} \times 1,000$$

표 11-4 OECD 회원국 합계출산율, 2018년 (단위 : 가임 여자 1명당)

국가	합계출산율	국가	합계출산율	국가	합계출산율
이스라엘	3.09	영국	1.68	헝가리	1.49
멕시코	2.13	에스토니아	1.67	오스트리아	1.48
터키	1.99	칠레	1.65	폴란드	1.44
프랑스	1.84	리투아니아	1.63	일본	1.42
콜럼비아	1.81	벨기에	1.61	핀란드	1.41
아일랜드	1.75	슬로베니아	1.61	포르투갈	1.41
스웨덴	1.75	라트비아	1.60	룩셈부르크	1.38
호주	1.74	네덜란드	1.59	그리스	1.35
뉴질랜드	1.74	독일	1.57	이탈리아	1.29
덴마크	1.73	노르웨이	1.56	스페인	1.26
미국	1.73	슬로바키아	1.54	한국	0.98
체코	1.71	스위스	1.52	('19년)	(0.92)
아이슬란드	1.71	캐나다	1.50		
OECD 평균 1.63					

출처 : OECD, Family Database, 2018

(4) 기타 모자보건 지표

① 총 재생산율

여성 한명이 일생 동안 여아를 총 몇 명 낳는가를 나타내는 지표이다.

② 재생산율

여성 한명이 일생 동안 여아를 평균 몇 명 낳는가를 나타내는 지표이다.

③ 순재생산율

㉠ 일생 동안 낳은 여아의 수 가운데 출산가능연령에 도달한 생존여자의 수만을 나타낸 지표(여아 생존율을 감안한 재생산율이 순재생산율)이다.

㉡ 순재생산율이 1이면 대체출산력 수준(1.0 이상→인구 증가, 1.0 이하→인구 감소)이다.

- 총 재생산율 = 합계출산율 × 여아출생구성비
- 순 재생산율 = 총 재생산율 × 출생여아의 생존율

④ α-index

$$\alpha\text{-index} = \frac{\text{영아사망}}{\text{신생아사망}} \quad \text{(1.0에 가까울수록 선진국형)}$$

2 보건교육사업

1) 보건교육의 의의

(1) 보건교육의 개념

보건교육이란 인간이 건강을 유지, 증진하고 질병을 예방하는데 필요한 지식, 태도, 행태 등을 바람직한 방향으로 변화시키는 것이다. 보건교육대상은 ① 개인, 가정 보건교육, ② 학교보건교육(가장 능률적), ③ 지역사회 보건교육, ④ 전문적 보건교육이다. 보건교육가의 자질은 ① 좋은 대인관계 성립, ② 분명한 의사소통, ③ 참여소상, ④ 참여촉진, ⑤ 평가참여, ⑥ 편견배제를 들 수 있다.

(2) 보건교육의 중요성

건강증진, 질병예방, 조기진단, 재활 등은 교육 중심의 단계로써 예방사업을 주축으로 하고 있고 예방사업의 주요 수단이 보건교육임을 점차 인식하고, 교육을 통하여 얻어진 결과는 지시나 명령으로 얻어진 결과에 비해 영구적이다. 우리나라 보건요구도 조사에 의하면 건강에 대한 지식의 결여로 발생한 보건문제는 40%이다.

(3) 보건교육의 일반적 원리

① 보건교육은 모든 연령층을 대상으로 한다.
② 보건교육은 개인이나 집단의 건강에 관한 지식, 태도, 행위를 바람직한 방향으로 변화시키는데 목적이 있다.
③ 보건교육은 형제, 동료, 친구 사이에서도 이루어진다.
④ 보건교육은 실제 경험과 비슷한 학습 환경에서 이루어질 때 그 효과가 크다.
⑤ 보건교육은 그 지역사회에 위치하고 있는 학교, 지역사회, 가정 간의 접촉수단이 되어야 한다.
⑥ 보건교육을 세우려면 명확한 목표 설정이 있어야 한다.
⑦ 보건교육은 다른 분야와의 협조적인 노력이 있어야 한다.
⑧ 보건교육 계획 시 그 지역사회 주민의 일상생활의 전반적 사항을 반드시 알고 있어야 한다.
⑨ 보건교육은 양과 질을 측정할 수 있는 평가지표의 준비가 필요하다.
⑩ 보건교육은 주민의 요구 또는 흥미에 따라 실시해야 효과적이다.
⑪ 보건교육은 연령, 교육수준, 경제 수준에 맞게 실시해야 한다.
⑫ 보건교육은 일상생활에서 응용될 수 있도록 하며, 인간의 신체적, 정신적, 사회적 측면의 조화를 고려하여 실시한다.
⑬ 보건교육사업에 대상자가 자발적으로 참여토록 한다.

(4) 보건교육 목적(WHO)

WHO의 건강 의미를 구현하기 위해 스스로 할 일을 수행할 수 있는 능력을 돕는 것으로 건강한 생활은 지역사회의 가장 귀중한 재산인식으로, 보건사업 발전을 이룩하도록 하며, 이를 활용하도록 하는 데 있다. 특히 보건사업을 발전시키고 활용하는 데 있다.

(5) 건강증진시대의 보건교육의 역할(WHO)

1차 보건의료의 원리와 전략과 조화되는 새로운 보건교육정책을 개발하며, 교육목적을 달성할 수 있는 기술을 가진 인간자원을 개발하고, 개인 및 지역사회의 참여와 자립을 증진시킬 수 있는 교육기술을 개발하고, 타 부문과 협력적 접근방법을 강화하고, 적절한 기술로 보건교육의 노력을 조정하며, 보건교육의 더 많은 모니터링과 평가한다.

① 건강증진을 위한 보건교육의 목적

㉠ 모든 사람들이 건강 및 건강증진에 관한 기본 지식을 갖게 한다.

㉡ 모든 사람들로 하여금 건강하고 싶다는 태도를 가지게 한다.

㉢ 사람들이 건강증진을 현실화 할 수 있는 방법을 알 수 있게 한다.

㉣ 모든 사람들이 자신들의 건강을 증진 유지하기 위하여 개인적으로 또는 집단적으로 행할 수 있는 것들을 실천하게 한다.

㉤ 누구나 건강과 관련하여 도움이 필요할 때 올바르게 도움을 구할 수 있는 능력을 가지게 한다.

② 건강증진을 위한 보건교육의 내용 및 접근방법

㉠ 질병중심에서 건강중심으로 변화되어야 한다.

㉡ 모형을 바꾸어야 한다.

㉢ 일반인을 주체로 하여야 한다.

㉣ 지원하는 보건교육이 되어야 한다.

(6) 보건교육 목표설정

① 보건교육사업시 목적설정 이유

㉠ 보건교육사업을 집행하기 위한 계획을 세울 수 있다.

㉡ 사업의 평가를 위한 기준을 제시할 수 있다.

② 목표설정을 위해 고려해야 할 기준

㉠ **측정가능성** : 목표는 구체적으로 측정가능한 진술로 되어야 한다. 즉 보건교육사업의 효과를 측정할 수 있는 것이어야 한다.

㉡ **실현가능성** : 목표는 현실적으로 가능해야 한다. 질병의 완전박멸과 같은 목표는 의미 없고 비현실적이다.

㉢ 목표는 비용의 접근성, 재원조달의 가능성을 고려해야 한다.

㉣ 목표는 개인, 조직, 사회변화 측면에서 행위결과를 나타내는 것이어야 한다.

ⓜ 건강생활의 실천이 최종목표이므로 행동변화 목표이어야 한다.
ⓑ 목표는 목표에 의해 영향 받는 대상자와 관련되어야 한다.
ⓢ **상위체계와의 관련성** : 변화하고자 하는 목적과 관련을 가지고 있어야 한다.
ⓞ **관찰가능성** : 보건교육 그 자체가 눈으로 명확히 알 수 있어야 한다.
ⓙ **논리성** : 보건교육을 진행시키는 이치를 볼 때 논리적이어야 가능하다.

(7) 보건교육방법의 선정기준

① 고려사항
ⓖ 대상자가 수행할 수 있는 기회를 주어야 한다.
ⓝ 대상자 스스로 만족할 수 있는 활동이어야 한다.
ⓓ 대상자의 능력, 과거의 경험과 적절하게 조화되어야 한다.
ⓡ 폭넓게 사고해서 보건교육방법을 선택한다.
ⓜ 한 가지 방법으로 여러 가지 결과를 가져올 수 있는 방법을 선택한다.

② 교육방법
ⓖ 대상자의 행동이 잘 나타날 수 있는 방법으로 한다.
ⓝ 여러 행동을 동시에 하는 것을 격려한다.
ⓓ 대상자의 능력을 고려하여 대상자 모두에게 적용이 가능한 방법을 선택한다.
ⓡ 대상자의 다양한 흥미와 학습양상의 차이를 포괄적으로 고려한다.
ⓜ 다른 시간이나 다른 장소에서 다른 생각이 잘 나타날 수 있는 방법을 택한다.

2) 보건교육의 내용

(1) 보건교육시 일반적인 고려사항

① 교육대상자 입장에서 계획하여야 하며, 주민들의 참여가 필수적이다.
② 보건교육 중 학교보건은 가장 능률적이며 효과적이다.
③ 전문용어는 최대한 지양한다.
④ 보건교육시 해당지역에서 이용할 수 있는 자원을 조사한다.
⑤ 보건교육은 전체 보건사업계획의 일부로서 함께 계획한다.

⑥ 보건에 대한 지식, 태도 및 행동변화를 유도한다.
⑦ 보건교육 평가는 반드시 시행하며 사업 전 · 중 · 후로 실시한다.
⑧ 보건교육 계획시 교육대상자를 참여시키고, 대상자에게 적합한 교육방법을 선택한다.

(2) 보건교육 사전준비와 유의사항

① 보건교육 실시를 위한 사전준비를 한다.
㉠ 교육대상자의 특성과 요구도 등을 완전히 파악한다.
㉡ 교육이 이루어지는 장소에 관하여 사전조사를 실시한다.
㉢ 교육방법을 선정한다.
㉣ 교육내용의 순서를 결정한다.
㉤ 교육시간을 엄수한다.

② 보건교육 실시 유의사항
㉠ 교육대상자의 주의를 집중시킨다.
㉡ 대상자의 이해와 수용능력은 제한적이라는 것을 인식한다.
㉢ 교육방법을 다양하게 활용하여 실생활에 도움이 되도록 한다.
㉣ 대상자의 의욕과 사기를 북돋아 준다.
㉤ 배우면 유익하다는 확신을 갖도록 가르친다.
㉥ 만족을 느낄 수 있도록 한다.

3) 보건교육방법

(1) 보건교육 시 고려사항

① 교육대상자 수

교육대상자 수는 교육방법 선정에 크게 영향을 준다. 100명 이상을 대상으로 한다면 강의방식이 가장 일반적이다. 10명, 15명, 20명 정도의 소수인 경우에는 그룹토의, 시범, 역할극 등의 다양한 방법을 선택할 수 있으므로 우선 보건교육에 참여하는 대상자의 수를 파악해야 한다.

② 학습목표의 난이도

단순한 지식의 이해인지, 대상자들의 태도변화를 유도하는 것인지 등 달성하고자 하는 학습목표의 수준에 따라 교육방법을 선정한다.

③ 교육에 참여한 대상자들의 교육정도

대상자의 교육수준 정도에 따라 교육방법이 채택되어야 한다.

④ 교육실시 장소 및 시설

보건교육이 이루어지는 장소의 크기나 장비, 시설 등을 알아야 적용 가능한 교육방법을 알 수 있다.

(2) 보건교육방법 종류

① 의사소통 방식

㉠ 일방식 교육 : 강의, TV, 라디오, 인쇄물 등은 비효과적이다.

㉡ 왕래식 교육 : 면접, 토론, 부녀회, 강습회 등은 효과적이다.

② 교육대상자 수

㉠ 개별접촉교육

가정방문, 전화면담, 우편면담 등의 면담을 통한 개인적 접촉방법이다. 노인층이나 저소득층에 적합한 방법으로 가장 효과가 크지만 많은 인원과 시간이 소요된다.

㉡ 집단접촉교육 : 비교적 적은 경비로 다수 행동변화를 유도 가능하다.

㉢ 대중접촉교육 : 다수에게 적합한 교육방법이다.

ⓐ 대중매체교육(mass media) : 영화, TV, 슬라이드, 포스터, 인쇄물, 전단, 신문기사, 회람, 방송, 전시, 포스터, OHP(두상투영기) 등이다.

ⓑ 대중 교육과 급성감염병 유행 시에 가장 좋은 방법 : TV, 라디오 등이다.

4) 보건교육 평가

(1) 평가의 의의

① 보건교육의 평가는 활동의 양보다 교육활동 자체가 대상자들에게 적합한 것이었는지 또 얼마나 영향을 미치고 있으며, 보건에 관한 지식이나 태도에 어느 정도의 변화를 가져오고 있는지를 측정하는 것이다.
② 국민의 보건교육의 성과에 관한 평가를 할 때에는 세부계획 및 그 추진실적에 기초하여 평가하도록 하고 있다.
③ 평가의 목적 또는 목표, 방법, 시기와 기준은 사업을 기획할 때 세워야 하고, 평가는 사업의 끝에서만 실시하는 것이 아니고, 사업의 처음과 진행 중에 수시로 행하는 것이다.

(2) 평가의 목적

① 설정된 학습목표의 도달 유무를 진단하기 위함이다.
② 학습효과를 증진시키는데 영향요인이 무엇인지를 알아내기 위함이다.
③ 교육자가 자신의 교육방법이나 교육기교가 학습자들의 학습목표 도달에 적절한지를 알아내기 위함이다.
④ 교육과정 및 내용의 타당도를 알아보기 위함이다.
⑤ 교육대상자들에게 자신들의 노력의 결과를 알려주기 위함이다.
⑥ 교육평가는 학습자의 교육요구를 알아보기 위함이다.

(3) 평가의 대상

① 교육을 받는 학습자를 평가한다.
② 교육을 실시한 교육자를 평가한다. 교육자의 교육방법, 교육기교, 학습에 활용한 자료, 교육내용 등이 어떻게 학습에 영향을 미쳤는지 확인하는 것이다.
③ 교육과정을 평가한다. 계획자체가 올바르게 되었는지 효율성이 고려된 계획인지를 평가하는 것이다.
④ 학습환경을 평가한다. 학습환경이 얼마나 학습에 영향을 미쳤는지 알아보기 위한 것이다.

(4) 평가의 원리

① 평가는 명확한 목적 아래에서 시행될 수 있다.
② 평가는 계획에 관련한 사람, 사업에 참여한 사람, 평가에 의하여 영향을 받게 될 사람들에 의하여 행하여진다.

③ 평가는 계속해 행하여져야 한다.
④ 평가는 측정하는 기준이 명시되어야 한다.
⑤ 평가는 그 결과들이 사업의 진보와 성장을 위하여 늘 피드백되어야 한다.
⑥ 평가는 될 수 있는 한 객관적이어야 한다.
⑦ 평가는 장점과 단점을 파악할 수 있어야 한다.
⑧ 평가의 방법과 결과보고서는 누구든지 알 수 있게 쉽게 사용되도록 마련되어야 한다.

(5) 평가의 유형

① 진단평가

교육이 시작되기 전에 교육 대상자들의 교육에 대한 이해를 사전에 측정할 목적으로 시도되기도 하며 또 교육계획 수립 시에 무엇을 교육할 것인가를 알아보기 위한 목적으로도 활용된다.

② 형성평가

교육이 진행되는 동안 학습자에게 형성된 교육의 결과를 알려주고 학습 영향 요인들을 찾아서 개선함으로써 설정된 목표에 쉽게 도달할 수 있도록 실시하는 평가이다.

③ 종합평가

일정한 학습이 끝난 후 교육 목표 달성 여부를 확인하는 것이며 형성평가와 차이는 목적, 시간, 평가에 사용되는 문장, 문제의 성격, 배점의 기준 등이 다르다고 할 수 있다. 그 외 가격, 제작비용, 운용비, 기타 필요한 경비 등의 비용평가, 교육 내용을 선정한 후 전문가들에 의하여 검토되어야 하며, 안이 작성된 후 내용이 교육목적에 부합하는가를 평가하는 내용평가, 효과평가 등이 있다.

표 11-5 진단평가, 형성평가, 종합평가의 비교

평가유형 구분	진단평가	형성평가	종합평가
평가시기	교육 전, 수입도중	교육 중	교육 후
목 적	① 학습전 학습자의 지식, 흥미, 능력평가 ② 교수방법 대안 마련	① 학습자의 목표도달 ② 학습의 곤란점 규명 ③ 교수 전략의 개선	① 학업 성적 판정 ② 예언타당도 규명 ③ 자격부여

평가의 주요관점	학습자의 지식, 태도, 기술, 신체적, 정신적 환경요인 확인	지식, 태도, 기술	일반적으로 지식, 일부는 태도, 기술
평가도구	사전에 준비된 평가도구, 관찰, 체크리스트	교사가 제작한 학습목표에 따른 평가도구	종합평가 도구
평가기준	목표지향 평가 및 기준지향 평가	목표지향 평가	보통 목표지향 평가이나 필요시 기준지향 평가

(6) 평가에 사용되는 방법

① 관찰

② 면접과 회합

③ 질문지

④ 기록과 보고

⑤ 조사

⑥ 사진

⑦ 보건 검사와 감정표

⑧ 문제 토의

⑨ 능력있는 관찰자의 의견

⑩ 통계자료

3 건강증진사업

1) 건강증진사업의 내용

(1) 건강승진사업의 주요 개념

① 건강증진사업의 정의

국민건강증진사업은 보건교육, 질병예방, 영양개선 및 건강생활의 실천 등을 통하여 국민의 건강을 증진시키는 사업이다.

② 건강증진과 보건교육

보건교육은 사람들에게 필요한 정보를 제공하고 외적인 힘에 의해서보다 자신을 유의하게 통제할 수 있도록 건강한 자존심을 기르고, 기술을 개발하도록 사람들을 돕는다. 건강증진의 주요원리는 건강권 관리에 있으며, 보건교육을 통해 예방 서비스를 공급하고 건강보호 환경을 제공하여 개인의 건강권 관리에 기여할 수 있다.

(2) 건강증진 이해

① 건강증진 개념

㉠ WHO : 건강증진이란 사람들이 그들의 건강을 개선하고 통제할 수 있는 능력을 높여주는 과정이라고 정의하였다.

㉡ 제1차 국제건강증진회의(캐나다 오타와, 1986) : 오타와헌장에서 건강증진은 사람들이 건강에 대한 관리능력을 높이고 자신의 건강을 향상시킬 수 있게 하는 과정으로 설명하고 있다.

㉢ Green

ⓐ 보건관련 행동을 강조하면서 건강에 유익한 행동을 유도하기 위한 보건교육적 · 사회적 · 환경적 지원의 조합이라고 정의하였다.

ⓑ Green의 PRECEDE-PROCEED 모형은 포괄적인 보건교육 및 건강증진 계획을 수립하는데 유용한 모형이다. 이 모형의 일부인 PRECEDE 과정은 보건교육 및 건강증진사업의 우선순위 결정과 목적 설정을 보여주는 진단이다.

㉣ O.Donell : 최적의 건강상태를 향하여 생활양식을 변화시킬 수 있는 과학이며 예술이다. 최적의 건강은 신체적 · 정신적 · 사회적 · 영적 · 지적 건강의 균형상태를 말한다. 생활양식은 의식의 강화, 행동의 변화, 바람직한 건강습관을 지지하는 환경조성과 결합되어 강화된다.

표 11-6 건강증진 단계와 정의

단 계	정 의
① 사회적 진단	사람들 자신의 요구나 삶의 질을 이해하기 위한 과정으로 다양한 정보수집 활동으로 이루어짐
② 역학적 진단	삶의 질에 영향을 미치는 구체적인 건강문제를 찾아내고 우선순위를 설정하여 건강문제 규명
③ 행동 및 환경적 진단	① 행위 진단 : 비행위적 요인과 행위적 요인으로 나누고, 행위적 요인은 변경가능한 요인과 변경 불가능한 요인으로 분류 ② 환경적 진단 : 사회적 · 물리적 환경요인을 분석하는 것
④ 교육 및 조직적 진단	① 소인(성향)요인 : 행위에 대한 동기부여기능, 개인의 지식, 태도, 신념, 가치, 자기효능감 등 ② 강화요인 : 그 행위를 계속 유지하게 하거나 중단시키는 요인으로 보상, 칭찬, 처벌이 포함 ③ 촉진(가능)요인 : 소인을 가능케 만드는 요인으로 자원의 이용가능성, 접근성, 제공성, 기술과 자원이 포함
⑤ 행정 및 정책적 진단	건강프로그램을 촉진하거나 방해하는 정책, 자원 및 조직의 환경을 분석하는 것

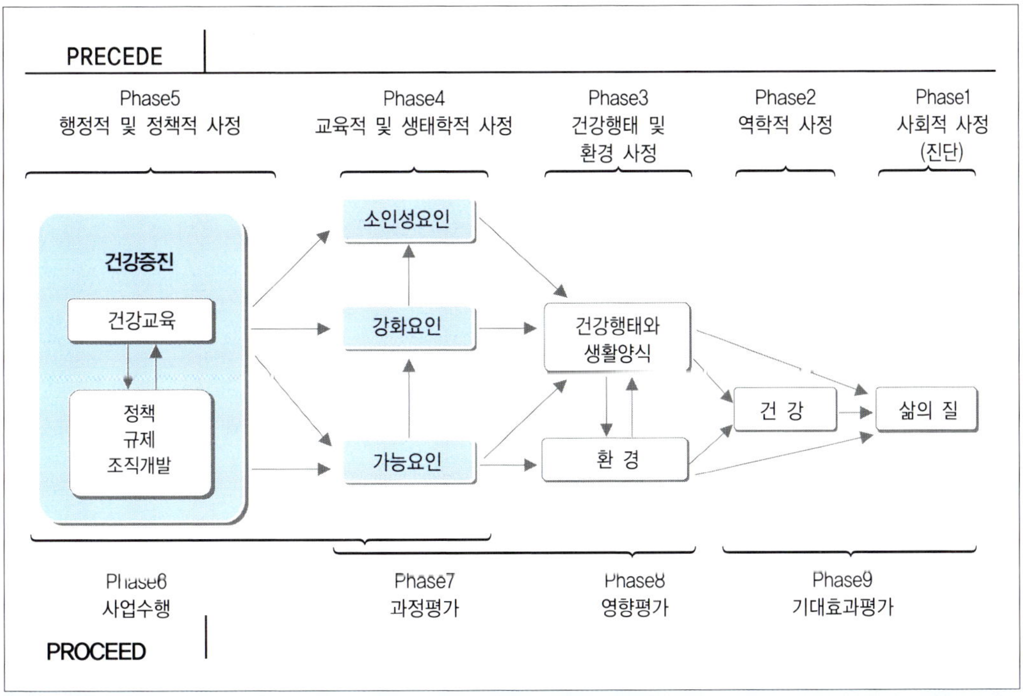

그림 11-2 PRECEDE-PROCEED 모형

(3) WHO 건강증진의 회의 및 원칙[7-12]

① 제1차 건강증진 국제회의(1986년, 캐나다 오타와)

건강을 증진시키기 위해서는 과거와 같이 어떤 특정 질병을 예방할 수 있게 생활양식 전체에 바람직한 변화를 가져올 수 있는 보다 적극적인 사회운동으로의 보건교육이 필요함을 주장하면서 오타와 헌장을 선포하였다.

㉠ 건전한 보건정책수립에 기여할 수 있어야 한다.

㉡ 정책수립과 그 실천을 가능하게 하는 사회환경조성이 요구된다.

㉢ 이를 뒷받침하는 지역사회 조직활동이 요구된다.

㉣ 개인 및 가족과 사회의 건강을 계속 향상시킬 수 있는 방법과 기술에 대한 교육이 뒤따라야 한다.

㉤ 나아가서는 전체 보건의료제도의 새로운 방향을 정립할 수 있어야 한다.

② 제2차 건강증진 국제회의(1988년, 호주 애들레이드)

건강 영향에 대한 책임과 모든 정책에 건강과 형평성을 고려하는 건전한 보건정책, 보건정책에 있어 정부, 지방 정부 등 모든 수준 정부의 책무, 사회, 경제 발전을 포괄한 건강증진 노력을 강조하였다. 여성건강, 식량과 영양, 흡연과 음주, 안전한 환경을 공중보건정책의 4가지 우선순위 영역으로 선정하였다.

③ 제3차 건강증진 국제회의(1991년, 스웨덴 선즈볼)

건강 지지적 환경과 선진국과 후진국 간의 건강격차에 관심을 가지고 정부, 지역사회,

7 VONCINA, Luka; BRBOROVIC, Ognjen; PAVLEKOVIC, Gordana. Health Promotion Conferences and Key Documents. Programmes for Training on Research in Public Health for South Eastern Europe, 2008.

8 O'BYRNE, Desmond. 5th Global Conference on Health Promotion, Mexico 2000. Global Health Promotion, 2000, 7.3: 15.

9 WHO. The Bangkok Charter for Health Promotion in a globalised world.-editorial. Health promotion journal of Australia: official journal of Australian Association of Health Promotion Professionals. 2005.

10 WHO. The 7th Global Conference on Health Promotion. 2009. Available from : https://www.who.int/healthpromotion/conferences/7gchp/en/ [cited 20121, Feb.]

11 PARK, Yoon Hyung. The 9th Global Conference for Health Promotion and Shanghai Declaration. Health Policy and Management, 2016, 26.4: 243-245.

12 WHO. The Helsinki statement on health in all policies. In: In: Proceedings of the 8th Global Conference on Health Promotion, 2013, 10-14 June 2013, Helsinki, Finland. Helsinki, Finland: WHO, 2013.

비정부기구, 국제기구가 참여하는 교육, 교통, 주택 및 도시개발, 산업생산과 농업 부문을 포함하는 활동이 필요함을 확인하였다.

④ 제4차 건강증진 국제회의(1997년, 인도네시아 자카르타)

오타와 헌장의 영향을 점검하고, 건강에 대한 사회적 책임 증진, 지역사회 역량 증대 및 개인 역량 강화, 건강을 위한 파트너십 확대 및 통합, 건강 향상을 위한 투자 확대, 건강증진을 위한 인프라 확보라는 5가지 우선순위를 확인하였다.

⑤ 제5차 건강증진 국제회의(2000년, 멕시코 멕시코시티)

주요 문제로 고령화, 감염성 질병 부담, 성과 건강 불평등의 근본 원인 및 건강증진의 관련성을 포함하였으며, 건강증진과 불평등 해소를 주로 다루었다. 건강증진 필요성에 대한 강력한 정치적 성명을 발표하였고, 풍부한 과학적 자료와 근거 기반의 국가 행동 계획 개발과 구현에 대한 협약을 마련하였다.

⑥ 제6차 건강증진 국제회의(2005년, 태국 방콕)

건강증진을 전 세계적인 발전의 핵심이 되도록 하는 것, 정부 각 부처가 책임져야 할 핵심 사안으로 만드는 것, 지역사회와 시민 사회의 주요 초점이 되도록 하는 것, 훌륭한 기업 활동의 필요조건으로 만드는 것 4가지를 주요 공약으로 채택하였다. 세계화와 건강증진, 건강의 사회적 결정요인에 대한 방콕헌장을 채택하였다.

⑦ 제7차 건강증진 국제회의(2009년, 케냐 나이로비)

건강증진 및 개발과 구현 격차 해소를 주제로 지역사회 역량강화를 위한 권한부여, 건강증진을 위한 건강 문해력과 건강행동, 보건시스템 강화, 파트너십과 전부처간 건강증진 활동, 건강증진을 위한 자금조달, 인프라 확보, 제도화를 위한 건강증진 역량구축 5가지 트랙으로 회의를 진행하였다.

⑧ 제8차 건강증진 국제회의(2013, 핀란드 헬싱키)

전부처간 건강증진 활동과 건전한 공공 정책을 건강증진, 건강 형평성 달성, 건강권 실현을 위한 핵심요소로 확인하였다.

⑨ 제9차 건강증진 국제회의(2016년, 중국 상하이)

오타와 헌장 30주년과 지속가능한 개발 목표(Sustainable Development Goals, SDGs) 실행 첫해로 건강 및 건강 형평성을 향상하기 위한 건강증진의 중요성을 재확인하였다. 지역사회와 도시가 건강을 위해 구조화되는 것이 지속가능한 사회건설의 가장 효과적인 지표라고 합의를 도출하였으며, 건강 문해력(health literacy)은 건강증진을 위한 역량강화와 형평성을 가능하게 한다고 제안하였다. UN의 2030년까지 세계의 지속가능성을 위한 과제에서 건강증진의 역할 선언(Shanghai Declaration on promoting health in the 2030 Agenda for Sustainable Development)을 채택하고 건강과 웰빙이 지속가능성의 필수요건이며, 지속가능한 개발 목표의 실행을 통해 건강을 증진해야 한다는 점, 좋은 협치를 위한 조직(good governance)이 건강에 필수적이라는 점, 도시와 지역이 건강을 위해 구조화·조직화해야 한다는 점 등을 확인하고 선언문을 채택하였다.

㉠ 건강도시 관련 시장회의

건강과 웰빙을 위해 일하는 도시가 지속가능한 도시로 정의하고 건강을 위한 거버넌스를 구축하고 건강도시 프로그램 실현을 결의하였다.

ⓐ 건강도시 실현의 10가지 우선순위

- 교육, 주거, 고용, 안전 등 주민에게 기본적인 욕구를 충족하는 것
- 대기, 수질, 토양오염을 저감하고 기후변화에 대응하는 것
- 어린이에게 투자하는 것
- 여성과 청소년 여학생에게 안전한 환경을 조성하는 것
- 도시 빈민, 이민자, 체류자 등의 건강과 삶의 질을 높이는 것
- 여러 가지 형태의 차별을 없애는 것
- 감염병으로부터 안전한 도시를 만드는 것
- 도시의 지속가능한 이동을 위해 디자인하는 것
- 안전한 식품과 건강식품을 제공하는 것
- 금연 환경을 조성하는 것

⑩ WHO 건강증진의 일반적인 원칙

㉠ 건강증진은 일상생활의 맥락 안에서 전체로서의 인구집단을 모두 포함한다.

㉡ 건강증진은 건강문제의 원인이나 결정요인에 초점을 둔 활동이다.

㉢ 건강증진은 건강 유해요소들을 감소시키기 위한 의사소통, 교육, 의회활동, 경제적 방법, 조직변화, 지역사회개발, 그리고 지역의 활동 등의 다양한 활동을 포함한다.

㉣ 건강증진은 효과적이고 확실한 지역주민의 참여를 목표로 한다.

㉤ 가장 중심적인 역할을 하는 사람은 의료 인력보다는 일차 건강관리자이다.

(4) 건강증진의 모형

라론드(Lalonde)는 Health Field(1974년)에서 질병의 원인을 생활방식(33%), 환경(30%), 유전(20%), 보건의료서비스(16%)순으로 발표하였다. 그는 인간의 건강수준은 보건의료제도, 환경요인, 생활습관 및 인체의 생리적 조건에 의하여 복합적으로 결정되며 각 요인은 다양한 하부요인으로 구성된다.

(5) 건강도시(Health Cities)

① 건강도시의 정의

도시의 물리적, 사회적 환경을 개선하고 지역사회의 모든 구성원이 상호 협력하여 시민의 건강과 삶의 질을 향상시키기 위해 지속적으로 노력해 가는 도시이다(WHO, 2004).

② 건강도시의 목적

도시의 건강과 환경을 개선하여 도시 주민의 건강을 향상시키기 위함이고, 이는 지방자지단제와 지역사회의 장의성을 발휘하여 모는 인류에게 건강(Health for all)을 달성하려는 데 있다.

③ 건강도시의 조건

㉠ 깨끗하고 안전하며, 질 높은 도시의 물리적 환경

㉡ 안정되고, 장기적으로 지속 가능한 생태계

㉢ 계층 간 부문 간 강한 상호지원 체계와 착취하지 않는 지역사회

㉣ 개개인의 삶, 건강 및 복지에 영향을 미치는 문제에 대한 시민의 높은 참여와 통제

㉤ 모든 시민을 위한 기본적 요구(음식, 물, 주거, 소득, 안전, 직장) 등의 충족

㉥ 시민들 간의 다양한 만남, 상호작용 및 의사소통을 가능하게 하는 기회와 자원에 대한 접근성

ⓢ 다양하고 활기 넘치며, 혁신적인 도시 경제

ⓞ 역사, 문화 및 생물학적 유산 혹은 지역사회 내 모임들과 개인과의 연계를 도모

ⓩ 모든 시민에 대한 적절한 공중보건 및 치료서비스의 최적화

ⓒ 높은 수준의 건강과 낮은 수준의 질병발생

ⓚ 이상의 요건들이 양립할 뿐만 아니라 더불어 이 요소들을 증진시키는 도시행태

(6) 생애주기별 건강증진

개인 생애주기별 보건서비스는 [표 11-7]과 같다.

표 11-7 생애주기별 보건서비스

<table>
<tr><th></th><th>영유아기(0~6세)</th><th>아동 · 청소년기(7~19세)</th><th>청 · 장년기(20세~64세)</th><th>노년기(65세 이상)</th></tr>
<tr><td rowspan="2">질병관리</td><td>• 기초 예방접종</td><td>• 보건교육 · 상담</td><td>• 고혈압 · 당뇨병 · 뇌출혈 · 관리
• 지역방문간호사업
• 자기건강수치알기
• 주요만성질환의 날
• 주요만성질환별 식이 지침 보급</td><td>• 치매 예방 · 관리
• 관절염 관리</td></tr>
<tr><td colspan="4">• 보건교육, 감염병 발생 감시체계 운영, 난치성질환자 의료비 지원</td></tr>
<tr><td>암관리</td><td colspan="2">• 소아백혈병 및 소아암 관리</td><td>• 저소득층 암검진
• 암연구 · 치료체계
• 골수검사비 지원</td><td>말기 암환자
재가 암환자 관리</td></tr>
<tr><td>정신보건</td><td></td><td>• 정신건강 정보제공
• 알코올 · 약물중독 예방</td><td>• 정신건강 정보제공
• 알코올 · 약물중독 예방 및 관리</td><td></td></tr>
<tr><td rowspan="2">구강보건</td><td></td><td>• 충치예방사업
• 학교구강보건실</td><td></td><td>• 노인의치 보철사업</td></tr>
<tr><td colspan="4">• 수돗물불소화, 구강보건이동차량 장비지원</td></tr>
<tr><td>모자보건</td><td>• 미숙아 및 선천성 대사이상아 등록관리
• 저소득 영유아 검진
• 성장발달 상담</td><td>• 성교육 및 상담</td><td>• 올바른 출산인식
• 홍보사업
• 생식건강관리</td><td></td></tr>
<tr><td rowspan="2">건강생활실천</td><td></td><td>• 청소년 음주예방 및 약물중독예방교육 프로그램</td><td>• 흡연자 금연 교육</td><td></td></tr>
<tr><td colspan="4">• 건강생활실천(금연, 절주, 운동증진, 영양개선)</td></tr>
</table>

출처 : 보건복지부 · 한국보건사회연구원, 우리가족 행복지킴이 건강소백과, 2000.12

2) 건강증진사업 및 건강증진기금

(1) 보건소의 건강증진사업

① 국가 및 지방자치단체는 국민건강증진사업에 필요한 요원 및 시설을 확보하고, 그 시설의 이용에 필요한 시책을 강구하여야 한다.

② 특별자치시장 · 특별자치도지사 · 시장 · 군수 · 구청장은 지역주민의 건강증진을 위하여 보건복지부령이 정하는 바에 의하여 보건소장으로 하여금 다음 사업을 하게 할 수 있다.

㉠ 보건교육 및 건강상담
㉡ 영양관리
㉢ 신체활동장려
㉣ 구강건강의 관리
㉤ 질병의 조기발견을 위한 검진 및 처방
㉥ 지역사회의 보건문제에 관한 조사 · 연구
㉦ 기타 건강교실의 운영 등 건강증진사업에 관한 사항

③ 보건교육의 내용

㉠ 금연 · 절주 등 건강생활의 실천에 관한 사항
㉡ 만성퇴행성질환 등 질병의 예방에 관한 사항
㉢ 영양 및 식생활에 관한 사항
㉣ 구강건강에 관한 사항
㉤ 공중위생에 관한 사항
㉥ 건강증진을 위한 체육활동에 관한 사항
㉦ 그 밖에 건강증진사업에 관한 사항

④ 건강증진사업에 필요한 시설 · 운영에 관하여는 보건복지부령으로 정한다.

(2) 보건소의 건강증진기금 사용

① 금연교육 및 광고, 흡연피해 예방 및 흡연피해자 지원 등 건강관리사업

② 건강생활의 지원사업

③ 보건교육 및 그 자료의 개발

④ 보건통계의 작성 · 보급과 보건의료관련 조사 · 연구 및 개발에 관한 사업

⑤ 질병의 예방, 검진, 관리 및 암의 치료를 위한 사업

⑥ 국민영양관리사업

⑦ 구강건강관리사업

⑧ 시 · 도지사 및 시장 · 군수 · 구청장이 행하는 건강증진사업

⑨ 공공보건의료 및 건강증진을 위한 시설 · 장비의 확충

⑩ 기금의 관리 · 운용에 필요한 경비

⑪ 그 밖에 국민건강증진사업에 소요되는 경비로서 대통령령이 정하는 사업

(3) 국민건강증진법의 제정배경(1995. 1. 5)

① 산업화 · 도시화에 따른 환경공해, 산업재해 및 각종 사고발생 등 건강 위험요인이 증가하였다.

② 인구의 고령화(평균수명은 연장, 건강수명은 단축)가 증가한다.

③ 유병인구 증가(95년 34.5%에서 98년 54%로 증가)한다.

④ 생활양식의 변화이다.

⑤ 의료비 부담이 증가하였다.

⑥ 삶의 질로서 건강을 보는 가치관의 변화이다.

⑦ 건강할 권리에 대한 인식의 변화(기본권, 건강권)이다.

⑧ 1차 예방의 중요성이 대두되었다.

(4) 국민건강증진종합계획(Health Plan 2020)

Health Plan 2020의 목적은 건강수명의 연장과 건강의 형평성의 제고에 있으며 목적 달성을 위한 과제로 건강생활실천의 확산, 예방중심의 건강 및 질병 관리, 인구집단별 건강관리, 건강지원 환경조성의 4개 중점분야로 분류하였다.

① 경과

㉠ 1995년 : 국민건강증진법 제정, 국민건강증진을 위한 법적, 재정적 기반 마련

㉡ 2002년 : 국민건강증진을 위한 정부 기본 시책으로 「국민건강증진종합계획(Health Plan 2010)」 수립, 중 · 장기 국가보건목표 설정 및 추진 시작

㉢ 2005년

ⓐ 국민건강증진종합계획(Health Plan 2010) 중간평가 및 수정·보완작업 실시

- 수정 · 보완된 새 국민건강증진종합계획(New Health Plan 2010)은 전 세계적인 건강증진사업 동향과 그동안의 건강증진사업 성과 등을 반영
- 국민건강증진사업 기본 개념과 구조 및 2010년 달성 가능한 국민건강증진사업 목표 새로 정의, 구체적인 세부 실행계획 제시
- 보건의료부문 사회적 기능 수행을 위해 추구할 총괄적 목적 및 과제

㉣ 2010년 : 제3차 계획부터 2011~2020년에 이르는 10년 계획 수립

㉤ 2015년 : 제4차 계획(2016~2020)을 제3차 HP2020 중간 수정 형태로 수립

② 제4차 국민건강증진종합계획(Health Plan 2020)[13]

제4차 국민건강증진종합계획(HP 2020) 기본틀은 [그림 11-3]과 같다.

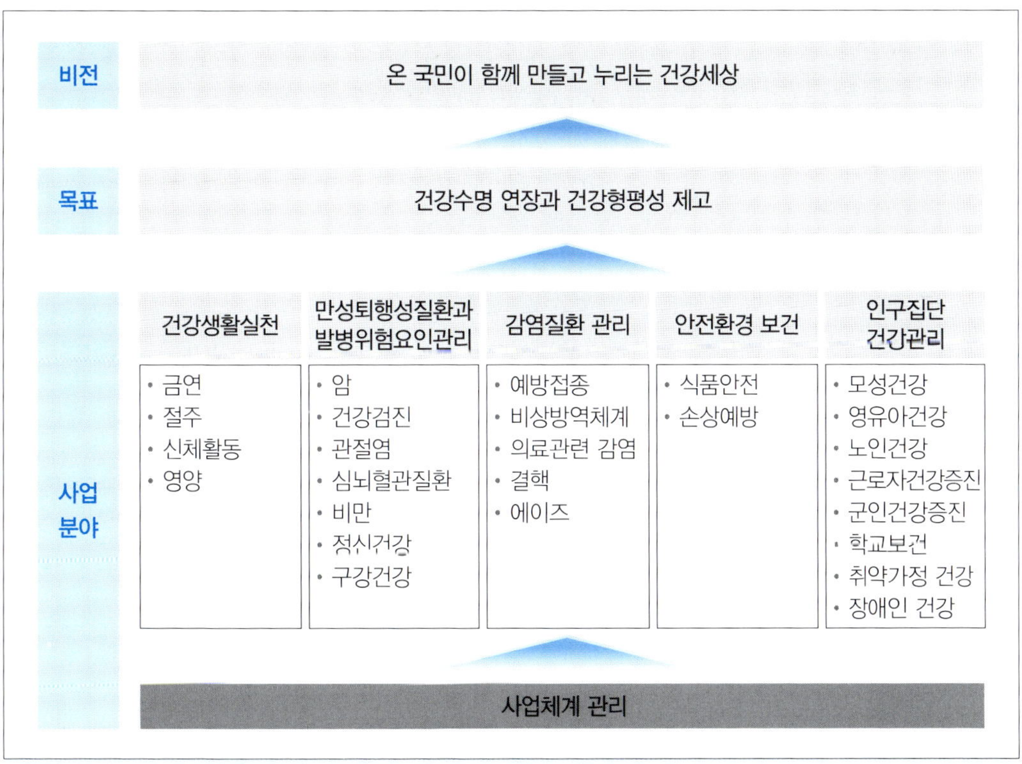

그림 11-3 제4차 국민건강증진종합계획(HP 2020)의 기본틀

13 보건복지부, 한국건강증진개발원, 제4차 국민건강증진종합계획 : 2016~2020, 2015

㉠ 제4차 국민건강증진종합계획 기본 구조

ⓐ 비전

HP 2020의 비전은 "온 국민이 함께 만들고 누리는 건강세상"으로 정하고, 건강의 포괄적인 개념인 신체적, 정신적, 사회적 건강개념을 추구하며, 건강증진의 정의에서 중시하는 각 구성원의 적극적인 자기건강관리 참여와 기본권으로서 평등하게 건강을 누릴 수 있다는 개념을 적용하였다.

ⓑ 목표

제4차 HP2020의 목표는 3차와 마찬가지로 WHO 건강증진의 개념, 목표 달성 측정을 위해 계량화 가능 여부와 주요 외국의 추세를 감안하여 "건강수명 연장과 건강형평성 제고"로 선정하였다

- 일본 '건강일본 21': 건강수명의 연장 및 삶의 질 향상
- 미국 'Healthy people 2010': 건강수명 및 삶의 질 향상, 건강불평등 제거
- 미국 'Healthy people 2020': 예방 가능한 질환 · 장애 · 사고 · 조기사망 제거, 형평성 제고, 건강 환경 조성, 생애주기별 건강증진
- 캐나다 : 건강증진, 형평성 제고

ⓒ 중점과제

제3차 종합계획 사업분야를 유지하되, 평가결과를 고려하여 유사과제 및 집중 · 강화가 필요한 과제를 통합하였으며, 건강생활실천 확산, 예방중심의 상병관리, 안전 환경 보건, 인구집단별 건강관리 분야 등 6개 분야, 27개 과제로 선정하였다.

표 11-8 대표지표 및 2019년 목표달성 현황

중점과제	지표	지표현황 및 목표치			달성도[1] (%)	현황
		'08	'17	'20 목표		
1. 금연	성인 남자 현재흡연율	47.8%	38.1%	29.0%	51.6	개선
	중 · 고등학교 남학생 현재 흡연율	16.8%	9.5%	9.0%	93.6	개선
2. 절주	성인 남자 연간음주자의 고위험음주율	28.4%	24.1%	19.0%	45.7	개선
	성인 여자 연간음주자의 고위험음주율	8.4%	9.1%	5.1%	–	악화
3. 신체활동	유산소 신체활동 실천율	57.1% (2014)	46.4%	62.8%	–	악화

4. 영양	건강식생활실천 인구비율(만 6세 이상)	30.2%	44.5%	48.6%	77.7	개선
5. 암	암 사망률(인구 10만명 당)	124.1명	94.5명	82.3명	70.8	개선
6. 건강검진	일반검진 수검률	65.3%	78.5%	80.0%	89.8	개선
7. 심뇌혈관	고혈압 유병률(30세 이상)	26.2%	26.9%	23.0%	–	악화
	당뇨병 유병률(30세 이상)	9.7%	10.4%	11.0%	–	악화
8. 비만	성인 남자 비만유병률	35.6%	41.1%	37.0%	–	악화
	성인 여자 비만유병률	26.5%	28.4%	27.0%	–	악화
9. 정신보건	자살사망률(인구 10만명 당)	26.0명	24.3명	20.0명	28.3	개선
10. 구강보건	영구치(12세) 치아우식 경험률	61.1% (2006)	54.6% (2015)	45.0%	40.4	개선
11. 결핵	신고 결핵 신환자율(10만명 당)	69.1명	55명	39.5명	47.6	개선
12. 손상예방	손상사망률(인구 10만명 당)	61.7명	53명	56.0명	152.6	달성
13. 모성건강	모성사망비(출생아 10만명 당)	12.0명	7.8명	9.0명	140.0	달성
14. 영유아건강	영아사망률(출생아 1천명 당)	3.4명	2.8명	2.8명	100.0	달성
15. 노인건강	노인 일상생활수행능력(ADL) 장애율	11.4%	8.7%	6.5%	55.1	개선

주 1. 지표가 개선된 경우 : 달성도 = [(최근치－기준치)/(목표치－기준치)] × 100
2. 지표가 악화, 유지된 경우 : 변화율 = [(최근치－기준치)/기준치] × 100

㉡ 대표지표 및 달성현황[14]

국민건강증진종합계획에서는 국민 건강수준을 총괄적으로 평가하고 건강정책의 효과를 측정하기 위하여 19개 대표지표를 선정하여 관리하고 있다.

(5) 제5차 국민건강증진종합계획(Health Plan 2030, 2021~2030)[15, 16]

제5차 종합계획은 건강형평성 지표 관리 강화, 건강 영향평가 도입 추진, 해외 사례를 고려한 건강 위해 품목에 대한 건강증진부담금 부과 수준 · 대상 연구 · 논의 등을 주요 과제로 정하고, 건강형평성 제고를 위한 과제를 통해 성별, 지역별, 소득별 건강 격차 완화도 중점 추진할 계획이다.

① 수립경과

㉠ 2017년 : 추진체계 구축 및 현안발굴 등을 통한 국내외 동향 및 현안 분석

14 한국건강증진개발원, 제4차 국민건강증진종합계획 2019년 동향보고서: 대표지표 현황분석, 2019

15 보건복지부, 질병관리청, 고용노동부, 여성가족부, 교육부, 식품의약품안전처 등, 제5차 국민건강증진종합계획(2021~2030), 2020

16 보건복지부, 제5차 국민건강증진종합계획(2021~2030) 보도자료, 2021

㉡ 2018년 : 근거마련을 위한 연구수행, 전문가 포럼 구성 및 운영

㉢ 2019년 : HP2030의 비전/총괄목표/기본 추진원칙 합의

㉣ 2020년 : HP2030 기본틀 확정 및 계획 마련, 총괄목표 성과지표 등 확정, 분과위원회 위촉 및 분과별 심층토론회 등을 통한 중점과제별 세부계획(안) 작성

㉤ 2021년 1월 : 제5차 국민건강증진종합계획(Health Plan 2030,'21~'30) 발표

비전

모등 사람이 평생 건강을 누리는 사회

총괄목표

건강수명 연장과 건강형평성 제고

기본원칙

1. 국가와 지역사회의 모든 정책 수립에 건강을 우선적으로 반영한다.
2. 보편적인 건강수준의 향상과 건강형평성 제고를 함께 추진한다.
3. 모든 생애과정과 생활터에 적용한다.
4. 건강친화적인 환경을 구축한다.
5. 누구나 참여하여 함께 만들고 누릴 수 있도록 한다.
6. 관련된 모든 부문이 연계하고 협력한다.

중점과제

건강생활실천	정신건강 관리	비감염성질환 예방관리
• 금연 • 절주 • 영양 • 신체활동 • 구강건강	• 자살예방 • 치매 • 중독 • 지역사회 정신건강	• 암 • 심뇌혈관질환(심뇌혈관질환, 선행질환) • 비만 • 손상

감염 및 기후변화성질환 예방관리	인구집단별 건강관리	건강친화적 환경 구축
• 감염병예방 및 관리(결핵, 에이즈, 의료감염 · 항생제 내성, 예방행태개선 등 포함) • 감염병 위기 대비대응(검역/감시, 예방접종 포함) • 기후변화성 질환	• 영유아 • 아동 · 청소년 • 여성 • 노인 • 장애인 • 근로자 • 군인	• 건강친화적 법제도 개선 • 건강정보 이해력 제고 • 혁신적 정보기술의 적용 • 재원마련 및 운용 • 지역사회 자원(인력, 시설) 확충 및 거버넌스 구축

그림 11-4 제5차 국민건강증진종합계획(HP 2030)의 기본틀

② 제5차 국민건강증진종합계획(HP 2030)의 기본틀

제5차 국민건강증진종합계획(HP 2030)의 기본틀은 [그림 11-4]와 같다.

㉠ 비전

Health Plan 2030의 비전은 "모든 사람이 평생 건강을 누리는 사회"로 정하고, 성, 계층, 지역 간 건강 형평성을 확보, 적용대상을 모든 사람으로 확대하고, 출생부터 노년까지 전 생애주기에 걸친 건강권 보장, 정부를 포함한 사회 전체를 포괄하는 개념으로 설정하였다.

㉡ 총괄목표

ⓐ 건강수명 연장

2018년 건강수명 70.4세에서 2030년까지 2.9세 연장된 73.3세 달성을 목표로 하였다. WHO 건강수명은 산출주기가 불명확하고 근거가 불투명하다는 문제가 있고, 국내 소득 · 지역간 건강수명 격차 모니터링이 어려워 HP2030부터는 자료원을 국내 건강수명 연구를 활용하여 기준 및 목표를 조정하였다.

ⓑ 건강형평성 제고

2018년 8.1세인 소득수준 상위 20%와 하위 20%의 소득수준에 따른 건강수명 격차를 2030년까지 7.6세 이하로 낮춘다. 2018년 건강수명 상위 20% 해당 지자체와 하위 20% 해당 지자체 간 건강수명 격차는 2.7세이나, 최근 격차 증가추세로 2030년까지 2.9세 이하로 낮추는 것을 목표로 하였다.

③ 제5차 국민건강증진종합계획(HP 2030) 대표지표

최종목표를 달성하기 위하여 건강결정요인별로 우선적으로 달성해야 하는 정책목표를 6개 분과로 선정하였고, 각 분과 내에서 우선적으로 추진해야 하는 28개 과제를 중점과제로 선정하였다. 이 중 건강검진, 관절염, 식품정책을 제외한 24개 중점과제에 대해 대표지표 64개를 선정하였고, 성, 소득, 지역 격차를 모니터링할 수 있는 형평성 지표를 49개 선정하였다.

표 11-9 제5차 국민건강증진종합계획(HP 2030) 대표지표 현황 및 목표

중점과제	대표지표			형평성 지표		
	지표명	'18	'30	지표명	'18	'30
금연	성인남성 현재흡연율†	36.7%	25.0%	소득 1-5분위 성인남성 현재 흡연율 격차†	9.1%p	8.0%p
	성인여성 현재흡연율†	7.5%	4.0%	소득 1-5분위 성인여성 현재 흡연율 격차†	7.5%p	5.0%p
절주	성인남성 고위 험음주율†	20.8%	17.8%	소득 1-5분위 성인 남성 고위험음주율 격차†	1.8%p	0.7%p
	성인여성 고위험음주율†	8.4%	7.3%	소득 1-5분위 성인 여성 고위험음주율 격차†	2.3%p	1.2%p
영양	식품 안정성 확보 가구분율	96.9%	97.0%	소득 1-5분위 식품안정성 확보 가구율 격차	11.4%p	7.0%p
신체활동	성인남성 유산소 신체활동 실천율†	51.0%	56.5%	소득 1-5분위 성인남성 유산소 신체활동 실천율 격차†	9.2%p	7.0%p
	성인여성 유산소 신체활동 실천율†	44.0%	49.3%	소득 1-5분위 성인여성 유산소 신체활동 실천율 격차†	5.9%p	3.7%p
구강건강	영구치(12세 이상) 우식 경험률†	56.4%	45.0%	-		
자살 예방	자살사망률†	26.6명	17.0명	지역 상-하위 20%의 남성 자살사망률 격차†	19.1명	12.2명
	남성 자살사망률†	38.5명	27.5명			
	여성 자살사망률†	14.8명	12.8명	지역 상-하위 20%의 여성 자살사망률 격차†	8.9명	5.7명
치매	치매안심센터의 치매환자 등록 · 관리율(전국 평균)	51.5% ('19)	82.0%	지역 상-하위 20% 치매안심센터의 치매환자 등록 · 관리율 격차	52.2%p ('19)	35.0%p
중독	알코올 사용장애 정신건강 서비스 이용률	12.1% ('16)	25.0%	-	-	-
지역사회 정신건강	정신건강 서비스 이용률	22.2% ('16)	35.0%	-	-	-
암	성인남성(20-74세) 암 발생률††	338.0명 ('17)	313.9명	지역 상-하위 20%의 성인남성 암 발생률 격차††	78.3명 ('17)	62.6명
	성인여성(20-74세) 암 발생률††	358.5명 ('17)	330.0명	지역 상-하위 20%의 성인여성 암 발생률 격차††	97.3명 ('17)	70.4명
심뇌혈관 질환	성인남성 고혈압 유병률†	33.2%	32.2%	소득 1-5분위 성인남성 고혈압 유병률 격차†	5.4%p	4.4%p
	성인여성 고혈압 유병률†	23.1%	22.1%	소득 1-5분위 성인여성 고혈압 유병률 격차†	8.5%p	7.5%p
	성인남성 당뇨병 유병률†	12.9%	11.9%	소득 1-5분위 성인남성 당뇨병 유병률 격차†	7.6%p	3.4%p
	성인여성 당뇨병 유병률†	7.9%	6.9%	소득 1-5분위 성인여성 당뇨병 유병률 격차†	5.4%p	4.4%p
	급성 심근경색증 환자의 발병 후 3시간 미만 응급실 도착 비율	45.2%	50.4%	급성심근경색증 환자의 발병 후 3시간 미만 응급실 도착비율의 최고-최저 시도간 격차	23.0%p	17.5%p
비만	성인남성 비만 유병률†	42.8%	≤42.8%	소득 1-5분위 남성 비만 유병률 격차†	-1.1%p	0.0%p
	성인여성 비만 유병률†	25.5%	≤25.5%	소득 1-5분위 여성 비만 유병률 격차†	15.6%p	4.6%p
손상	손상사망률†	54.7명	38.0명	-	-	-
감염병 예방 및 관리	신고 결핵 신환자율†	51.5명	10.0명	-	-	-

감염병 위기 대비대응	MMR 완전접종률	94.7% ('19)	≥95.0%	–	–	–
기후 변화성 질환	기후보건영향평가 평가체계 구축 및 운영	–	구축 완료	–	–	–
영유아	영아사망률(출생아 1천명당)	2.8명	2.3명	영아사망률 최고-최저 시도간 격차 (출생아 1천명당)	2.4명	1.2명
청소년	고등학교 남학생 현재흡연율	14.1%	13.2%	–	–	–
	고등학교 여학생 현재흡연율	5.1%	4.2%	–		
여성	모성사망비(출생아 10만명당)	11.3명	7.0명	–	–	–
노인	노인 남성의 주관적 건강인지율	25.1%	30.6%	소득 1-5분위 노인 남성의 주관적 건강인지율 격차	16.2%p	14.0%p
	노인 여성의 주관적 건강인지율	15.4%	20.9%	소득 1-5분위 노인 여성의 주관적 건강인지율 격차	7%p	4.8%p
장애인	성인 장애인 건강검진 수검률	64.9% ('17)	69.9%	성인남성 장애인 건강검진 수검률	66.6% ('17)	71.6%
				성인여성 장애인 건강검진 수검률	62.5% ('17)	67.5%
근로자	연간 평균 노동시간(시간)	1,993	1,750	–	–	–
군인	군 장병 흡연율	40.7% ('19)	33.0%	–	–	–
건강정보 이해력 제고	성인남성 적절한 건강정보이해능력 수준	–	70.0%	소득 1-5분위 성인남성 적절한 건강정보이해능력 수준 격차	–	6.0%p
	성인여성 적절한 건강정보이해능력 수준	–	70.0%	소득 1-5분위 성인여성 적절한 건강정보이해능력 수준 격차	–	10.0%p

† 연령표준화, ‡ 인구 10만명당

4 보건사업평가

1) 보건사업평가

(1) 평가 속성

① 일반적으로 평가는 그 수행과정에서 지표를 보조수단으로 사용한다.

② 사업목표와 관련하여 객관적이고 체계적 · 실증적으로 검토하는 과정이다.

(2) 평가 도구

① 타당도

㉠ 측정하고자 하는 개념을 얼마나 정확히 측정하느냐 하는 정도이다.

㉡ 개념적 정의와 조작적 정의에 영향을 받는다.

㉢ 편향(Bias)은 주로 타당도와 관계가 있다.

㉣ 타당도의 종류

ⓐ Internal validity(내적타당도)

주어진 실험처치가 정말로 실험효과를 가져왔느냐 하는 정도로 하나 혹은 그 이상의 독립변인이나 종속변인에 인과적 관계가 있는지 아닌지를 결정할 수 있는 연구의 능력을 말한다.

ⓑ External validity(외적타당도)

연구의 결과를 다른 집단 혹은 다른 환경에 확대 해석 또는 일반화할 수 있는 정도로 외부타당도에 대한 위협을 해결하는 방법은 샘플링과 세팅, 실험 맥락 등이 모수를 대변한다는 것을 보장할 때, 그리고 실험 세팅과 맥락이 일반화에 초점을 두고 설계되었을 때 최소화될 수 있다.

② 신뢰도

㉠ 동일한 개념에 대해 측정을 반복했을 때 동일한 측정값을 얻을 가능성이다.

㉡ 신뢰도는 안정성, 일관성, 예측가능성, 의존성 등으로 표현된 개념이다.

㉢ 비체계적 오차 : 오차의 값이 다양하게 분산되는 경향을 보이며 무작위(Random) 오차는 신뢰도와 관계가 있다.

③ 신뢰도와 타당도

㉠ 신뢰도가 높다고 반드시 타당도가 높은 것은 아니다.

㉡ 신뢰도가 없으면 타당도를 말할 수 없다(신뢰도는 타당도의 기본 조건).

④ 객관성

㉠ 어느 누가 평정하여도 동일한 결과가 나와야 한다.

ⓛ 채점자의 주관 · 감정이 개입해서는 안 된다.

(3) 평가 유형

① 시기별 평가

㉠ **사전평가** : 대안 선택전 사전 예측으로 악영향을 최소화한다(요구도 평가, 진단평가, 환경영향평가).

㉡ **중간평가(효과발생의 경로 평가)**

ⓐ 과정평가 : 일상적이고 반복적인 중간평가이다.

ⓑ 형성평가 : 프로그램의 수정이나 오류를 방지하기 위한 중간수정 평가이다.

㉢ **총괄평가** : 사업 종결 후의 평가이다.

ⓐ 효과성 평가 : 총괄평가의 가장 핵심적인 내용으로 사업의 효과성 여부 평가

ⓑ 효율성 평가 : 투입과 산출의 비율로 효과뿐 아니라 사업의 비용까지 고려

ⓒ 메타평가(상위평가) : 사업평가 결과를 다시 평가하는 평가(평가 종합)

② 서치만(Suchman)의 평가

㉠ **노력**(Effort) : 업무량 분석은 무엇을 어느 정도 충실히 수행하였는지를 평가 · 분석한다.

㉡ **과정**(Process) : 과정분석은 사업이 어떤 기전에 의하며 또는 어떤 과정을 밟아 나타났는가를 분석한다. 여기에는 사업내용분석, 대상 인구분석, 여건분석을 포함한다.

㉢ **성과**(Performance) : 업적분석은 사업의 목표량을 달성하기 위해 노력했다면 그 결과가 어느 정도인가를 평가한다.

㉣ **적절성**(Adequacy of performance)

ⓐ 실제로 기대 또는 요구되는 목표량에 대한 업무량비율이 어느 정도인가를 평가 · 분석한다.

ⓑ 계획의 전반적인 구성, 즉 과정과 내용 및 대상 인구집단의 적절성이다.

ⓒ 계획구성평가 또는 요구도 평가라고 한다.

㉤ **효율성**(Efficiency) : 효율도 분석은 투입된 노력이 과연 적절한 것이었나? 좀 더 경제적인 방법은 없었나? 등을 분석한다.

③ 기타 평가

이행성 평가 : 당초 의도한 대로 계획이 실행되었는지 여부를 평가한다.

제12장

보건산업[1]

학습목표

보건산업의 중요성을 이해하고 현재 중점적으로 다루고 있는 미래의료기반, 바이오헬스 생태계, 의료 해외 진출 및 외국인환자 유치의 내용을 학습한다.

1. 보건산업인 제약산업, 의료기기산업, 화장품산업 육성 내용을 파악한다.
2. 미래의료기반 강화를 위한 정밀의료기술개발 및 재생의료산업을 이해한다.
3. 바이오헬스 생태계 조성 상황을 이해한다.
4. 의료 해외진출 및 외국인환자 유치에 대해서 이해한다.

1 보건산업 육성

보건산업은 건강 유지, 질병의 예방 · 경감 · 치료를 위해 활용되는 제품, 기술 및 보건의료서비스를 제공하는 부가가치 창출 효과가 높은 차세대 성장동력산업으로 분야별로는 의약품, 의료기기, 화장품, 의료서비스 등으로 구분할 수 있다.

세계보건산업(제조산업 및 의료서비스) 시장 규모는 2018년 기준으로 10조 6,051억 달러 규모이며, 이는 같은 해 한국의 GDP(명목) 1조 7,209억 달러의 6.2배 수준이다. 2014년부터 2018년까지 5년간 연평균 성장률은 2.7%(제조산업은 2.4%)로 글로벌 경제위기 속에서도 상당한 성장을 지속하고 있으며, 2019년부터 2025년에도 보건산업이 연평균 5% 이상 성장할 것으로 예상된다.

1 본 장은 보건산업에 대한 소개를 하고자 2019년 보건복지백서(2020) 제9장 보건산업정책을 중심으로 편집한 내용입니다.

표 12-1 보건산업 세계 시장 규모 (단위 : 억달러)

구분		2014	2015	2016	2017	2018
제조산업	의약품	10,950	10,758	10,904	11,348	11,832
	의료기기	3,327	3,261	3,410	3,607	3,871
	화장품	3,770	3,863	3,921	4,004	4,111
의료서비스		77,477	75,299	77,463	81,831	86,237
계		95,524	93,181	95,697	100,791	106,051

출처 : 한국보건산업진흥원, 2020 글로벌 보건산업 시장규모(2014~2025)

우리 보건산업 시장 규모(2018년 기준)는 약 1,628억 달러로 전 세계 보건시장 규모 10조 6,051억 달러의 약 1.54% 수준이며 세계 11위 규모이다. 2014년부터 2018년까지 5년간 연평균 성장률은 6.2%(제조산업 3.8%)이며, 2019년부터 2025년에도 보건산업이 연평균 7% 이상 성장하면서, 반도체(4%, 2021~2023년), 자동차 및 부품(1%, 2021~2023년), 일반기계(3%, 2021~2023년), 석유화학(1%, 2021~2023년), 철강(2%, 2021년~2023년) 등 우리나라 주력 산업(2020년 국내외 경제 및 산업전망, 해외경제연구소)보다 높은 성장률을 보일 것으로 예상된다.

표 12-2 보건산업 국내 시장 규모 (단위 : 억달러)

구분		2014	2015	2016	2017	2018
제조산업	의약품	156	150	162	171	179
	의료기기	49	50	54	60	65
	화장품	113	121	128	126	125
의료서비스		963	975	1,038	1,142	1,259
계		1,281	1,296	1,382	1,498	1,628

출처 : 한국보건산업진흥원, 2020 글로벌 보건산업 시장규모(2014~2025)

보건산업은 최근 다양한 사회적 · 기술적 환경 변화에 따라 산업 외연이 크게 확장되고 있다. 제4차 산업혁명의 물결 속에서 전통적인 보건의료산업의 경계가 허물어지면서 정보통신기술(ICT) · 바이오기술(BT) 등과 융합하여 혁신적인 의료서비스가 만들어지는 등 보건산업은 융합 바이오의 핵심분야로 주목받고 있다. 아울러, 인구 고령화와 건강수요 증가로 바이오헬스 시장 규모가 빠르게 확대되면서, 바이오헬스 시장을 선점하기 위한 글로벌 경쟁도 본격화되고 있다.

우리나라는 세계 보건산업 시장에서 경쟁할 수 있는 역량을 갖추고 있다. 세계 최고 수준의 우수한 의료인력 및 병원시설, 첨단 의료기술을 보유하고 있고 건강보험제도 및 선진 의료시스템 등의 효율적 인프라를 보유하는 등 높은 성장 잠재력을 가지고 있어 새로운 성장 기회를 맞고 있다.

1) 제약산업 육성

IQVIA에 따르면 2019년 세계 의약품 시장 규모는 1조 2,504억 달러이며, 지난 5년간 연평균('14.~'19.) 6.3% 성장률을 보이는 고부가가치 혁신산업이다. 상당수 블록버스터 신약의 특허만료에 따라 새로운 제네릭 및 바이오시밀러 시장이 창출될 전망이다.

정부는 국민 건강 증진과 미래육성산업 측면에서 제약산업의 중요성을 인식하고 신약 연구 · 개발에 대한 재정적 지원, 인프라 확충, 허가제도 및 약가제도 개선 등을 종합적으로 추진하기 위해, 2011년 3월 「제약산업 육성 및 지원을 위한 특별법」을 제정하였다. 혁신형 제약기업인증과 지원제도, 제약기업의 연구 개발 촉진 등을 주요 내용으로 담고 있으며, 이를 통해 국내 제약기업의 연구 및 개발 촉진을 위한 제도적 발판을 마련하였다.

또한, 2013년 7월 「제1차 제약산업 육성 · 지원 5개년 종합계획」을 수립하고 '2020년 세계 7대 제약 강국 도약'을 비전으로 2017년까지 추진하였다. 이어서 강소기업, 혁신 · 바이오 신약, 수출 중심의 혁신성장 선도산업으로 도약하기 위하여 "국민에게 건강과 일자리를 드리는 제약 강국으로 도약"이라는 비전에 따라 2017년 12월 「제2차 제약산업 육성 · 지원 5개년 종합계획」을 수립하였고 신약 개발 역량 제고를 위한 R&D 강화, 제약산업 성장동력 확보를 위한 전문인력양성 및 창업 지원 현장수요 중심의 수출 지원체계 강화, 선진 제약 강국 도약을 위한 제약산업 육성 기반 조성 등 4대 목표를 향해 추진하고 있다. 이를 위해 매년 「제약산업 육성 · 지원시행 계획」을 통해 다양한 육성 · 지원 정책을 추진 중이다.

제약산업은 기초 과학기술과 다학제 융합기반산업으로, 전문인력과 기술력이 강점인 우리나라의 미래산업으로 적합하다는 점, 블록버스터급(연매출 5천억 원~1조 원 이상) 신약 개발시 대규모 국부 창출이 가능하다는 점, 그리고 무엇보다도 제약산업 발전을 통해 국민의 건강권 확보, 제약산업 육성 및 R&D 측면에서 국가 신성장동력산업으로서 중요성이 강조되는 산업이다.

세계 의약품 시장 규모는 2019년 1조 2,504억달러로 고령화 · 신의료기술 출현 등으로 매년 연평균 3~6% 성장하여 2024년 1조 6,000억 달러까지 지속적으로 시장이 확대되는 추세이다. 특히, 러시아, 인도 등 신흥국 중심으로 고성장이 계속 이루어질 전망이어서 중요성이 부각되고 있다.

또한, 합성의약품에서 바이오의약품시장으로 재편성되어 가는 추세인데 이는 국내 양질의 바이오의약품이 세계 시장에 진출할 기회가 확대되고 있음을 의미한다.

- 전체 시장에서 바이오의약품 비중 : 20%('12.) → 29%('19.) → 34%('24.)(Evaluate Pharma 2020)
- 세계 10대 의약품 중 바이오의약품 : 휴미라(1위, 192억 불), 키트루다(2위, 111억 불), 옵디보(3위, 72억 불), 아바스틴(4위, 71억 불) 등

표 12-3 세계 바이오의약품 시장 현황 (단위 : 억달러)

구분	2013년	2014년	2015년	2016년	2017년	2018년	2019년
세계 시장	1,620	1,740	1,790	1,970	2,150	2,420	2,660
국내 시장	20.4	18.8	14.5	15.8	19.7	20.3	22.3

출처 : 'EvaluatePharma의 World preview 2020, Outlook to 2026', 2019 식품의약품 통계연보

우리나라 제약산업은 2018년에 위식도 역류질환 치료제 씨제이헬스케어케이캡정이 허가·획득되는 등 총 29개 신약을 보유하게 되었다. 또한, 후보물질 발굴부터 임상 3상까지 국내 기업이 독자적으로 수행한 SK바이오팜의 엑스코프리('19)의 美FDA('19.11) 허가·획득 등 2014년 이후 총 15개의 의약품이 해외 시장에 성공적으로 시판되고 있어 블록버스터급 신약 탄생 등 글로벌 진출 성과가 기대되고 있다.

이 외에도 세계적으로 확대되고 있는 개방형 혁신(Open Innovation) 경영 전략과 맞물려 2019년도에는 유한양행이 국내 바이오벤처 브릿지바이오와 공동개발을 통한 글로벌 제약사와의 계약 등 약 8조 원 규모의(비공개 제외) 기술을 수출하여 국내외 전략적 제휴를 통한 성공사례를 창출하였다.

제약 분야는 2017년 12월에 수립된 「제2차 제약산업 육성·지원 5개년 종합계획」의 시행 둘째 해인 2019년에는 정부예산 4,779억 원을 투입하여 151개의 세부 추진과제를 추진했다. 2019년 시행계획에 근거하면 R&D에 3,914억 원을 투입하였고, 이의 주요 추진성과로 1천억 원 이상의 대규모 계약 8건을 포함하여 총 13건(약 8.4조 원 규모)의 해외 기술계약 체결을 들 수 있다.

2020년의 주요 추진 정책으로는, 국민건강을 위협하는 반복적인 감염병 대유행에 대응하기 위하여 국내 기업의 감염병 치료제·백신 연구를 위한 비임상·임상을 지원하고, 국내 미해결 및 고위험 국내 유입 가능 감염병 극복기술의 확보를 위한 국제 공동연구 기반

구축 및 프로그램 개발 · 활용 등 협력연구를 활성화 하였다. 또한, 백신의 자체개발을 통한 국민의료비 절감 및 백신주권 확보, 글로벌 백신시장 선점을 위한 기술개발 확대 지원을 지원하고자 하였다.

4차산업혁명 시대를 이끄는 핵심기술인 의료 빅데이터 · 인공지능 등을 활용한 첨단 신약 R&D 연구 활성화를 위하여 환자의 유전체, 임상, 건강 데이터를 확보하고 이를 분석한 시스템 및 후보물질 발굴, 약물 재창출을 신속하게 탐색할 수 있는 인공지능 플랫폼을 민간기업이 치료제 개발에 활용할 수 있도록 지원하였다.

2013년 제약산업의 글로벌 진출을 지원하는 국내 최초의 제약산업 특화 펀드인 "글로벌 제약산업 육성 펀드" 출범 이후 제약펀드 투자 활성화를 통해 제약 · 의료기기 기업의 글로벌 진출 등에 필요한 자금을 적시에 지원하여 글로벌 진출이 용이하도록 하였다. 2016년 1월 제약 분야를 포함한 보건제품과 서비스(의료기관, 의료시스템 진출)를 포괄하는 1,500억 원 규모의 통합펀드가 조성되어 보건의료산업의 경쟁력 강화 및 글로벌 진출에 도움이 될 것으로 기대된다. 또한, 글로벌헬스기술연구기금으로 5년간 500억 원 규모의 민관 협력 펀드를 조성하여 백신 연구개발을 지원하였다.

아울러, 산업 발전의 기반이 되는 전문인력 유치 및 양성을 위해서도 다양한 정책을 추진할 계획이다. IT와 BT 융합형 신약개발 전문인력 양성을 위한 인공지능 활용 과정별 교육을 확대하고, 현장 수요에 맞는 바이오의약품 생산전문 인력양성을 위해 선진 GMP 기준의 생산시설 이론과 실습이 모두 가능한 전문 교육 센터 구축 및 커리큘럼 고도화를 위한 해외 프로그램도입을 통해 실효성 있는 교육을 제공하고자 한다. 또한, 최근 정부의 일자리 확대의 노력에도 불구하고 청년실업률 증가 등 산업계와 구직자간의 미스매칭이 심해지고 있어, 보건복지부는 정부주도의 채용기회 확대 방안으로 바이오헬스산업 채용박람회를 개최할 계획이었다.

제약기업의 수출 확대를 위해서 G2G 협력국가를 확대하고 한국의 제약산업 홍보회를 통해 글로벌 이미지 제고에 노력하였다. '제약비이오 시장개척난' 운영을 통해 전략국 현지 시장 진입의 활성화를 지원하고, 해외 유명 전시회 참가를 통해 한국의 제약산업 및 우수 제약기업을 홍보하였다.

개방형 혁신(Open Innovation)에 기반한 신약 개발 역량을 강화하기 위한 첨단 바이오의약품 글로벌 진출 및 신약 분야 기초 연구 성과의 제품화 촉진을 위한 보건의료 T2B(Technology to Business) 기반 구축 지원을 확대할 계획이다. 또한 국내 전문 제약기업성공모델 도출을 위한 미래 제약 · 바이오 특화 분야 연구개발 지원 및 R&D 산업 생태계 조성을 위한 글로벌 바이오헬스케어 혁신정책센터를 지속적으로 지원할 계획이다.

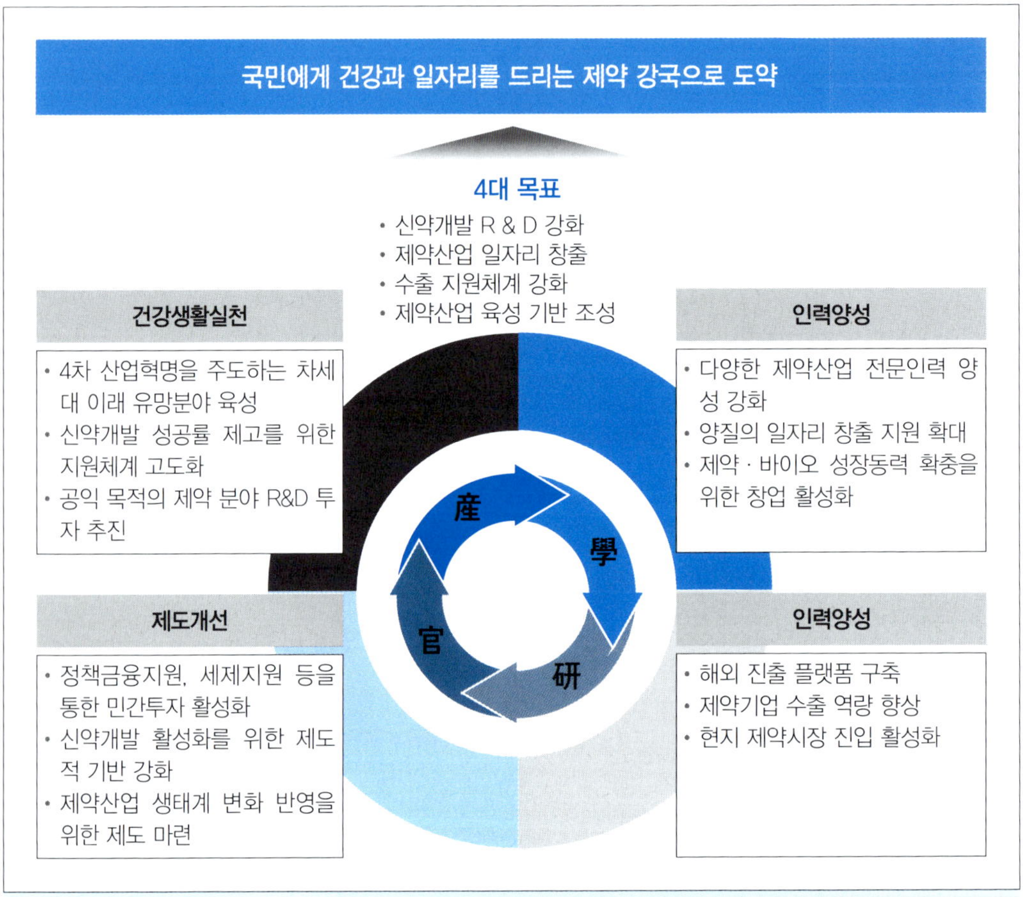

그림 12-1 제2차 제약산업 육성 · 지원 5개년 종합계획 비전 및 목표

2) 의료기기산업 육성

의료기기산업은 의료기기를 이용하여 인간의 삶의 질 향상을 목표로 하는 보건의료산업의 한 분야이다. 최근 세계의료기기 시장의 성장세는 과거 성장률에는 미치지 못하나, 2016년 이후 다시 상승하여 지속적으로 성장할 전망이다. 고령화와 웰빙 및 건강에 대한 관심 고조 등은 아직까지 성장 요인으로 유효하며, 선진국과 후발 공업국가 등에서의 의료 개혁이 중요한 요인에 속한다. 즉, 중국, 인도, 브라질 등 후발 공업국의 경제 성장, 소득 증가와 이에 따른 의료서비스 수요 증가 등이 의료기기 시장의 전망을 긍정적으로 볼 수 있는 요인이다.

주요 선진국은 보건의료산업을 전략적으로 육성하고 있으며, 선진 주요 기업 간 글로벌 경쟁은 더욱 심화되고 있다. 이에 대응하여 정부는 산업의 경쟁력 강화를 위한 방안을 마련하여 추진하고 있으며, 의료기기산업을 발전 · 육성시키는데 노력을 기울이고 있다.

의료기기산업 예측 기관 Fitch Connect에 따르면, 2019년 세계 의료기기 시장 규모는 약 4,044억 달러로 추정되며, 연평균(2015~2019년) 5.5% 성장하였다. 2019년 국내 의료기기 생산 실적은 7조 2,794억 원으로 전년 6조 5,111억 원 대비 11.8% 증가했으며, 2015년 이후 연평균 성장률도 9.8%로 고속 성장세를 유지하고 있다. 또 의료기기 수출은 2019년 37.1억 달러로 전년 대비 2.8% 늘어난 반면 의료기기 수입은 41.6억 달러로 전년 대비 7.0% 증가하여 무역 적자는 4.5억 달러로 집계되었다.

국산 의료기기 신뢰도 제고를 위해 의료기관과 연계한 제품화 컨설팅 및 테스트를 지원하고, 산업체 수요에 맞는 최첨단 융 · 복합 전문인력 양성을 위한 특성화대학원 설립 · 지원, 선진국 기준에 맞는 경쟁력 확보를 위한 의료기기 국제 규격 변화 대응 지원, 해외 시장 개척을 위한 해외 의료기기 종합지원센터 구축 등도 지속적으로 추진 · 확대하고 있다. 또한, 의료기기산업의 전주기 맞춤형 통합 상담 컨설팅 지원을 위해 각 관련기관(식약처, 건강보험심사평가원, 한국보건의료연구원, 한국보건산업진흥원)으로 구성된 의료기기산업 종합지원센터를 설립('16.11.)하고 운영하고 있다.

또한, 정부는 의료기기산업의 체계적인 육성에 필요한 제도적 기반 마련을 위해 2019년 4월 「의료기기산업 육성 및 혁신의료기기법」을 제정하였다. 해당 법은 의료기기산업을 육성 · 지원하고 혁신의료기기의 제품화를 촉진하는 등 그 발전기반을 조성함으로써 의료기기산업의 경쟁력을 강화하는 데 중점을 두고 있다.

2020년 5월 법률 시행에 앞서, 정부는 새롭게 도입되는 지원제도 추진을 위해 관계부처와 협업하여 구체적인 실행계획을 수립 중이다. 우선 기술경쟁력을 갖춘 의료기기 기업을 혁신형 의료기기 기업으로 인증하여 글로벌 기업으로의 성장을 위한 집중적인 지원 정책을 실행할 계획이며, 혁신의료기기 지정을 통한 신속한 시장 출시와 지원을 위해 세부 지정기준 및 지원 정책을 마련하고 있다. 또한 법률에 의해 운영되는 '의료기기산업 종합지원센터'를 활용하여 혁신형 의료기기기업 인증, 관계부처 통합상담, 규제 협의체, 정부지원 연계 등의 종합지원업무를 추진할 계획이며, 정책수립 과정에서 관계기관 및 산업계와 지속적인 협력을 해 나갈 계획이다.

국산 의료기기의 신뢰도 확보는 시장 진출의 가장 중요한 요건이라는 인식하에 국산 의료기기 신제품 테스트를 지원하고 있다. 대학병원 의료진이 국산 의료기기 신제품과 기존 외국산 제품과의 성능 비교 테스트를 실시하도록 지원하여 품질의 신뢰성을 확보하는 사업이다. 본 사업은 2012년도부터 시행되어 2019년도까지 87개의 제품에 대한 테스트가 성공적으로 추진되었으며, 2019년에도 15개 제품을 대상으로 테스트가 진행되어 7개 제품이 국내 종합병원급 이상 의료기관 53개소에 신규 진입하여 전년 대비 매출액이 약 57억 원 이상 증가하는 성과를 거두었다. 이렇게 확보한 신뢰성은 국내외 주요 의학회와 연계한 홍보를 통해 적극적으로 확산함으로써 국산 제품의 브랜드 가치를 제고한다.

아울러, 의료기기산업에 특화된 융합 지식과 실무 경험을 갖춘 석·박사급 인재를 양성하기 위한 의료기기산업 특성화대학원을 운영 중이다. 의료기기 기업의 R&D 설계, 인허가, 기술 경영 등 사업화에 있어 핵심 역할을 담당할 전문인력 및 기업에서 혁신 리더로 성장할 수 있는 인재를 양성하기 위한 사업으로, 2019년 현재 3개의 특성화대학원을 운영하고 있다(동국대학교, 성균관대학교, 연세대학교).

또한, 의료기기 국제 규격의 개정으로 해외 시장 진출을 위한 안전 기준이 강화됨에 따라 이에 대한 적응력을 갖추어 제품 경쟁력을 높이고 해외 인허가 획득을 지원하고자, 의료기기 사용 적합성 인프라를 구축하고 2015년부터 '의료기기 사용 적합성 테스트센터' 2개소(고대 구로병원, 서울대학교병원)를 선정하여 운영 지원하고 있으며, 2020년 분당서울대학교 병원을 신규로 선정하여, 총 3개의 센터를 운영·지원하고 있다. 또한, 2019년까지 총 21건의 사용 적합성 테스트가 추진되었다.

신흥국 시장의 급속한 성장과 FTA 체결 등 국산 의료기기의 해외 시장 진출 발판이 마련되고 있으나, 중국·러시아·브라질 등의 인허가 장벽 및 자국 의료기기산업 보호 정책으로 어려움이 가중되고 있다. 중국의 경우 NMPA 인허가(중국 위생허가) 획득 및 공공시장 입찰 제한 등 비관세 장벽 강화로 국내 기업이 현지 시장진입 및 정착에 어려움을 겪고 있다. 이에 따라 의료기기 현지 생산을 통해 비관세 장벽을 우회, 내수시장을 개척하고 진출기업을 보호하기 위해 2016년부터 '의료기기 현지화(중국) 진출 지원센터'를 설립하여 지속 운영 중이다.

2019년, 국내 기업(오스템 임플란트)의 염성시 제조법인 준공 및 투자계약 체결을 지원했으며 제품 인허가 및 생산허가를 지원하였다. 또한 현지 진출기업과 중국 투자회사 매칭을 통해 약 35억원의 투자금 유치를 지원하였다. 의료기기 현지화 지원센터에서는 직접적인 법인설립, 투자유치 지원 뿐만 아니라 중국 규격 및 동향 정보, 진출기업 협의체 운영 등을 통해 중국 현지 진출 기업을 보호하고 수출판로를 다각화 하기 위해 노력하고 있다.

2014년부터는 의료기기 중개 연구 및 임상시험 인프라 고도화를 위해 "의료기기 중개·임상시험지원센터"를 선정하여 집중 지원하였다. 이미 구축된 임상시험센터의 인프라를 적극 활용하고, 의료 현장을 기반으로 산 · 학 · 연 · 병 공동연구 플랫폼을 구축하여 R&D 및 산업화 전 주기에 걸친 임상적 전문 컨설팅 및 개발지원시스템을 마련하여 R&D 성과의 시장 진출을 촉진하였다. 인체삽입형 의료기기 분야는 2014년 삼성서울병원을 시작으로 2015년에는 고려대 구로병원(체외진단기기), 단국대병원(레이저광 분야), 서울대학교병원(영상진단기기), 전북대학교병원(재활의료기기), 서울대학교치과병원(치과의료기기), 2016년에는 가천대 길병원(최소침습의료기기), 2017년에는 양산부산대병원(고령친화 의료기기), 서울아산병원(의료정보융합 자동화 의료기기), 건양대병원(안 · 이 · 두경부 의료기기) 등 10곳을 분야별로 특화하여 지원하였다.

정부 간 협력 등을 통한 의료진 교류를 활용하여 해외 상급 병원에 국산 의료기기 사용 기회를 제공하고, 해외 시장의 지속적인 수출 기반 확보를 위해 2013년 베트남과 인도네시아에 각각 '해외 의료기기 종합지원센터' 설립하여 운영하고 있다. 2018년 인도네시아 센터는 인니 최대 무슬림재단(Muhammadiyah)종합병원 체외충격파쇄석기(ESWL)설치(3억원) 및 교육 컨설팅을 시행하였으며, 현지 국영기업(Indofarma)과 체성분석기 공동 마케팅 협약을 체결하였다.

베트남 센터는 호치민 5군병원 내 한국형 재활치료센터 개원('19.12)을 지원하였으며, 호치민 국립재활병원 내 한국형 재활치료센터를 개원할 예정이다. 인니, 베트남 센터는 의료기기 사후관리 지원, 현지 홍보마케팅, 입찰 구매 정보 제공 및 기업 상담 등 다양한 활동을 통해 국산 의료기기 브랜드 인지도 제고 및 신뢰도 확보를 위해 노력하고 있다.

글로벌 시장을 선점할 혁신 의료기기 및 의료공공복지 구현을 위한 의료기기 개발을 목적으로 보건복지부 · 산업통상자원부 · 과학기술정보통신부 · 식약처가 공동으로 '범부처 전주기 의료기기 개발사업(R&D)' 추진을 위해 예비타당성을 통과하였다. 정부는 5년(2020년~2025년) 동안 1조 2천억 원 규모로 ① 글로벌 경쟁력확보제품개발, ② 4차산업혁명 및 미래의료환경 선도, ③ 의료공공복지 구현 및 사회문제 해결, ④ 의료기기사업화 역량강화 분야를 지원할 예정이다.

3) 화장품산업 육성

2019년 국내 화장품 시장은 약 124억 달러 규모로 전 세계시장 규모인 약 4,996억 달러의 약 2.49%를 차지하며 9위에 위치하고 있다(Euromonitor International, 2020년 5월 25일, Beauty and Personal Care부).

2009년에 화장품산업 선진화를 위해 내수 중심의 화장품산업을 새로운 고부가가치 수출 산업으로 육성하기 위해 산학연 전문가와 관계 기관으로 구성된 TF를 운영하여 3개 분야(제도 개선, 산업 지원, R&D 지원 확대) 15개 과제를 추진하여 긍정적 효과를 도출하였다. 2019년 화장품 수입액은 16억 7백만 달러로 2018년 대비 0.5% 감소하였고, 수출액은 약 64억 9천만 달러로 2018년 대비 약 3.6% 늘어났으며, 2014년부터 지속적으로 무역수지 흑자를 유지하고 있다.

정부는 향후에도 화장품을 수출 산업으로 육성하기 위해 중소기업이 자력으로 확보하기 힘든 국가별 수출 · 안전 정보 등을 수집 · 분석 · 제공할 계획이다. 또한, 화장품 R&D 지원 및 수출지원, 국가별 피부특성 은행을 확대할 계획이며, 화장품 산업의 발전을 저해하는 불합리한 규제를 선진국 수준으로 완화하여 우리나라 화장품 산업이 2022년에는 화장품 수출 세계 3대 강국으로 도약할 수 있도록 지속적으로 지원할 계획이다.

표 12-4 연도별 화장품 수출입 실적 (단위 : 천 달러, %)

연도	수입		수출		무역수지	
	수입 금액	증감률(전년대비)	수출 금액	증감률(전년대비)	무역수지	증감률(전년대비)
2007	762,353	9.94	313,822	8.42	△448,531	–
2008	860,280	12.85	383,061	22.06	△477,219	–
2009	855,964	–0.50	438,838	14.56	△417,126	–
2010	1,032,414	20.61	791,368	80.33	△241,046	–
2011	1,203,460	16.57	813,951	2.85	△389,509	–
2012	1,239,167	2.97	977,854	20.14	△261,313	–
2013	1,274,696	2.87	1,232,610	26.05	△42,086	–
2014	1,386,340	8.76	1,873,534	52.00	487,194	흑자 전환
2015	1,397,155	0.78	2,910,100	55.33	1,515,298	
2016	1,433,152	2.58	4,183,303	43.75	2,750,151	81.49
2017	1,522,968	6.27	4,952,141	18.38	3,429,173	24.69
2018	1,615,324	5.52	6,262,688	26.67	4,647,364	35.52
2019	1,606,731	–0.5	6,480,180	3.6	4,870,440	4.80

출처 : 대한화장품산업연구원(우리나라 화장품 품목 기준), 관세청(2019년)

국내 화장품 산업을 글로벌 수출산업으로 육성하고 체계적인 육성 · 지원 정책을 추진하기 위해 「(K-뷰티) 미래 화장품산업 육성 방안」을 수립하였다('19. 12). 주요 추진 정책으로

(연구개발) 현장 수요 기반 미래 신기술 확보, (규제혁신) 스마트 규제를 통한 기업활동 제고, (브랜드 제고) K-뷰티 브랜드 경쟁력 강화, (산업인프라) K-뷰티 클러스터 구축 등 '4대 주요과제'를 정하고 지속적으로 지원하고 있다.

비전	세계 3대 화장품 수출 국가 도약
목표	▶ 수출확대 및 수출국가 다변화 · 수출액 : ('18) 4위 (63억 달러) → ('22) 3위 (79억 달러) · 신남방국가 수출비율 : ('18) 11% → ('22) 20% ▶ 글로벌 리딩기업 및 강소기업 육성 · 글로벌 100위 기업 : ('18) 4개사 → ('22) 7개사 · 매출 50억원 이상 기업 : ('17) 150개사 → ('22) 276개사 ▶ 신규 일자리 7.3만개 창출 · 일자리 : ('18) 23.5만명 → ('22) 30.8만명

3대 전략		
	기능성	세계 최초 기능성 화장품 제도 도입('99) 이후 선도 지위 유지(고도화) *미백 · 주름개선 · 자외선차단 · 여드름 · 탈모 등 10종('19년)
	맞춤형	피부 특성, 유전체 등을 고려한 '나만의 화장품' 수요 확대에 맞추어 세계 최초 '맞춤형 화장품' 정책 수립 및 시장 선점
	고급화	신기술 · 신소재 개발 및 문화연계(K-POP)를 통한 브랜드 역량 강화

주요 과제					
연구개발	현장 수요 기반 미래 신기술 확보				
	기초소재 국산화 및 피부과학 응용연구	유전체 분석 맞춤형 기술 개발	글로벌 시장선도를 위한 신기술 개발		
규제혁신	스마트 규제를 통한 기업활동 제고				
	제조자 표기의무 삭제	맞춤형 화장품 신설	지식재산권 침해대응 등 안전성관리 강화		
브랜드 제고	K-뷰티 브랜드 경쟁력 강화				
	신남방 신흥국가 진출지원 강화	K-뷰티 홍보관 상설 운영	글로벌 수준의 국내화장품 박람회 개최	해외수출을 위한 정보제공 강화	
산업 인프라	K-뷰티 클러스터 구축				
	산업지원 인프라 신설	특성화된 우수인력 양성	화장품산업 전시관 신설	스마트공장 도입지원	

그림 12-2 (K-뷰티) 미래 화장품산업 육성 방안 비전 및 목표

산업 육성을 위해 화장품 GMP(Good Manufacturing Practice, 우수 제조관리기준) 전문 인력 양성('12.~'19. 145회, 5,979명/ '19. 28회 826명), 화장품 산업 입문 교육('15.~'19. 41회 2,877명/ '19. 10회 571명), 화장품 마케팅 교육('13.~'19. 14회 713명/ '19. 2회 100명) 등 다양한 교육 프로그램을 운영하여 전문 인력을 양성 중이며, 수출 시 필요한 화장품 규제 원료(사용 금지, 사용 제한, 사용 가능원료) 정보에 대해 주요 수출 국가('11.~'19. 57개국 40,724건/ '19. 1개국 8,010건)에 대한 검색 시스템을 구축하여 국내 기업에 제공하고 있다.

또한, 해외 시장 진출 활성화를 위해 수출 주요 국가의 시장 예측 조사 · 분석하여 맞춤형 전략을 제시하는 해외 시장 예측조사('16.~'19. 13개국/ '19. 3개국 보고서 발간), 주요 해외 화장품 시장의 트렌드 및 향후 시장 전망을 예측하는 글로벌 시장 동향 조사('13.~'19. 65회/'19. 11회 리포트 제공), 해외 국가별 화장품 유통 시장 구조와 주요 매장 조사('18.~'19. 6개국 10개 지역/'19. 3개국 4개 지역), 수출 국가의 인허가 정보 및 수출 절차 등의 정보를 제공하는 온라인 수출 가이드북('14.~'19. 20개국/ 수시 업데이트), 수출 국가의 피부특성 정보를 제공하는 국가별 피부특성은행('11.~'19. 22개국 25개 지역/ '19. 3개국 3개 지역), 특허 및 상표 정보를 검색할 수 있는 특허 · 상표 정보 시스템 구축('14.~'19. 5개국 1,729,245건/ 수시 업데이트) 등 수출에 필요한 다양한 정보를 제공하고 있다. 특히, 중국 시장 개척 지원 사업을 통해 화장품산업 정보 포털(http://www.allcos.biz)을 구축하여 15개 콘텐츠(뉴스, 해외시장정보, 정책정보, 구인정보 등)의 실시간 이슈 내용, 해외 시장 및 수출관련 정보를 영상으로 제작('17.~'19. 54건/ '19. 22건 게재)하여 국내 기업에 제공하고 있으며, 중국 시장 개척단 운영('19. 중국 창사, 시안 30개사 현장 계약 35억 원, 상담액 205억 원)을 통해 국내 기업에게 현지 바이어를 소개하는 등 수출 지원을 위한 사업을 지원하고 있다.

화장품산업 중장기 발전 계획에 따라, 정부는 기존의 다양한 육성 및 지원 정책을 지속 추진하여 국내 화장품산업의 첨단 수출 사업으로 도약하기를 기대하고 있다.

2 미래의료기반 강화

2019년 보건의료연구개발사업은 '첨단의료기술개발', '의료기기기술개발', '임상연구인프라 조성', '감염병위기대응기술개발', '범부처전주기신약개발', '국가항암신약개발', '포스트

게놈 다부처유전체', '연구중심병원육성', '혁신성장동력프로젝트(정밀의료)' 및 '라이프케어 융합 서비스개발' 사업 등으로 구성되어 있다. 지원분야는 의과학, 의약품, 의료기기, 의료정보, 정밀의료 및 헬스케어 등을 포함하고 있다.

보건의료연구개발사업 중 공익적 연구는 국가적 보건의료 문제해결 및 국민의 행복과 건강을 증진시켜주기 위한 것이다. 융·복합 연구는 4차 산업혁명 핵심기술(빅데이터, 인공지능, IoT 등)이 결합된 보건의료 연구분야를 지원하여 혁신성장을 견인하기 위한 것이며, 인프라 및 연구자원 연구는 ICT기술을 활용하여 데이터 및 인프라 등 플랫폼 혁신을 통해 고도화를 가속화하기 위한 것이다. 암관리는 한국형 암 정복을 위해 예방·진단·치료법 연구를 강화하기 위한 것이다. 재난대응 연구는 백신주권 확보 및 신·변종 감염병 대응 강화, 예방중심 질병연구 역량 및 연구자원의 활용을 강화하기 위한 것이다.

보건의료분야 R&D 지원은 신제품·서비스 개발을 통한 고부가가치 및 신시장을 창출, 산업의 성장을 견인하는 등 국가 성장 동력으로 작용하고 있다. 신약 제품화는 의약품의 경우 1999년 국산 신약 1호인 SK제약 백금착제 항암제 선플라주를 시작으로 총 32건의 신약이 출시되었다. 2008년부터 연간 200억 원 내외 규모의 신약개발 비임상·임상 R&D 지원 및 2011년부터 시스템 통합적 항암신약개발, 범부처전주기신약개발사업 등을 지원하여 신약개발 R&D 지원을 확대하고 있으며, 오랜 기간 꾸준히 지원해 온 결과 최근 신약개발 성과가 가시화 되고 있다.

표 12-5 신약 제품화 완료 현황

연번	제품명	개발사	효능·효과	허가 일자	비고
1	선플라주	(주)SK케미칼	항암제(위암)	1999. 07. 15	
2	EGF 외용액	(주)대웅제약	당뇨병성족부궤양치료제	2001. 05. 30.	
3	조인스정	(주)SK케미칼	관절염(소염/진통)치료제	2001. 07. 10.	천연물
4	큐록신정	(주)중외제약	요로감염증, 방광염	2001. 12. 17.	
5	스티렌캡슐	(주)동아제약	위염치료제	2002. 06. 12.	천연물
6	슈도박신주	CJ제일제당(주)	농구균 예방백신	2003. 05. 28.	
7	캄토벨주	(주)종근당	소세포폐암 및 난소암	2003. 10. 22.	
8	자이데나정	(주)동아제약	발기부전	2005. 11. 29.	
9	레보비르캡슐	(주)부광약품	B형간염치료제	2006. 11. 13.	
10	엠빅스	(주)SK케미칼	발기부전	2007. 07. 18.	
11	놀텍정	(주)일양약품	위궤양치료제	2008. 10. 28.	

12	유트라박주	(주)LG생명과학	디프테리아, 파상풍, 백일해 및 B형간염 예방	2010. 04. 28.	바이오
13	유히브주	(주)LG생명과학	뇌수막염 예방	2010. 08. 10.	바이오
14	카나브정	(주)보령제약	고혈압치료제	2010. 09. 09.	
15	시네츄라시럽	(주)안국약품	기관지염치료제	2011. 03. 11.	천연물
16	슈펙트캡슐	(주)일양약품	항암제(백혈병)	2012. 01. 05.	
17	헌터라제	(주)녹십자	헌터증후군환자 효소대체요법	2012. 01. 09.	바이오
18	큐피스템	(주)안트로젠	크론성 누공 치료제	2012. 01. 18.	바이오
19	레일라정	(주)한국피엠지제약	골관절증의 증상 완화	2012. 03. 13.	천연물
20	듀비에정	(주)종근당	당뇨병치료제	2013. 07. 04.	
21	뉴로나타-알주	코아스템(주)	루게릭병치료제	2014. 07. 30.	바이오
22	뉴라펙	(주)녹십자	호중구감소증 보조치료제	2014. 08. 14.	바이오
23	듀라스틴	동아에스타(주)	호중구감소증 보조치료제	2014. 08. 14.	바이오
24	스카이셀플루 3가	SK케미칼(주)	인플루엔자 바이러스 백신	2014. 12. 26.	바이오
25	자보란테정	동화약품(주)	항균제(항생제)	2015. 03. 20.	
26	시벡스트로정	동아에스타(주)	항균제(항생제)	2015. 04. 17.	
27	시벡스트로주	동아에스타(주)	항균제(항생제)	2015. 04. 17.	
28	슈가논	동아에스타(주)	혈당강하제	2015. 10. 02.	
29	스카이셀플루 4가	SK케미칼(주)	인플루엔자 바이러스 백신	2015. 12. 24.	바이오
30	레보틱스CR서방정	한국유나이티드제약(주)	급·만성기관지염 치료제	2017. 04. 12.	개량
31	제미로우	(주)LG화학	당뇨병, 이상지질혈증치료제	2017. 07. 31.	개량
32	케이갭정	CJ헬스케어(주)	위식도역류질환 치료제	2018. 07. 05.	

1) 정밀의료 기술개발

정밀의료(Precision Medicine)는 개인의 유전, 환경, 생활습관을 고려한 개인맞춤 치료와 예방을 추구하는 새로운 보건의료 패러다임이다. 지금까지 의료시스템이 일반인의 평균치에 맞춰 개발된 질병 치료 및 예방법을 모든 사람에게 일괄적으로 적용하는 전략이었다면, 정밀의료는 개개인에게 최적화된 의료시스템을 구축하기 위한 접근방법이다. 정밀의료에 앞서 유사한 개념으로 사용되어 온 맞춤의료는 '인간 게놈 프로젝트(human genome project, 1990~2013)'를 통해 인간 유전체 염기서열이 밝혀지면서 활성화되었다. 이로 인해 질병과 관련된 유전자가 밝혀졌고, 일부 암의 진단과 치료에서 개인의 유전체 정보를 활용한 맞춤형 처방이 적용되고 있다. 최근에는 유전 정보뿐 아니라 임상진료 정보, 생활습관 정보, 환경 정보 등 보다 광범위한 개인 자료의 수집과 분석이 가능해지면서, 개인에게 가장 알맞은 치료나 건강관리 기술을 찾기 위한 정밀의료가 미래의료로 부상하였다.

2015년 1월 20일, 미국 버락 오바마 대통령이 연두교서를 통해 「정밀의료추진계획(Precision Medicine Initiative)」을 발표하면서, 세계 의료계의 이목이 정밀의료에 집중되었다. 정밀의료 추진을 가능하게 한 핵심 요인은 유전체 염기서열 해독(sequencing) 비용의 하락이다. 유전체 해독 비용은 2000년대 초반만 해도 1억 달러에 달했으나, 2015년 10월 기준으로 1,245달러까지 낮아졌다. 이와 함께 약 30억 개 염기서열로 이루어진 인간의 유전체를 분석하기 위해서 대량의 데이터를 처리하는 빅데이터 분석 기술도 발전하였다. 또한 개인의 생활 정보(lifelog)를 상시적으로 수집할 수 있는 웨어러블 디바이스와 정보통신 기술의 발전도 한몫하고 있다.

미국, 영국, 일본, 중국 등 '인간 게놈 프로젝트'에 참여했던 국가들은 정밀의료를 미래 전략 분야로 인식하고, 대규모 투자 계획을 경쟁적으로 발표하고 있다. 특히, 미국은 『21세기 치유 법안』 제정(The Cures Act, '16. 12.)을 통해, 정밀의료 연구개발에 약 15억 원('17.~'26.)의 의무예산을 반영하였다. 영국은 「10만 게놈 프로젝트」에 3억 파운드('14.~'17.)를 투자하고, 국가 주도의 의료데이터 수집 · 분석 · 활용 체계를 구축하였다.

일본은 「질병 극복을 위한 게놈 의료 실현화 프로젝트」에 2015년 93억 엔을 투자하고, 유전체 정보를 분석하여 치료에 활용하는 연구를 수행하고 있다. 중국도 2016년 「정밀의료 발전 계획」을 통해 향후 15년간 600억 위안의 투자 계획을 발표했다.

우리나라는 세계적인 수준의 의료기술과 정보통신 인프라를 갖추고 있고, 건강보험제도를 통해 전국민 의료 정보가 축적 · 관리되고 있다. 또한 아시아 최대 규모의 바이오뱅크와 다양한 유전역학 코호트(장기 추적 관찰을 통해 질환 관련 정보를 수집하기 위한 집단)가 구축되어 있다. 이처럼 정밀의료 추진을 위한 기본 바탕이 세계 어느 나라보다 잘 갖추어져 있으나, 다양한 기관에 구축되어 있는 자원의 연계와 공유가 미흡한 것이 약점으로 지적되어 왔다. 이에 보건복지부는 2016년 3월 미래창조과학부, 산업통상자원부와 공동으로 '유전체 · Health-ICT 융합 기반 정밀의료 기술개발' 계획을 수립하였다. 세부 추진 계획으로 ① 암정밀 진단 · 치료법 개발(보건복지부), ② 정밀의료 병원정보시스템(P-HIS) 개발(미래창조과학부 · 보건복지부)을 발표했으며, 예비 타당성 조사를 거쳐 5년간('17.~'21.) 총 752억 원을 투자하기로 하였다.

정밀의료 기술개발사업은 다부처 사업단 방식으로 정부와 민간의 역량을 집중하여 추진

중이다. 사업단은 연구와 산업계의 식견과 리더십을 겸비한 사업단장의 책임하에 운영되고, 사업단의 사업 계획 수립과 성과 평가 등은 민간전문가로 구성된 운영위원회를 통해 심의 · 조정하도록 운영 관리 규정을 제정하였다. 이에 따라, 2017년 3월 정밀의료 운영위원회를 구성하고 6월 각 사업단을 선정하여, 암 정밀 진단 · 치료법 개발과 정밀의료 병원정보시스템 개발을 추진하고 있다. 현재 1단계(2017~2019) 연구를 완료하였고 2020년부터 2단계(2020~2021) 1차년도 연구를 진행하고 있다.

(1) 암 정밀 진단 · 치료법 개발

암은 한국인 사망 원인 1위 질환이며, 국내 의료 수준의 비약적인 발전에도 불구하고 진행성(원격전이) 암의 경우 2011년-2015년 암발생자에 대한 5년 상대 생존율이 20.9%에 그치고 있다. 또한, 미국 등에서 허가한 유전변이 검사 및 표적치료제 사용이 국내에서는 허가되지 않거나 급여가 인정되지 않아서 치료 가능한 다수의 환자들이 치료 기회를 상실하고 있다는 우려가 제기되고 있다. 이에 따라, 진행성 암환자 1만 명에 대한 유전체 변이를 분석하고 표적항암제와 매칭한 임상시험을 실시하여, 기존에 소외되었던 치료 가능한 유전변이를 가진 진행성 암환자의 생존율 향상과 암 정밀의료의 가속화를 도모하고자 한다.

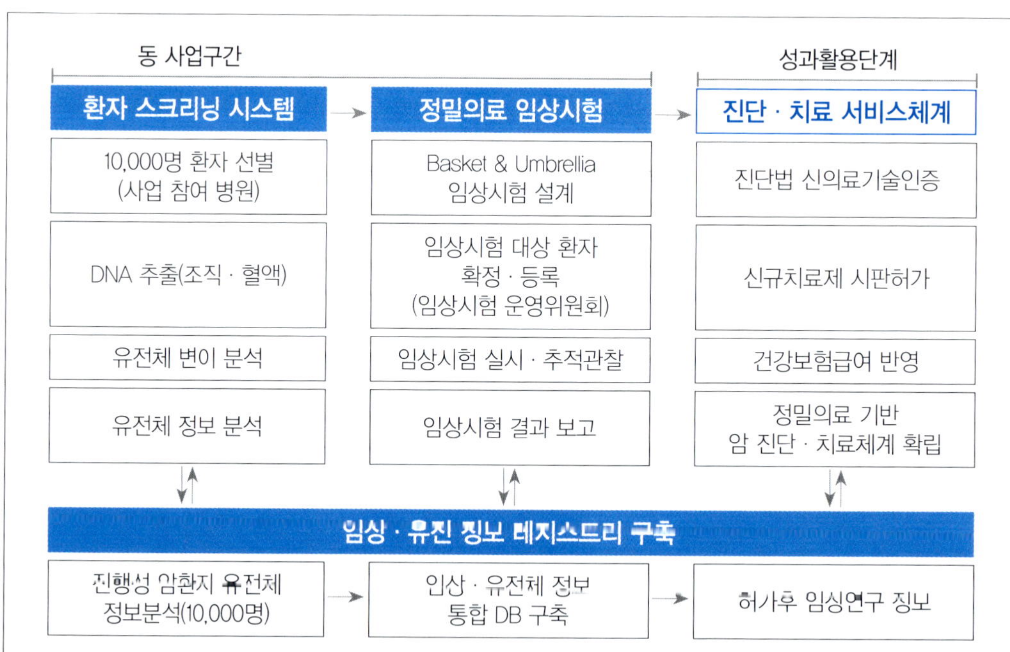

그림 12-3 정밀의료 기반 진행성암 진단 · 치료기술개발사업 구조

1단계 연구 목표였던 암 유전체 변이 분석 누적 5,000건을 달성하였으며, 정밀의료 기반 임상시험, 암 유전체 데이터베이스 구축을 완료하였다. 2단계 연구에서는 진행성 암 환자 1만명에 대한 유전체 변이 분석을 완료하고, 암 유전체 데이터베이스를 고도화하는 것을 목표로 추진할 예정이다.

(2) 정밀의료 병원정보시스템(P-HIS) 개발

정밀의료를 구현하기 위해서는 핵심이 되는 임상 데이터, 유전체 정보, 생활 정보 등 다양한 의료 데이터의 통합 분석이 필수적이다. 현재 국내 일부 대형병원을 제외한 의료기관들은 정밀의료를 구현하기에 미흡한 수준의 인프라를 갖추고 있다. 따라서 실제 임상에서 정밀의료 실현이 가능하기 위해서는 고품질의 병원정보시스템 인프라가 마련되어야 한다. 정밀의료 병원정보시스템 개발사업은 클라우드를 기반으로 병원정보시스템을 개발하고 데이터 표준을 적용함으로써, 의료기관의 필요에 따른 다양한 시스템과 상호 운용이 가능하

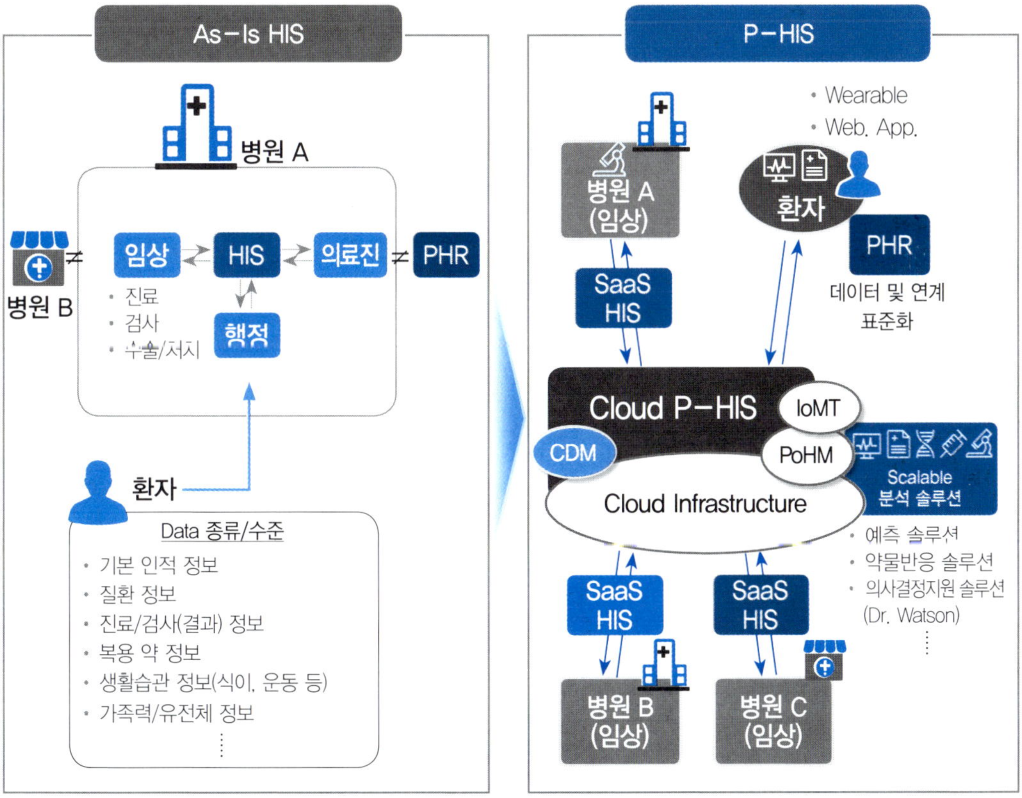

그림 12-4 병원정보시스템(HIS)과 정밀의료 병원정보시스템(P-HIS)의 차별성

도록 개발하는 것이 목표이다.

2019년에는 진료, 진료지원, 원무, 보험 등의 주요 업무를 38개로 모듈화하여 클라우드 서비스(SaaS) 형태로 정밀의료 병원정보시스템을 개발 완료하였다. 2단계 연구를 통해 고려대학교 의료원 내 3개 병원에 시범 적용을 완료하고, 2,3차 병원을 대상으로 보급 · 확산을 추진할 예정이다.

2) 재생의료산업 육성

재생의료란 손상된 세포와 조직, 장기를 대체하거나 재생시켜 정상 기능을 복원시키는 의학 분야로 회복이 불가능했던 조직이나 장기들의 회복 메커니즘을 활성화시키거나 교체를 통해 손상된 부위를 재생하는 것을 말한다.

또한, 증상의 완화보다는 질병의 병태생리에 입각하여 소실된 세포 · 조직 · 장기의 기능을 회복시키는 근원적 치료로 전환하는 새로운 패러다임의 바이오헬스 기술로서 2030년에는 주력 산업으로 정착할 가능성이 큰 분야이다.

전 세계 재생의료산업의 시장 규모는 2016년 58억 달러에서 2026년에는 308억 달러로 연평균 17.3% 성장할 것으로 전망되며, 아시아 시장의 비중 또한 2014년 11.3%에서 2026년 19%로 증가할 것으로 보인다.

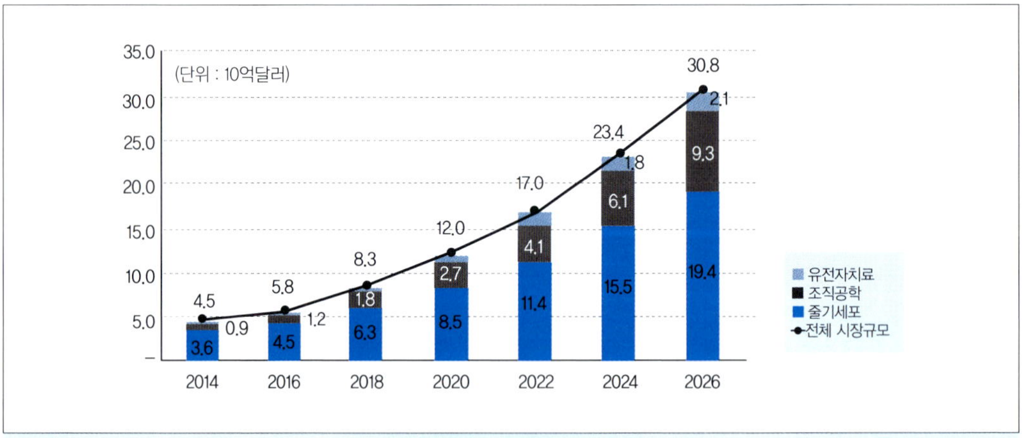

그림 12-5 글로벌 재생의료 시장 성장

출처 : Translational Regenerative Medicine : Market Prospects 2014~2026

이에 따라 미국, 일본 등 선진국은 글로벌 재생의료 시장의 선점을 위해 재생의료 분야를 중점적으로 육성하고자 국가 차원의 법 · 제도적 개선과 함께 R&D 투자를 강화하고 있다.

우리나라는 전 세계 줄기세포치료제 7개 중 4개를 개발하여 세계 우위의 기술력을 입증하였다. 이에 정부는 재생의료산업의 성장 가능성을 인식하고, 재생의료 분야에 대한 재정적 지원과 함께 제도적 발판을 마련하여, 글로벌 재생의료 시장에서 경쟁할 수 있도록 재생의료산업의 육성에 전력을 다하고 있다.

(1) 줄기세포 · 재생의료 실용화를 위한 지원 강화

보건복지부는 재생의료 분야의 R&D를 지속적으로 투자해 옴에 따라 다양한 줄기세포 등 재생의료의 임상 활용성을 높이기 위한 중개 연구 지원과 임상적 근거 확보를 통한 조기 실용화 성과 창출을 지원하였다.

지난 8년('12.~'19.) 간 재생의료 분야의 총 220개 과제에 대하여 20,779.5억 원을 지원함에 따라 3개 줄기세포 · 재생의료치료제가 시판 허가를 받아 상용화되었다. 또한 23건의 국내외 임상시험과 총 1.1천억 원 규모의 기술 이전 등 36건의 성과를 거두었다.

글로벌 첨단 재생의료 시장의 성장률은 줄기세포치료제(15%)보다 조직공학치료제(21.5%)와 유전자치료제(60%)가 더 높을 것으로 전망되어(출처 : Translational Regenerative Medicine : Market Prospects 2014-2026, Visiongain) 세계 연구 현장에서는 기존의 성체줄기세포 중심에서 유도 만능줄기세포 등 차세대 줄기세포 및 유전자 치료, 조직공학치료 등의 분야에 대한 연구가 활발해지고 있다.

우리 정부의 R&D 투자 방향도 차세대 줄기세포치료제, 조직재생 융합 연구, 기반 기술 등의 지원을 강화할 예정인 만큼, 이러한 방향성을 가지고 줄기세포 분야 이외에 유전자 치료제, 조직공학치료제, 공통기반기술 분야 등에 대한 지원을 강화한 다부처(과학기술정보통신부-보건복지부) 재생의료 R&D 지원 계획을 마련할 예정이다.

마지막으로, 2016년 10월에 국립줄기세포재생센터를 개소하여 임상용 줄기세포를 개발 · 제공 · 지원하는 기반을 확보하였으며, 향후 미국과 같이 글로벌 수준의 세포 제조가 가능한 인프라 지원을 통하여 재생의료산업 육성을 가속화할 예정이다.

(2) 재생의료 임상연구 활성화를 위한 법제화

지난 20대 국회에서는 재생의료의 중요성과 재생의료산업의 성장 가능성을 인식하고 첨단 재생의료법을 발의하였고, 「첨단재생의료 및 첨단바이오의약품 안전 및 지원에 관한 법률)」이 2019년 8월 제정되었다. 첨단재생의료법은 현재 치료법이 없어 재생의료가 절실한 희귀 · 난치질환 환자에게 치료기회를 제공하고 임상연구가 활성화 될 수 있도록 국가적 지원 및 안전관리체계를 구축하는 것을 목적으로 하고 있다. 정부는 첨단재생바이오법 및 하위법령 제정을 통해 재생의료 분야 연구 및 제품 개발의 기반을 다져나갈 예정이다.

3 바이오헬스 생태계 조성

1) 연구중심병원 육성

세계 각국은 HT R&D 생산성 향상을 위해 병원의 중개 연구 활성화, 연구 네트워크 강화, 성과물 사업화 확대 등을 포함하여 다기관이 협력하는 통합적인 R&D 환경 조성에 집중하고 있다. 반면, 우리나라의 병원은 우수한 인력과 기술 경쟁력을 보유하고 있지만, 병원 임상 정보 자원이 제대로 활용되지 못하여 연구생산성 저하 및 산업화 병목(death valley) 현상이 초래되었고, 산 · 학 · 연 · 병원 간 공동 연구 플랫폼 미비로 기초 연구 성과의 조기 임상적용 한계, 미충족 의료 수요의 신속한 해결이 곤란하였다.

이에, 진료 중심에서 진료와 연구 간 균형, 산 · 학 · 연 · 병 파트너십 구축 등 병원의 연구 환경 변화를 촉진하고, 중개 · 임상 연구개발을 통한 사업화의 성과 창출 확대를 위해 연구중심병원 육성사업이 필요하게 되었다.

연구중심병원의 사업 구조는 지정사업과 육성사업의 2단계 체계로 구성되어 있다. 지정사업(Track 1)은 진료중심 병원시스템을 진료 · 연구 균형 시스템으로 전환하도록 병원의 인프라 구축을 지원하는 사업으로, 관련 기준에 따라 시스템을 전환한 병원에 대해 법적 · 제도적 지원을 제공하여 병원의 연구 관련 생태계를 조성한다. 육성사업(Track 2)은 연구중심병원으로 지정받은 병원을 대상으로 별도 공모를 거쳐 HT R&D 예산을 지원하여 변화된 병원의 연구 관련 시스템을 통해 실질적 정책 효과를 확인하기 위한 사업이다. 정부는 2011년 「보건의료기술진흥법」을 개정하여 연구중심병원제도의 법적 근거를 마련 하고, 2013년 3월 병원의 연구조직, 연구인력, 시설장비 및 인프라, 연구실적, 연구 개발 계획 등을 평가하여, 연구 역량이 뛰어난 10개 의료기관을 연구중심병원으로 지정하였다. 2016년 및 2019년에는 연구중심병원으로 지정된 10개 의료기관을 대상으로 재지정평가를 진행해 모두 재지정하였다.

또한, 2013년 9월 '연구중심병원 육성사업(R&D)'의 사업비 6,240억 원(정부 : 4,712억 5천만 원)에 대하여 KDI의 예비타당성조사가 통과되어 2014년부터 연구중심병원 육성사업의 본격적인 추진이 가능해졌다.

이에 따라 2014년 10월부터 연구중심병원 육성 R&D사업으로 8개 유닛 연구개발비의 5개 연구중심병원 지원을 시작으로, 2015년도에 1개 유닛, 2016년도에 2개 유닛, 2018년에 3개 유닛이 추가 지원되어 총 14개 유닛의 연구개발비가 9개 연구중심병원에 지원되었다.

연구중심병원 지정 이후, 진료 중심으로 운영되던 병원들이 연구 인프라를 구축하고 연구 환경을 개선하는 등 진료-연구 균형시스템으로 전환하고 있다.

먼저, 연구(부)원장 직위 신설 및 연구 조직의 인사권 · 예산권을 독립시켜 연구 인력과 예산 등이 연구에 집중될 수 있도록 조직을 재편하였고, 의생명연구원 · 미래의학관과 같은 연구 인프라를 구축하여, 대학 · 연구소 · 기업 등과의 협력 연구 기반을 조성하였다.

병원의 연구 인력도 대폭 확대되었다. 10개 연구중심병원의 연구전담의사는 지정 당시 2013년 91명에서 2019년 164(FTE)명으로 증가하였고, 업무의 30% 이상을 연구에 투자하는 연구참여 임상의사도 2013년 1,288명에서 2019년 1,767명으로 증가하였다. 박사 · 기술사 등 선임급 연구전담요원도 2013년 619명에서 2019년 932명으로 증가하여 임상의사와 기초연구자 · 공학자 등의 협력 연구가 활성화되고 있다.

병원은 진료수익에 대한 의존에서 벗어나 기술 이전, 연구개발 수주 등 연구개발 관련 수입이 증가하고 있다. 10개 병원의 연구관련 수입비중은 2013년 평균 8.18%에서 2019년 평균 11.7%로 증가하였으며, 10개 병원의 자체연구비도 2013년 563억 원에서 2019년 754억으로 크게 증가하였다. 10개 병원의 기술 이전 수입도 시성 선인 2010~2012년에는 연평균 8억 원에 불과하였으나, 2016~2018년에는 연평균 70억 원, 2019년은 143억 원으로 빠른 속도로 증가하고 있다.

앞으로도 정부는 연구중심병원이 HT(Health Technology) 산업 분야 혁신의 중추로서 역할을 할 수 있도록 지원을 강화해 나갈 계획이다. 연구 활동에 역량을 보다 집중할 수 있도록 제도를 개선하고, 다양한 연구 수요에 대응하며 사업화 성공률 제고 등 성과 창출이 촉진될 수 있도록 R&D 투자를 강화할 예정이다.

2) 첨단의료복합단지 조성

국내 첨단의료산업은 신약의 후보 물질 도출, 의료기기의 설계, 시제품 제작, 성능 평가 및 초기 임상시험 단계의 연구개발 인프라가 취약하여 국제 경쟁력 약화가 우려되는 상황이다.

이러한 연구개발 인프라의 취약점을 보완하기 위하여 기초 연구 성과를 임상 단계로 연계할 응용 · 개발연구 중심의 클러스터 구축이 절실히 요구되었다. 이에 따라 아이디어만 있으면, 누구든지 첨단 제품 개발에 필요한 연구 지원을 받을 수 있는 글로벌 수준의 종합적 연구 인프라 제공을 위한 첨단의료복합단지 필요성이 제기되었다.

첨단의료복합단지는 2005년 10월 의료산업선진화위원회(위원장 국무총리)에서 추진 방침이 결정되고, 2008년 3월「첨단의료복합단지 지정 및 지원에 관한 특별법」이 제정되면서 제도적 기반이 마련되었고, 미래창조과학부, 산업통상자원부, 보건복지부 등 관계 부처가 함께 참여하는 범정부 사업으로 추진되었다.

첨단의료복합단지는 대구광역시 동구 신서동 일원 105만㎡와 충북 오송생명과학단지 내 113만㎡ 부지에 기업 · 대학 등이 보유하기 힘든 핵심 인프라 시설을 구축하고, 연구개발 환경을 조성하며, 공동 연구개발체계를 마련함으로써 첨단제품 연구개발에 필요한 기반을 구축하는 사업이다. 첨단의료복합단지는 핵심인프라 구역, 연구지원시설 구역, 연구기관 입주구역, 편의시설 구역으로 조성되어 있다.

첨단제품 개발 과정의 가장 취약한 인프라를 제공하게 될 핵심 인프라 구역에는 신약 후보 물질 평가 및 최적화, 산 · 학 · 연 공동 연구를 위한 신약개발지원센터와 첨단의료기기 설계 · 시제품 제작 · 성능 평가를 위한 첨단의료기기개발지원센터 등이 들어서 있다.

의약품, 의료기기의 약표 및 안정성 평가를 위하여 필요한 실험동물의 안정적 공급 · 관리 및 질환모델 동물개발 업무를 수행하는 실험동물센터와 국내신약의 세계 시장 진출지원을 위한 임상용 의약품 생산에 관련된 업무를 수행하는 임상시험신약생산센터가 건립되어 있다.

입주 구역에는 국내외 연구기관, 연구중심 벤처기업 등이 입주하게 되고, 연구원들의 연구 성과를 높이기 위한 편의시설 등이 제공된다.

첨단의료복합단지는 각종 의료 분야의 핵심 인프라를 종합적으로 구축하고, 단지 내 입주한 연구기관 등에는「의료법」및「약사법」등 관련 법령상 규제에 대한 특례 적용으로 기업 · 연구소 · 대학 등의 연구개발을 촉진하여 빠른 시일 내에 우리나라가 선진국 수준의 의료분야 경쟁력을 갖추도록 하려는 것이다.

향후 10년 이내 글로벌 시장에 진출 가능한 의약품 및 의료기기 관련 첨단의료 제품을 개발할 수 있도록 뒷받침하여 궁극적으로 첨단의료산업 분야에서 최고의 역량을 갖춘 R&D 허브로 자리매김할 수 있을 것이다.

첨단의료복합단지 조성사업은 의료산업 연구개발 분야에 취약한 인프라를 구축하고 기업, 대학, 연구기관, 의료기관 등의 상호 협력에 의한 의료 연구개발의 활성화 및 연구 성과의 상품화를 촉진하여 국내 의료산업의 발전에 이바지하기 위한 사업이다.

동 사업은 의약품 · 의료기기 · 의료서비스 등 보건의료산업을 국가 신성장동력으로 육성하기 위해 의료산업선진화위원회에서 2007년 6월 추진 방안을 확정하고, 2009년 8월 제5차 첨단의료복합단지위원회에서 대구 신서와 충북 오송 등 2개 지역을 복수로 선정하였다.

2010년 1월 제6차 첨단의료복합단지위원회에서 2개의 단지가 상호 보완적으로 특성화될 수 있도록 의료산업의 중점 육성 분야와 지역의 산업 역량 및 전략 등을 종합적으로 고려한 조성 계획을 심의 · 확정하였다. 동 조성 계획에 따르면 대구 · 경북 첨단의료복합단지는 신약의 경우 합성신약, 의료기기의 경우 IT기반 첨단의료기기로, 충북 오송 첨단의료복합단지는 신약의 경우 바이오신약, 의료기기의 경우 BT기반 첨단의료기기로 각각 특성화하였고, 향후 특성화 방향에 따라 시설, 장비 등을 구축하되 필요시 타 분야 연구개발 및 융 · 복합 연구 지원도 검토하기로 하였다.

2010년 12월 각 첨단의료복합단지 운영법인으로 첨단의료산업진흥재단을 설립하였다.

2011년 3월 이사장을 임명하고 국내외 최우수 인재를 각 센터장으로 영입하여 재단의 기초를 다졌으며, 2015년 1월 보건복지부 산하 기타 공공기관으로 지정되면서 선진 경영 체계를 갖추게 되었다. 나아가 2019년 1월 그간 우수한 지원 연구 성과를 기반으로 기타 공공기관의 별도 관리 체계인 연구개발목적기관으로 지정되어 첨단의료복합단지에 보다 자율적이고 창의적인 연구 환경이 조성될 것으로 기대된다.

또한, 2011년 3월 21일 제7차 첨단의료복합단지위원회에서 핵심 시설 건립, 연구개발 활성화를 위한 환경 조성, 우수한 연구 인력(기관) 유치 및 여건 조성 등을 위하여 첨단의료복합단지 1차 종합계획('10.~'13.)을 수립하였다. 이 계획에서는 30년간('09.~'38.) 국가 · 지자체 · 민간의 총투자 소요를 8조 6천억 원으로 추계하고, 연구개발 핵심 시설 구축, 규제 특례를 구체화하는 등 글로벌 연구개발 환경 조성을 위한 계획을 담았다.

2013년 12월에 수립된 2차 종합계획('14.~'16.)에서는 시설, 장비, 제도 등 인프라 조성에 주력했던 1차 종합계획과 달리 공동 연구 및 기업지원서비스를 본격 추진하고 제도 및 지원시스템 정비에 주력하였다.

2017년 5월에 수립된 3차 종합계획('17.~'19.)에서는 그동안 도출된 성과를 기반으로 수요자 맞춤형 연구개발 · 제품화 지원, 전략적 기업 지원을 통한 성과 극대화, 첨복재단 자립화 등 운영 효율화를 중점으로 추진하였다.

2019년 4월에 「첨단의료복합단지 육성에 관한 특별법」으로 법률 제명 변경을 통해 그 간에 기구축된 연구인프라 활용을 극대화하여 첨단의료복합단지 활성화를 위한 초석을 마련하였다.

2020년 8월에는 4차 종합계획('20.~'24.) 수립을 통해 첨단의료 R&BD성과 확산, 기업맞춤형 지원체계 고도화, 생태계 고도화를 통한 클러스터 활성화 등 그 간의 성과 극대화를 주요 내용으로 포함하여 추진 중에 있다.

앞으로도 정부는 지금까지 추진해 온 단지조성 및 첨단제품 연구개발 기반을 활용하여 향후 10년 이내에 국내 기업의 글로벌 시장진출이 가능한 첨단제품 개발을 뒷받침하며, 궁극적으로 첨단의료 복합단지를 첨단의료산업 분야 최고 역량을 갖춘 글로벌 R&D 허브로 육성해 나갈 계획이다.

중장기적으로 단지 내외 연구기관 및 연구자와 연계 · 협력체계를 구축하고, 해외 선진 클러스터와도 협의체를 구성하여 국내외 우수한 연구기관과 기술공유 및 공동연구를 추진하고 국내외 컨퍼런스를 통해 첨단의료복합단지의 운영성과를 활용하고 전파해나갈 예정이다.

3) 바이오헬스 분야 기술사업화 지원

바이오헬스 기술은 의료 현장에서 사용되면 환자 치료 효과를 높이면서 고수익 창출이 가능한 분야이다. 반면, 건강에 미치는 영향이 크고 유효성과 부작용에 대한 사전 검증이 반드시 필요하므로, 연구개발과 사업화에 장기간이 소요되는 특징이 있다.

따라서 우수한 기술이 중도에 탈락하지 않도록, 제품화 · 상용화 성공률을 높이고, 시장창출을 위하여 다양한 사업화(창업) 지원정책 마련과 투자 환경을 조성할 필요가 있다.

이를 위하여 병원 · 대학 · 연구소, 기업 등이 보유한 우수 아이디어와 기술을 발굴하고, 투자가 필요한 단계에서는 기업이 연구개발 결과물을 이전받거나, 창업으로 연계하여 최종적으로 우수한 제품이 시장으로 출시될 수 있도록 지원하고 있다.

2001년 한국보건산업진흥원을 '보건산업 기술거래 및 평가 전문기관'으로 지정(보건복지부, '01. 1.)하여 보건산업기술이전센터 운영을 통하여 사업화 지원을 시작하였으며, 2002년 기술 사업화를 위한 정부출연금 지원을 시작으로, 2013년 '보건의료 기술이전 촉진 및 인큐베이팅 지원사업', 2018년 '바이오헬스 기술비즈니스 생태계소성시원 사업'으로 지속적인 사업을 확대하며 추진하고 있다.

2013년부터 효과적인 기술 발굴, 이전체계를 구축하기 위하여 보건의료 R&D를 중점적으로 수행하는 병원, 대학, 연구소 등에 기술사업화 전담 조직인 보건의료 TLO(Technology Licensing Office)를 설치하고, 보건의료 TLO협의체를 발족하여, 보건의료 R&D 성과의 사업화를 위한 활동을 하고 있다.

또한, 2018년 3월에는 보건의료 창업 성과를 확산시키고, 보건의료분야의 창업기업들이 겪는 어려움을 해소하여 성공적인 창업으로 연계될 수 있도록 지원하기 위하여 '보건산업 혁신창업센터'를 개소하였으며, 기술자문, 전문가 컨설팅, 투자연계, 시제품 제작 등 창업의 전 과정을 밀착 관리 · 지원하고 있다.

2013년 5월 보건의료 TLO를 발족한 이래, 보건의료 TLO 설치기관은 2013년 28개소에서 2019년 60개소로 확대되었다. 기관 유형별로는 국공립기관 6개소, 연구중심병원 10개소, 대학 및 의료기관 35개소, 보건의료 R&D 사업단 9개소에 설치되어 있다.

'바이오헬스 기술비즈니스 생태계조성지원 사업'은 보건의료 분야의 우수한 기술을 발굴하고, 이를 창업 및 사업화로 연결시키는 것을 목적으로 하며, '보건산업 혁신창업센터'와 '보건의료 TLO 협의체' 기관을 적극 활용하여 사업을 추진하고 있다.

먼저, 특허전문가 및 기관을 활용하여 사업화 가능성이 높은 기술을 조기에 발굴하고 특허 창출을 지원하는 '바이오헬스 기술발굴 코디네이팅 지원사업'을 운영하고 있으며, 2019년에는 25개 TLO를 지원하여 우수한 기술이 논문에만 머물지 않고 특허로 연계될 수 있도록 지원하였다.

둘째, 기술의 우수성과 발전 가능성을 객관적으로 평가하여 기술이전, 투자유치로 연결할 수 있도록 의약품 · 의료기기 분야에 특화된 기술가치 평가모형을 개발하고, 2019년에는 45개 기술에 대하여 평가를 지원하였다.

셋째, 병원, 대학, 연구소가 보유한 기술의 빠른 상용화가 될 수 있도록 수요자인 기업에 이전하여 기업은 연구개발 결과물을 실용화하고, 병원, 대학, 연구소는 기술이전 수입을 연구개발에 재투자할 수 있도록 기술 중개를 지원하고 있으며, 2019년에는 국내 기술이전 13개 기관, 글로벌 기술이전 1개 기관을 선정하여 보건의료 TLO 기관의 우수한 기술이 국내 · 외로 이전될 수 있도록 지원하였다.

넷째, 바이오헬스분야 R&D 성과의 우수 기술들을 대상으로 특허전략 수립, 제품화, 인허가 컨설팅 등 빠른 사업화와 글로벌 시장에 진출할 수 있는 기술의 경쟁력 확보를 위해 다양한 맞춤형 밀착 컨설팅을 지원하고 있다. 2019년에는 특허전략 컨설팅(IP-R&D), 제품화 · 인허가 컨설팅 등을 통하여 55개 기관(업)을 지원하였다.

다섯째, 연구설비 · 창업 인프라를 갖춘 지역 바이오 클러스터와 지방거점 병원을 연계하여 지역단위의 벤처창업지원 활성화를 위한 지원을 하고 있다. 2019년에는 총 3개소를 선정하여 지역의 창업을 지원하였다.

또한, 보건산업 분야의 혁신적 · 도전적 창업을 촉진하고 창업생태계 조성의 전진기지 역할을 수행하기 위해 '보건산업혁신창업센터' 개소 · 운영을 통하여, 상담 · 컨설팅, 특허, 시제품 제작, 투자연계, 네트워크 등 창업기업 밀착 지원을 위한 사업을 추진하고 있다.

보건의료 TLO 협의체를 발족 · 운영하여 우수한 기술의 빠른 상용화를 위한 다양한 기술의 사업화를 지원하면서, 보건의료 연구개발 성과가 논문 및 특허 출원 · 등록 성과에만 그치지 않고 기술 이전과 사업화로 연계될 수 있도록 힘쓰고 있다.

그 결과, 2019년 보건의료 TLO 기관의 기술이전 계약이 475건(664억 원) 체결되어 이에 따른 기술료 수입이 향후 연구개발에 재투자될 수 있게 되었다.

2013년부터 2019년까지 7년간 누적으로는 2,124건, 2,984억 원의 기술이전 계약이 체결이 되었으며, 연구개발 성과가 논문 및 특허에서 머물지 않도록 기업에게 이전되고 사업화(제품화)를 통하여 의료현장에서 사용될 수 있는 우수한 제품이 출시될 수 있는 계기가 확대되고 있다.

보건산업혁신창업센터('18.3 개소) 운영을 통하여, 창업기업이 겪는 애로사항을 해결하기 위하여, 379개의 등록 · 관리 기업을 대상으로 임상 · 인허가 등 총 1,407건의 상담 · 컨설팅 지원과, 기업 투자유치 지원을 위한 설명회(총7회, 43개 기업참여) 개최를 통하여 332억 원의 투자유치 성과를 이루었다.

예비창업팀 20개를 발굴하여, 상담 · 컨설팅 및 사업화 프로그램 지원을 통하여 16개팀을 창업으로 연결하는 등 보건산업 분야의 창업 촉진을 위한 노력을 지속적으로 하고 있다.

앞으로도 정부는 바이오헬스 분야 기술의 적극적인 사업화 지원을 통해 국민이 더 좋은 의료기술 및 서비스를 받을 수 있도록 지원할 예정이며, 보건의료 TLO 육성을 위한 지원을 지속적으로 확대하고, 보건산업혁신창업센터를 적극 활용하여 우수한 연구성과(R&D)가 사장되지 않고 사업화로 연계될 수 있도록 보건산업의 R&D 선순환 체계를 구축하기 위한 지원을 강화할 계획이다.

이와 함께, 연구자 및 예비창업자들의 사업화의 어려움을 해결하기 위하여 혁신창업센터의 창업보육 기능을 구축하여, 초기 창업기업이 앞으로 성장해 나아갈 수 있도록 시제품 제작, 창업 컨설팅, 특허, 투자연계, 인허가 지원 등 창업 전주기 지원 체계를 구축 · 강화해 나갈 예정이다. 또한, 글로벌 시장에서 경쟁력이 있는 강한 특허를 창출하고 이전될 수 있도록 지원하는 등 창업자와 연구자가 필요로 하는 사업을 지속 발굴하여 도전적 사업화를 촉진하고 바이오헬스산업 육성을 통해 좋은 일자리가 창출될 수 있도록 노력할 것이다.

4 의료 해외진출 및 외국인환자 유치

1) 개요

(1) 글로벌 헬스케어 시장

글로벌 헬스케어산업은 세계적인 인구 고령화와 새로운 융·복합 의료기술의 출현 등으로 지속적인 시장 확대가 전망되는 분야이다. 특히, 최근에는 중국 등 아시아 지역에서 경제 성장과 삶의 질에 대한 인식 제고로 의료서비스 시장이 급속한 성장세를 기록하고 있고 미국, 일본 등 의료서비스산업 선진국들도 아시아 지역에 대한 영향력을 확대하고 있다.

세계 의료관광산업은 향후 10년간 매년 25%씩 성장할 것으로 전망되며, 미국 시장이 의료관광 비용 지출 측면에서 세계 선두이나, 타이, 싱가포르, 독일, 대한민국 및 에스파냐가 추격하고 있다(Oxford Economics에서 VISA 이용객 실적분석, 2016).

- (세계 의료관광 시장 규모) ('16.) 612억 달러 → ('23.) 1,653억 달러(Allied Market Research, 2017)

저렴하고 질 높은 의료를 찾는 관광객이 지속 증가할 것으로 예상되며, 해외 관광객의 고령화 추세도 의료관광 시장 성장에 영향을 미칠 전망이다. 이에 따라 세계 각국의 외국인환자 유치 경쟁이 심화되고 있으며, 아시아는 의료관광산업의 새로운 허브로 빠르게 성장하는 추세이다.

우리나라 역시 우수한 의료기술과 의료인력, IT 융복합 기술 등의 분야에서의 강점을 바탕으로 글로벌 경쟁력을 키워 세계 시장에 적극 노선하고 있다.

2019년에는 22건의 의료기관 해외 신규 진출(의료기관 개설, 의료기술 이전, 운영컨설팅 등)을 달성하였고, 우리나라를 방문하는 외국인환자 수도 2009년 6만 명에서 2019년 49만 명까지 증가하였다. 또한 해외 의료인 연수 프로그램을 통해 사우디아라비아, 몽골, 러시아 등 외국의 의사들에게 대한민국의 우수한 의료기술을 전수함으로써 대한민국 의료의 브랜드 가치를 높이고 우리 의료기관의 해당 국가 진출이나 외국인환자 유치에 밑거름이 되고 있다.

(2) 의료 해외진출법 등 지원제도

의료 해외진출과 외국인환자 유치 지원을 위한 체계적인 정책 수립과 종합적인 지원 방안 마련을 위해 「의료 해외진출 및 외국인환자 유치 지원에 관한 법률」(이하 '의료 해외진출법')을 2015년 12월 22일 제정, 2016년 6월 23일부터 시행하였다.

의료 해외진출법 제정으로 해외진출 의료기관에 금융 · 세제 지원, 외국인환자 유치 의료기관 평가 및 지정, 전문인력 양성 등 관련 정책의 종합적인 지원 근거가 마련되었다. 또한 외국인 환자의 진료 내용 등에 대한 알권리 보장, 불법브로커 거래나 과도한 수수료 요구 행위의 금지 등 외국인환자의 권익 보호를 위한 규정도 신설하였다. 외국인환자 유치를 위해 공항 및 항만 등에서 외국어 의료광고를 할 수 있도록 허용하고, 외국에 있는 환자를 화상으로 사전 · 사후 관리할 수 있도록 하는 등 각종 규제도 개선하였다.

후속 조치로 관계부처 합동으로 글로벌 헬스케어산업을 육성하고 지원하기 위한 5개년('17.~'21.) 종합계획을 수립('16. 11.)하였다. '의료한류를 창조하는 글로벌 헬스케어 리더'라는 비전을 설정하고 ① 한국의료 패키지 진출 확산, ② 의료 · 관광 · IT 융합을 통한 외국인환자 유치 활성화, ③ 지역 특화 전략, ④ 글로벌 역량 강화, ⑤ 한국의료 브랜드 글로벌 위상 제고라는 5대 중점 전략과 구체적인 정책과제를 제시하여 글로벌 시장에서 우리 보건의료산업이 한 단계 도약하는 계기로 삼았다.

또한, 의료통역사 양성을 위한 의료통역능력검정시험과 전문인력 양성기관 신설, 불법브로커 근절을 위한 신고포상금 지급기준 및 적정 유치수수료율 상한, 그리고 우수 유치의료기관 평가 · 지정제도에 관한 고시 및 법령 구체화를 위한 시행규칙 등 구체적인 지원을 위한 제도적 기반을 다졌다.

2) 의료 해외진출

(1) 진출 현황

의료기관의 해외진출이 본격화된 2000년대 초에는 중국, 미국 등에 소규모 위탁 · 제휴 및 프랜차이즈 중심의 영세한 의원급 진출과 성형, 피부미용이 주를 이루었으나, 최근에는 서울대병원 아랍에미리트 셰이크칼리파 전문병원 위탁 운영, 분당서울대병원 사우디 국가방위부 병원정보시스템 수출 계약 등 대형병원의 진출이 두드러지고 진출 분야도 종합병원, 건강검진센터, 정보시스템 등으로 다변화하고 있다.

2016년 6월 의료기관 해외진출 신고제를 도입한 후, 2017년부터는 신고증 발급건수를 기준으로 진출 현황을 파악하고 있으며, 2017년에는 14건, 2018년에는 20건, 2019년에는 22건으로 집계되었다. 2019년 기준, 중국이 13건(60%)으로 가장 많은 비중을 차지하였으며, 베트남 3건, UAE, 몽골, 카타르, 러시아, 캄보디아, 태국 각 1건 신규 발급되었다.

(2) 정부 간 협력

정부는 외교 다변화 정책에 따라 정상 회담 등을 통해 성장 추세의 신북방 및 신남방 보건산업시장 선점을 위한 발판을 마련하고, 중동지역 국가들과 협력을 강화하였다. 2019년 4월 중앙아 3개국 정상 순방 계기, 투르크메니스탄 및 카자흐스탄과 각각 보건의료 협력 이행계획을 체결하고, 국가별 실무그룹 협의를 통해 의약품 · 의료기기, eHealth, 의료서비스 등 보건산업 전반에 걸쳐 구체적인 협력사업을 발굴, 추진하고 있다. 특히, 우즈베키스탄의 경우 대통령이 직접 자국의 보건의료시스템 개혁을 위해 한국의 경험 전수를 요청('17.2.)하였고, 이에 2019년 3월 한국은 보건전문관을 우즈베키스탄 보건부에 파견(사회부총리 자문관 겸 보건부차관 직위)하여 우즈베키스탄 보건의료 혁신을 지원하였다. 또한, 양국은 2019년 4월부터 보건의료 협력사업의 플랫폼으로 '한국-우즈베키스탄 보건의료 협력센터'를 공동으로 설치 운영하고 있다.

(3) 해외진출 정부지원사업

보건복지부는 국내 의료기관의 해외진출을 지원하기 위해 각종 제도를 정비하고 지원 예산을 지속적으로 확대하고 있다. 의료시스템 수출 지원 예산은 2013년에 20억 원에서 60억 원으로 대폭 증액되어 본격적인 지원이 시작되었고, 매년 지속적으로 확대하여 2019년에는 117억 원으로 지원 예산이 증가하였다. 이를 통해 의료시스템 수출 인프라를 구축하고, 의료시스템 진출단계별 프로젝트 지원, 분야별 · 국가별 전문컨설팅 지원 등 다양한 형태로 의료기관의 해외진출을 지원하고 있다. 또한 아랍에미리트(UAE), 사우디아라비아, 쿠웨이트 등 중동 국가와 중국, 러시아 등 중점 협력 국가와의 G2G(Government to Government) 미팅 등 정부 간 협력을 적극적으로 실시하여 우리 의료기관의 해외진출 기반을 다지고, 우리 의료의 우수성에 대한 국내외 홍보 활동을 통해 한국의료의 국제적 위상을 제고하는데 기여하고 있다.

① 해외진출 정보 제공 활동

해외진출을 추진하는 의료기관들이 시장 조사, 협의, 계약 체결 등 진출 단계별로 정보를 얻고 필요한 도움을 받을 수 있도록 맞춤형 지원 체계를 구축하였다. 국가별로 진출 가이드북을 제작하여 주요 타깃 국가와 신흥국의 의료시장 정보, 법 · 제도 · 세제 · 금융 정보, 인허가 · 면허 등 행정 절차 및 진출 노하우 정보를 제공하고 있다. 또한 해외진출 종합포털시스템을 구축하여 주요 국가별 의료시장 · 제도, 해외 진출 가이드, 의료기관 해외진출 관련 뉴스 등 진출 관련 통합 정보를 온라인을 통해 쉽고 빠르게 One-Stop으로 제공하고 있다.

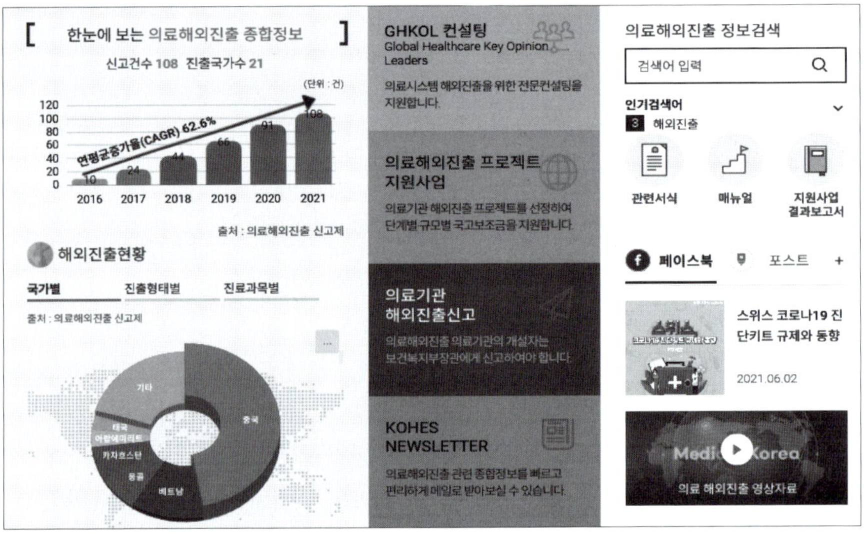

그림 12-6 의료시스템 해외진출 종합정보포털(www.kohes.or.kr)

② 전문가 컨설팅 제공

또한, 2016년부터 분야별 · 권역별 GHKOL(Global Healthcare Key Opinion Leaders) 전문위원을 구성하고 의료시스템 해외진출을 위한 전문컨설팅을 상시적으로 지원하고 있다. GHKOL 전문위원은 분야별(일자리, 사업화 등) · 권역별(중국, 러시아 · CIS, 중동 등) 전문가 43여 명으로 구성되어 있으며, 해외진출을 추진 중인 의료기관 및 연관산업체를 대상으로 KOHES 포털을 활용한 온라인 컨설팅과 GHKOL 의료해외진출 전략 정기세미나 개최를 통한 1:1 현장 컨설팅을 제공하고 있다. 2019년에는 총 80건의 컨설팅을 지원하고 총 10회의 세미나를 정기 개최하였으며, 특히, 기존 온라인 · 현장 컨설팅과 별도로 주요 프로젝트별 전담 자문단을 구성하여, 현지조사, 협상, 사업계획 수립 등 심화 컨설팅 총 3건을 지원하였다.

③ 의료시스템 해외진출 프로젝트 지원사업

의료시스템 해외진출 프로젝트 지원사업은 공모를 통해 우수한 진출 프로젝트를 발굴하고, 진출 과정에 소요되는 사업 추진 비용을 지원하는 사업이다. 프로젝트 지원사업에 선정된 의료기관은 사전 조사 → 사업 계획 수립 → F/S 현지법인 및 병원 설립 · 설계 · 건축 인허가 →인력 채용 · 교육 → 홍보 마케팅 → 확장 · 이전 등 각 진출 단계에 따라 필요한 지원을 받을 수 있다. 지원 대상으로 선정될 경우 진출 프로젝트의 우수성을 인정받아 해당 국가의 현지 파트너에게 높은 신뢰를 줄 수 있어 해외진출을 추진하는 의료기관의 관심이 매년 높아지고 있다.

단계별(사업 발굴–본격화–정착), 규모별(중대형)로 유망한 사업을 발굴하여 2011년부터 매년 평균 17개씩 총 154개 프로젝트를 지원하였다. 2019년 18개 프로젝트를 지원한 결과, UAE에 건립한 기존 척추관절센터 내 재활센터 확장(부평힘찬병원), 말레이시아에 한국형 재활병원 개원(로이병원), 카자흐스탄에 진단검사센터를 개원하고 장비 및 시약을 수출(씨젠의료재단)하는 등 최근 다양한 분야에서 프로젝트 진출 성과가 가시화되고 있다. 특히, 부평힘찬병원은 중대형 프로젝트에 선정(약 3억원 지원)되어, 우즈베키스탄 부하라에 한국 단독 자본(총 100억 원)으로 100병상 규모의 종합병원을 건립하였다. 이와 같은 중대형 프로젝트의 성공은 의약품 · 의료장비 등 연관산업의 동반진출을 통한 부가가치 창출 측면에서 의미가 크다.

④ K–Bio 신성장 펀드 운용

아울러, 정부는 국내 의료기관, 제약기업 등의 해외진출에 필요한 자금 지원을 위해 민간 투자기관과 함께 4개의 글로벌 펀드를 통해 총 4,350억 원의 자금을 조성하였다. 이를 통해 우리 기업이나 의료기관들이 글로벌 진출에 필요한 자금을 적시에 지원받을 수 있게 되었고 그에 따른 가시적인 성과도 함께 나타나고 있다. 1호 및 제2호 펀드 투자를 받은 기업의 경우 해외 바이오 기업 등과 기술이전 계약 체결 및 기술성 평가를 통한 상장이 이뤄지는 등 국내 의료산업 해외시장 진출 및 산업 경쟁력 강화라는 정책 목적에 맞는 성과를 보여주고 있다. 현재 총 55개 기업에 3,130억 원을 투자(2019년 말 기준)하였으며, 펀드 운용사와의 네트워킹, 투자 상담 등의 기회를 제공하여 투자 활성화를 도모하고 있다.

⑤ 재외공관 활용 외교부–보건복지부 협업 지원

보건의료 분야 국제 협력 필요성 확대에 따라 보건복지부와 외교부는 업무 협력 MOU를 체결('13. 9.)하고, 2014년부터 우리 외교부의 재외공관을 활용한 보건의료산업 교류 · 협력 사업을 실시하고 있다. 현지 정부 및 기업 관계자 등과의 네트워크가 풍부한 현지 공관을 활용하여 정부 간 협력, 민 · 관 네트워킹, 홍보 마케팅 사업 등을 추진함으로써 한국의료의 인지도 제고 및 비즈니스 네트워크 구축 등 해외진출을 지원하고 있다. 2018년에는 공모를 통한 재외공관 사업으로 각국 KOTRA 무역관과 협업하여 총 14건의 사업을 추진하였다. 이를 통해 현지 정부 및 보건의료 관계자와의 협력 네트워크 강화 및 국내 보건의료 기업의 해외 수출 상담 등으로 이어지고 있다.

(4) ICT 기반 의료 해외진출

우리의 발전된 보건의료시스템을 바탕으로 ICT(정보통신기술) 기반 의료시스템 시장의 확대를 위한 발판을 마련하고, ICT 기반 헬스케어 글로벌 시장을 선점하는 것도 중요하다. 의료 ICT 분야에서 민간기관의 해외협력사업이 지속적으로 증가 및 확대됨에 따라 의료 IT분야에서 적극적인 해외진출 지원이 필요하다. 이에 따라 2016년부터 성장 가능성이 높은 시장을 대상으로 해외 협력사업을 수행하여 우호적 인프라를 조성하고 국내 의료기관과 관련 기업의 해외진출을 지원하기 위해 ICT 기반 의료시스템 진출 시범사업을 실시하고 있다.

2019년 인도네시아 AI기반 영상분석 시스템 등 싱가포르, 페루, 수리남 · 이탈리아 현지 수요에 부합하는 시스템을 구축하여 서비스를 제공하고, 베트남, 중국 등을 대상으로 한 진출 모델의 사전 타당성 조사 연구를 지원하였다.

또한, 한국의 디지털헬스케어의 우수성 등 인지도를 제고하고 국내 관련 기업의 글로벌 시장 진입을 확대하기 위하여 유럽 등 시장 대상으로 하는 의료정보분야 국제 전시회인 2019 HIMSS Europe에 한국관을 개설, 한국의 병원정보시스템 등 우수한 의료IT를 선보였다('19.6.). 국내 우수 의료IT 기업과 국외 바이어간 비즈니스 상담회 등을 위한 「디지털헬스케어 로드쇼」를 개최(UAE–호주 멜버른, '19.10.)하였고, 이를 통해 국내업체와 현지업체가 MOU를 체결하는 등의 성과가 있었다.

한편, 정부간 ICT분야 협력 활동도 지속하였는데, 특히, 우즈베키스탄과 협력하여 '한–우즈 베키스탄 eHealth 행동계획("Smart Healthcare")'을 체결하고 한–우즈벡 디지털헬스케어 협력 포럼을 개최하였다('19.9).

의료IT업체, 의료기관 등 민간 부문 해외진출 지원과 더불어 정부간 협력을 통해 한국의 보건의료제도와 정책 및 의료IT기술의 우수성을 전파하고, 급성장하고 있는 글로벌 디지털 헬스케어 시장에서 국내 관련 산업 해외진출의 기반을 확대할 것으로 기대된다.

(5) 제약산업 해외진출 확대

제약산업은 글로벌 시장 규모가 큰 고부가가치 산업으로 한국 제약산업이 발전해 나가기 위해서는 해외 시장 개척이 중요하다. 이에 따라 정부는 신흥국을 중심으로 정부 간 협력을 통해 보건의료협력 양해각서를 체결하고, 한국 의약품 인허가 간소화 추진 등 해외진출 기반을 지속적으로 마련하고 있다.

2013년 이후 매년 중남미 민관 합동 보건의료협력사절단 파견, 케이파마 아카데미(K-Pharma Academy) 개최를 통해 중남미 정부와의 협력사업을 지속적으로 추진하였고, 이러한 정부의 노력은 한국의약품 인허가 간소화라는 결실을 맺었다. 에콰도르 보건부는 우리 의약품에 대해 자동승인인정제도(Homologation)를 도입('14. 3.)하였고, 페루는 한국을 위생선진국(Countries of High Surveillance)으로 등재('15. 4.)하여 기존 1~2년이 소요되던 의약품 인허가 기간을 45~90일 정도로 크게 단축하여 국내 제약기업의 중남미 진출에 실질적인 도움을 주었다. 또한, 2016년 4월에는 한국과 멕시코 간 의약품제조품질관리(GMP) 양해각서를 체결함으로써 양국 간 의약품 실사면제기간이 5년으로 확대되었고, 2017년에는 보건부 간 면담을 통해 아르헨티나 의약품 등록 간소화 제도 적용에 대한 합의를 도출하는 성과를 이루었다. 특히, 2019년에는 '2019 한-아세안 특별정상회의 및 제1차 한-메콩 정상회의(11.25.~27., 부산)' 개최를 계기로 아세안 국가들 중 우리나라 제약기업들의 주요 관심 시장인 말레이시아, 인도네시아 등 4개 국가 보건의료 관계자들을 초청하여 한국의 제약산업을 소개하고 국가 간 협력의 발판을 마련하였다.

2019년에는 유라시아 4개국(체코, 폴란드, 러시아, 우크라이나)에 민관 합동 보건의료협력사절단을 파견('19. 5.)하여 현지 진출설명회 · 기업상담회 및 비즈니스 포럼, 정부간 면담 등의 활동으로 한국 제약산업의 우수성을 소개하고 협력 방안을 모색하였다. 특히, 사절단에 함께 했던 원광학원은 우크라이나 킴메디컬社 및 국영금융공사와 업무협력 MOU를 체결하였으며, Be&Bi Tech社는 러시아 Oberon MK社와 공급계약을 체결하였고, 양국 제약협회 간 업무협력MOU를 체결하는 등 성과가 있었다.

이와 같이 신흥국으로의 지속적인 사절단 파견을 통해 국내 제약기업들의 해외 파트너사 발굴 및 마케팅을 지원하고 있다.

또한, 해외의 우수한 제약전문가를 국내에 초빙하여 해외진출을 희망하는 기업들에게 무료 컨설팅을 지속적으로 지원하고 있으며, 세계 글로벌제약전문가(GPKOL) 245명의 네트워크를 구축하여 온라인 자문을 제공하고 있다. 6명의 해외제약전문가들은 2019년 씨엘팜의 ODF 제품의 중국 수출계약 등 8건, 약 350억 원의 수출계약을 지원하고 터키와 이란의 GMP 인증 2건 획득의 성과도 거두었다.

한편, 우수한 기술을 보유한 우리 제약기업들을 대상으로 현장 중심형 해외진출 지원을 위해 신풍제약 등 6개사 제약기업이 필요로 하는 분야에 대한 글로벌 전문 컨설팅 등을 직접 지원하고, 국가별 해외 의약품 인허가정책 및 맞춤형 시장 정보를 제공하여 기업의 든든한 후원자 역할을 하고 있다. 그리고 적극적인 글로벌 시장 공략을 위하여 한림제약 등 11개사가 수출품목 생산기반 선진화, 현지법인 설립의 지원을 통하여 수출전략국의 기준에 맞춘 자격을 획득하고 현지화 전략을 통한 효율적인 신흥국 진출의 발판을 마련하였다. 이러한 정부의 지속적인 지원 속에 글로벌 컨설팅 및 현지화 사업을 수행한 인벤티지랩과 코아스템은 탈모치료제와 루게릭치료제에 대해 미국 FDA pre-IND 미팅을 완료하였으며, SK 플라즈마는 브라질 보건부 입찰에 참여하여 240억 원을 수주하고, 우신라보타치는 슬로베니아 현지 식약처 실사 완료 후 EU GMP 인증이 예정되는 등 성과를 창출하였다. 글로벌 시장 진출을 위한 우리 의료기관의 노력과 이를 뒷받침하는 정부 지원 등으로 대한민국의 의료 브랜드가 글로벌 헬스케어 시장에서 점차 주목을 얻고 있다. 세계 곳곳에서 수많은 우리 의료기관들이 활약하고 있으며, 연간 30만 명 이상의 외국인환자들이 한국을 방문하여 우리 의료서비스를 이용하고 있다. 그러나 글로벌 헬스케어 선진국으로 도약하기 위해서는 이러한 양적 성장과 함께 글로벌 의료서비스의 질적 성장이 필요하다. 대표적인 글로벌 마켓인 중동에서 한국 의료의 위치는 미국, 독일 등 의료 선진국들을 따라잡기에는 아직 부족하다는 평을 받고 있고, 중국이나 타이 등 아시아 국가들도 나날이 발전해 미래에는 우리와 경쟁 우위를 가리기 어려울지도 모른다. 따라서 향후 5년 간은 의료 해외진출 및 외국인환자 유치 지원 종합 계획을 성실히 이행하는 등의 방법으로 한국의료의 글로벌 서비스에 대한 전반적인 질적 수준을 높여 나갈 시기이다.

향후에는 우리 의료기관의 해외진출을 보다 대형화하여 글로벌 경쟁력을 키울 수 있도록 하여야 한다. 우리 기업과 의료기관이 해외의 보건의료 관련 대형 프로젝트를 수주하기 위해 전문 국제 입찰팀과 의료, 건설, 금융 등 분야별 전문가 등이 참여하는 해외진출 종합플랫폼을 구축하는 등 정부 차원의 관련 인프라 강화가 필요하다.

3) 외국인환자 유치

2009년 외국인환자의 유치 및 알선이 허용된 이후 한국을 찾은 외국인환자 수가 2009년 60,201명에서 2019년에는 497,464명을 기록하여, 10년간 누적 276만 명을 달성하였다. 2019년 기준, 국적별로는 중국 환자가 162,868명으로 전체 32.7%의 비율로 가장 많으며, 일본, 미국, 러시아, 몽골, 베트남 순으로 나타나고 있다. 2009년 이후 연평균 증가율은 23.5%로, 아랍에미리트가 73.0%, 태국 59.5%, 카자흐스탄 59.2%, 베트남 46.7%, 우즈베키스탄 43.5% 순으로 높다.

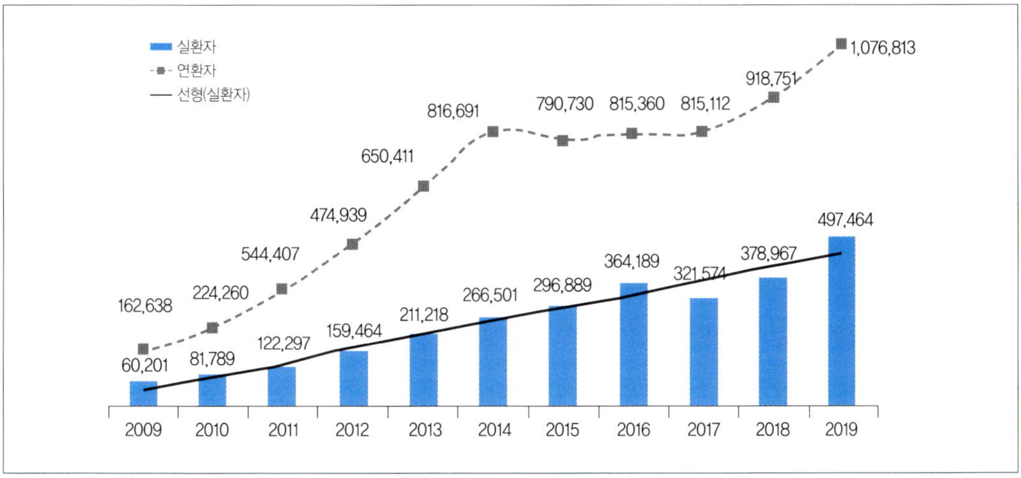

그림 12-7 유치 외국인환자 수

☞ (실환자) 복수 진료와 재방문을 포함하지 않은 실제 환자 수

☞ (연환자) 복수의 외래진료 및 입원진료 경우, 모든 진료일수 및 입원기간을 합산한 환자 수

외국인환자 유치는 관련 산업으로의 파급 효과가 커서 의료통역사, 코디네이터 등 다양한 일자리를 창출하고 있는 것으로 평가된다. 또한 한국보건산업진흥원이 2013년부터 매해 시행하고 있는 외국인환자의 한국의료 만족도 조사 결과에 따르면 총점이 2013년 88.3점 → 2014년 90.1점 → 2016년 90.2점 → 2018년 90.5 → 2019년 91점으로 한국 의료서비스 만족도가 전반적으로 상승하는 등 외국인환자의 유치 환경도 지속적으로 개선되고 있다.

2009년 외국인환자 유치 허용 이후, 의료기관과 유치업자의 등록제도를 시행하였으며, 외국인환자 유치 시장이 커지면서 등록 유치기관 숫자도 2009년 당시 의료기관 1,453개소, 유치업자 94개소에서 2019년 의료기관 2,049개소, 유치업자 1,518개소로 증가하였다.

표 12-6 등록 유치기관 추이

연도	2010	2011	2012	2013	2014	2015	2016	2017	2018	2019
의료기관(개소)	1,814	2,091	2,530	2,497	2,688	2,813	3,115	1,664	1,958	2,049
유치업자(개소)	186	324	567	817	1,181	1,432	1,882	1,345	1,572	1,518

(1) 지원 사업

① 메디컬 코리아 컨퍼런스 개최

올해 10회째로 개최된 「메디컬코리아 컨퍼런스」는 국제 보건의료시장 변화, 외국인환자 유치, 디지털 헬스케어 등 6개 분야 10개 세션으로 구성되어 국내외 60여 명의 전문가가 발표자로 참여하였다. 올해는 베트남 · 몽골(보건부장관), 우즈벡 · 투르크메니스탄 · 타지키스탄(보건부차관), 카타르(軍의무사령관), 중국(국가위건위 국장), 이란(감독승인국장)의 보건의료 대표단이 참석하여 정부 간 면담을 통해 한국 의료 진출 및 환자 유치 분야 협력 방안에 대해 의견을 교환하였다. 특히, 올해 메디컬 코리아 행사는 치과, 갑상선내분비외과, 정형외과, 한의학 등 전문의학 분야 4개 세션에서는 전문의학회가 참여하여 몽골, 유라시아 등 국가들과의 학술교류, 협력, 발전방향 등을 논의하였다. 그 외에도 9개국 23개의 해외 바이어가 참가하는 비즈니스 미팅에서는 144건의 미팅이 진행되었으며, 한국 병원&관광체험행사에도 16개국 75명이 참여하여 국내 25개 의료기관을 방문하였다. 또한 개막식장 앞에서는 지난 10년간 국제의료 성과를 전시한 메디컬코리아 10주년 기념 홍보관을 운영하였으며, KIMES 內 한국 수술용 의료기기 통합전시관 20개 기업 참여한 홍보관을 운영하여 250여건의 상담이 진행되었다.

② 나눔의료 지원

2011년부터 한국의료에 대한 글로벌 브랜드 이미지 구축과 의료기술 우수성 홍보를 위하여 해외 저소득층 환자를 초청하여 치료하는 나눔의료사업을 시작하였다. 몽골, 베트남, 캄보디아, 중국, 카자흐스탄, 필리핀, 러시아, 우즈베키스탄, 라오스, 말레이시아 등 2019년까지 26개국 총 404명의 환자를 치료하였다. 2016년부터는 한국의료 인지도 제고와 홍보를 위해 환자와 함께 현지 언론사를 동반 초청하여 나눔의료 사례를 해외 현지국에 보도하였다.

③ 지역특화의료기술육성사업

전체 외국인환자의 약 80% 내외가 수도권(서울, 경기, 인천) 의료기관을 방문하면서 외국인환자의 수도권 집중 현상 해결이 중요한 과제가 되었다. 이를 위해 2010년부터 지역의 특화 의료기술을 발굴하여 외국인환자 유치 지역을 다변화하려는 노력으로 지역선도의료기술육성사업을 시행하였다. 지방자치단체-의료기관-유치업체가 컨소시엄을구성하도록 하여 지역선도 의료기술을 기반으로 한 유치모델 개발, 유치 인프라 확충, 홍보 · 마케팅 분야를 지원하였다. 지자체는 성형, 척추관절, 불임, 건강검진, 호흡기질환 등 특화 의료기술과 지역의 관광문화 자원을 연계하여 외국인환자 유치에 힘썼고, 이를 통해 외국인환자 유치에 있어 비수도권의 비중이 2009년 12.2%에서 2019년 19.9%로 차츰 개선되는 추세를 보이고 있다.

표 12-7 수도권 외국인환자 유치 비중(%)

2010	2011	2012	2013	2014	2015	2016	2017	2018	2019
78.5	81.0	78.4	80.3	79.7	80.3	78.2	79.8	81.7	80.1

(3) 외국인환자 편의 제공 및 유치 시장 건전화

한국에서 치료받는 외국인환자의 편의 증진을 위하여 2016년 2월에 메디컬코리아지원센터를 명동에 개소하였다. 지원센터는 영어, 중국어, 일본어, 러시아어, 아랍어 등 다국어 상담을 제공하며, 의료통역 연계, 의료분쟁 조정, 메디컬비자 발급 안내, 미용성형 의료용역 부가가치세 환급안내 등 원스톱 서비스를 제공하고 있다. 2018년 12월에는 외국인 관광객이 한국에 도착하는 순간부터 의료서비스 및 의료관광에 쉽게 접근할 수 있도록 인천공항 제1터미널에 메디컬코리아 의료관광 안내센터(Medical Tourism Support Center)를 설치하고, 외국인 관광객에게 한국 의료이용 · 관광안내에 대한 전문적인 상담 서비스를 제공하고 있다.

한편, 외국인환자가 안심하고 한국을 방문할 수 있도록 불법브로커 단속 등 시장 건전화를 위해 노력하고 있다. 이를 위해 보건복지부와 경찰청 간의 협력 MOU를 체결('16. 4.)하였고 경찰청, 지방자치단체, 심사평가원, 건강보험공단, 보건산업진흥원 등 관계기관 합동단속팀을 구성하여 불법브로커 단속을 실시하였으며, 경찰청과 신속 수사 개시를 위한 업무역할 정립 및 체계를 마련('18. 7.)함으로써 외국인환자 유치 시장을 건전화하고 외국인환자의 신뢰도를 높이고 있다.

또한, 2016년 4월부터는 기획재정부와 협의하여 외국인환자에 대한 미용성형 부가가치

세 환급제를 시행하고 있으며, 2019년 12월 말 기준 총 30만 건에 대하여 약 514억 원을 환급하였다. 미용성형 진료비와 유치 수수료가 투명하게 공개되도록 하여 과도한 수수료 청구를 방지하고, 이를 통해 외국인환자의 한국 의료시장에 대한 신뢰도를 제고하여 유치 활성화로 이어지도록 하고 있다.

(4) 외국인환자 유치 의료기관 평가지정제도

외국인환자 유치 의료기관 평가 및 지정은 「의료해외진출법」에 따라 외국인환자 유치 실적, 진료 과목, 전문 인력 보유 현황 및 국내 의료서비스 발전 기여도 등을 평가하고, 일정 기준을 충족한 외국인환자 유치 의료기관을 선별적으로 지정하는 제도이다. 2016년에 「외국인환자 유치의료기관 평가 및 지정에 관한 고시」를 제정하고 평가 체계 및 세부 항목 등 제도적 토대를 마련하였다. 이후 2017년부터 1주기(2017년~2018년) 평가지정제도를 본격적으로 시행하였으며, 2019년 2주기(2019년~2020년) 평가기준을 개선하였고, 2019년 12월 현재 5개 병의원을 선정하였다.

외국인환자 유치 지정 의료기관으로 지정되면 보건복지부 지정 마크를 부여하여 외국인환자들이 신뢰할 수 있는 의료기관으로 식별할 수 있게 하고, 의료관광 통합 홈페이지(www.visitmedicalkorea.com), 홍보 소책자 제작, 해외의료 홍보회 및 설명회 등 온 · 오프라인을 통한 다양한 홍보 기회를 제공할 계획이다.

평가지정제도를 통해 의료기관의 서비스 질과 환자 안전성을 평가하여 우수성을 드러낼 수 있는 기반을 제공함으로써 한국의료의 글로벌 경쟁력을 향상시킬 뿐 아니라, 외국인환자에게 믿고 이용할 수 있는 지정 의료기관 정보를 제공할 수 있게 되어 한국의료 신뢰도 제고에 크게 기여할 것으로 기대된다.

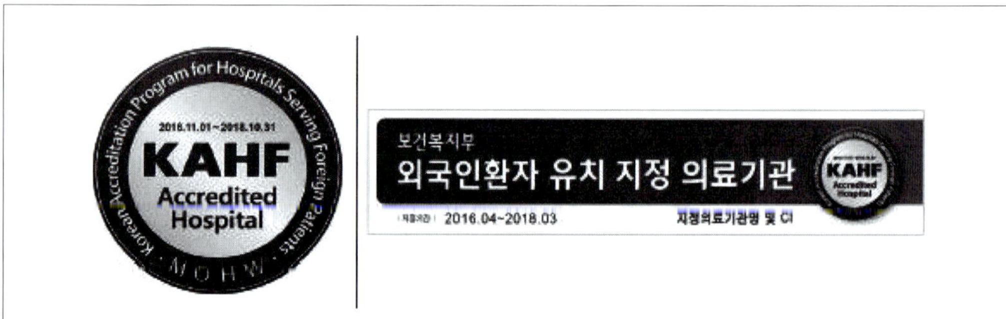

그림 12-8 외국인환자 유치 지정 의료기관 마크

(5) 글로벌 헬스케어 전문인력 양성

의료 해외진출 및 외국인환자 유치 시장이 성장하는 가운데 글로벌 헬스케어 산업의 지속 가능한 발전을 위하여 전문인력의 양성과 적정 공급이 중요해졌다. 이에 따라 「의료 해외진출 및 외국인환자 유치 지원에 관한 법률」 제13조에 해외진출 및 외국인환자 유치 지원을 위하여 필요한 전문인력 양성, 의료통역능력 검정, 양성기관 지정 등을 규정하고 '한국보건복지인력개발원'을 전문인력 양성기관으로 지정('16. 8.)하였다. 이에 따라 프리랜서, 비재직자, 대학병원 재직자 등을 대상으로 외국인환자 유치 및 의료 해외진출 시 가장 필요한 전문인력인 의료통역, 의료코디네이터, 국제 역량 강화를 위한 의료인력 분야 전문교육, 교육수료생 보수 교육 등 2019년 12월 말 기준 총 59개 과정 6,164명을 교육하여 전문인력의 글로벌 헬스케어산업 활용도 및 유입률을 제고하였다.

2016년 12월부터는 의료인과 환자 간의 진료에 대한 전문 의료통역을 제공할 수 있도록 영어, 중국어, 일본어, 러시아어, 아랍어, 몽골어 부문의 의료통역능력검정시험을 실시하고 있다. 대한민국을 방문하는 외국인환자의 진료 안전성과 편의성을 제고하고, 외국인환자 유치 활성화에 기여할 것으로 기대된다.

아울러, 교육 과정 이수생, 의료통역능력검정 합격자 및 보건산업 분야 전문인력은 '보건산업 인력 통합 플랫폼 시스템'에 등록하여 온라인 및 오프라인 취업 지원 상담, 전문인력 취업 연계 지원 등을 통한 사후관리서비스를 받게 된다.

(6) 외국의료인 연수 활성화

외국의료인 국내 연수도 눈에 띄게 증가하고 있다. 우리 의료기관의 해외 진출 기반 마련 및 외국인환자 유치를 위해 몽골 · 러시아의 의료인들을 대상으로 우수한 한국 의료기술을 경험할 수 있는 연수 프로그램(한-몽 서울프로젝트, 한-러 프로젝트)을 운영하였다. 현재까지 동프로그램을 통해 몽골 의료인 173명, 러시아 의료인 82명이 연수를 받았다. 이를 통해 양국 의료인들의 교류를 활성화하고 상호 네트워크를 강화하였으며 러시아, 몽골환자의 우리나라 방문에도 좋은 영향을 미치고 있다.

2007년부터 운영한 메디컬코리아 아카데미를 통해 카자흐스탄, 중국, 베트남 등 33개국 448명('19.12.기준)의 의사연수가 이루어졌고, 2014년부터는 사우디아라비아 의사들이 우리나라에서 유료로 의료연수를 받기 시작해 2019년까지 의사와 치과의사 215명이 연수 수료 및 연수 중이다. 아울러, 2018년 5월에는 사우디 의료인의 한국연수 관리를 효율적으로 추진하고 연수 의료기관을 확대하는 내용을 담은 파트너십[보건복지부-사우디 교육부(주

한사우디문화원)-한국보건산업진흥간]을 체결하였다. 또한, 2019년에는 바레인과 오만 의사도 첫 연수를 시작하였다. 한국의료를 경험한 연수 의료인들은 귀국해서도 동문회 등 네트워크를 형성하여 한국의료 우수성을 홍보하는 등 현지에서 구심점 역할을 할 것으로 기대된다.

미국이나 유럽 국가와 비교할 때 비교적 생소한 대한민국의 의료서비스를 받고자 찾는 외국인환자가 매년 늘고 있는 것은 반가운 소식이다. 2018년 기준 38만 명의 외국인환자가 대한민국을 방문하는 등 우리나라도 이제 명실공히 의료관광 국가 중의 하나로 평가받고 있다. 더 나아가 우리나라가 국제 의료 강국이 되기 위해서는 외국인환자가 편안하고 안전한 의료서비스를 제공받고 돌아갔다가, 재방문할 수 있도록 신뢰받는 서비스 구축을 위한 체계적인 노력이 필요하다.

외국인환자 유치 의료기관 평가 · 지정제도를 잘 이행하여 외국인환자의 우수한 의료기관 선택을 돕고 의료기관의 서비스 질을 높일 필요가 있다. 또한 국가별, 성별, 목적별로 환자 유치 경로를 분석하고 관광, 쇼핑, MICE(Meeting, Incentive travel, Convention, Exhibition) 등과 연계한 융 · 복합 의료상품 개발 등을 통해 외국인환자 유치활성화에 노력해야 한다. 이 밖에 외국인환자 유치 의료기관의 배상책임보험 가입, 진료비, 진료 내용 등 사전 고지, 과도한 수수료 금지 등 지속적인 관리를 통해 한국의료의 신뢰도를 높여야 한다.

참고문헌

고성진 외, 보건행정학, 수문사, 2007.

고영복, 사회정책론, 사회문화연구소, 1991.

국민건강보험공단, 2019년 건강보험 통계연보, 2020.

국민건강보험공단, 주요국의 건강보험 재정안정대책, 2001.

권이승, 보건행정, 도서출판 지식과미래, 2015.

김기훈, 공중보건학, 진샘미디어, 2012.

김기훈, 문재우, 보건행정학, 태광출판사, 2003.

김기훈, 원용혁, 병원관리학, 계축문화사, 2012.

김순옥, WTO 보건의료 시장개방; 간호계의 체계적 준비와 대응, 간협신보, 2002. 8. 1.

김영임 외, 지역사회간호학, 한국방송대학교출판부, 2000.

김운신 외, 보건의료행정, 수문사, 2010.

김한중, 21세기 한국 보건의료정책 개혁방향: 제13장 의약분업 정책의 평가와 대안모색, 한국의학원, 2002.

김화중 외, 지역사회간호학, 수문사, 2002.

나병균, 서구 사회보장의 위기와 한국 사회보장의 과제, 한림대학교 사회복지연구소편, 복지국가위기와 사회정책의 전망, 한울, 1999.

남은우 외, 지역사회보건 및 일차보건의료, 지구문화사, 1991.

문옥륜 외, 한국의료보험론, 신광출판사, 1990.

문재우, 김기훈, 보건행정, 계축문화사, 2010.

문창진, 보건의료사회학, 신광출판사, 1997.

부건복지부, 2013년 주요행정통계, 2015.

보건복지부, 국정과제, 2014.

보건복지부, 보건복지백서, 2020.

보건복지부, 보건복지통계연보, 2020.

보건복지부, 인터넷자료, 2015.

의료보장개혁위원회, 의료보장 개혁과제와 정책 방향, 1995.

의료제도발전특별위원회, 의약분업발전방향, 의료제도발전을 위한 정책과제 자료집, 2003.

의약분업평가단, 의약분업 평가 및 개선방안, 의약분업 정책토론회 자료집, 2001.

이광옥 외, 지역사회간호학 분야, 현문사, 2002.
정상혁, 21세기 한국 보건의료정책 개혁방향: 제12장 의약분업 시행 2년의 평가, 한국의학원, 2002.
정상혁, 의약분업발전방향, 의료제도발전을 위한 정책과제 자료집, 2003.
조재국 등, 의약분업 시행 평가분석 및 개선방안, 한국보건사회연구원, 2001.
조재국, 이상호, 의약분업 조기정착을 위한 제도개선 방안, 한국보건사회연구원, 2001.
한국의 사회지표, 2015.
허정, 최신보건행정학, 신광출판사, 1989.
C. E. A. Winslow(1920), The Untilled Fields of Public Health, Science 51(1306):23-33
D. Fraser, The Evolution of the British Welfare State,London : Macmillan, 1973.
Eleanor, J. etc., Effective Management, Addison Wesley, 1985.
F. Skidmore, Social Security Financing, Cambridge : The MIT Press, 1981.
G. E. Rejda, Social Insurance and Economic Security, Englewood Cliffs : Prentice-Hall, 1994, pp.3-12,
G. V. Rimlinger, Welfare Policy and Industrialization in Europe, America, and Russia, New York : John Wiley, 1971, p.334.
Harold K.(1961), Practices in Operational Management-The Management of Industrial Research, ASME J. Eng. Ind., 83, pp. 297-300
http://bless.mohw.go.kr
http://nhic.or.kri
http://www.me.go.kr
M. Friedman, Capitalism and Freedom, Chicago : University of Chicago Press, 1962, pp.191-192.
OECD statistics(stats.oecd.org)
Reija, G. E., Social Insurance and Economic Security, Prentice-Hall Inc., 1984.
WHO, From Alma-ata to The Year 2000, WHO Geneva, 1988.
WHO, Implementation of The Gloval Strategy for Health for All by The Year 2000, WHO Pan American Health Organization, 1993.
WHO, The Health Center Concept in Primary Health Care, WHO Regional Office Europe, Copenhagen, 1983.
www.mohw.go.kr

찾아보기

D

E

F

G

H

I

L

M

N

O

P

Q

R

S

저/자/소/개

김기훈	前경북전문대학교 보건행정과
권이승	前가톨릭관동대학교 의료경영학과
강신묵	동의과학대학교 보건행정과
김석환	동국대학교 보건의료정보학과
백미라	부천대학교 보건의료행정과
신 숙	김포대학교 보건행정과
위광복	안동과학대학교 치위생과
최보영	대림대학교 보건의료행정과
하호수	한림성심대학교 의무행정과
황성완	백석예술대학교 보건복지학부

보건행정학 값 25,000원

2012년 9월 5일 제1판 1쇄 발행
2015년 8월 27일 제2판 1쇄 발행
2021년 6월 30일 제3판 1쇄 발행
2026년 2월 20일 제3판 2쇄 발행

저 자 : 김기훈 · 권이승 · 강신묵
김석환 · 백미라 · 신 숙
위광복 · 최보영 · 하호수
황성완
발행인 : 주 영 일
발행처 : **계 축 문 화 사**

서울특별시 종로구 통일로12길 16-17
우편번호 : 03029
TEL : 735-2257·738-9746
FAX : 723-9025
E-mail : gyechuk@hanmail.net
홈페이지 : http://gyechuk.co.kr
1973. 10. 31 등록번호 제300-1973-8호
ISBN 978-89-5629-642-5 93510